Atlas Colorido de Acupuntura

Pontos Sistêmicos – Pontos Auriculares – Pontos-gatilho

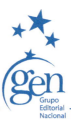

O GEN | Grupo Editorial Nacional – maior plataforma editorial brasileira no segmento científico, técnico e profissional – publica conteúdos nas áreas de ciências da saúde, exatas, humanas, jurídicas e sociais aplicadas, além de prover serviços direcionados à educação continuada e à preparação para concursos.

As editoras que integram o GEN, das mais respeitadas no mercado editorial, construíram catálogos inigualáveis, com obras decisivas para a formação acadêmica e o aperfeiçoamento de várias gerações de profissionais e estudantes, tendo se tornado sinônimo de qualidade e seriedade.

A missão do GEN e dos núcleos de conteúdo que o compõem é prover a melhor informação científica e distribuí-la de maneira flexível e conveniente, a preços justos, gerando benefícios e servindo a autores, docentes, livreiros, funcionários, colaboradores e acionistas.

Nosso comportamento ético incondicional e nossa responsabilidade social e ambiental são reforçados pela natureza educacional de nossa atividade e dão sustentabilidade ao crescimento contínuo e à rentabilidade do grupo.

Atlas Colorido de Acupuntura

Pontos Sistêmicos – Pontos Auriculares – Pontos-gatilho

Hans-Ulrich Hecker, MD
Physician in Private Practice
Kiel, Germany

Elmar T. Peuker, MD
Physician in Private Practice
Muenster, Germany

Kay Liebchen, MD
Physician in Private Practice
Fleckeby, Germany

Angelika Steveling, MD
Institute of Microtherapy
University of Witten-Herdecke
Bochum, Germany

Joerg Kastner, MD
Academy for Acupuncture
and TCM, Bochum, Germany

Com a colaboração de
Stefan Kopp, Gustav Peters, Michael Hammes

2ª edição

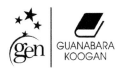

- Os autores deste livro e a editora empenharam seus melhores esforços para assegurar que as informações e os procedimentos apresentados no texto estejam em acordo com os padrões aceitos à época da publicação. Entretanto, tendo em conta a evolução das ciências, as atualizações legislativas, as mudanças regulamentares governamentais e o constante fluxo de novas informações sobre os temas que constam do livro, recomendamos enfaticamente que os leitores consultem sempre outras fontes fidedignas, de modo a se certificarem de que as informações contidas no texto estão corretas e de que não houve alterações nas recomendações ou na legislação regulamentadora.

- Os autores e a editora se empenharam para citar adequadamente e dar o devido crédito a todos os detentores de direitos autorais de qualquer material utilizado neste livro, dispondo-se a possíveis acertos posteriores caso, inadvertida e involuntariamente, a identificação de algum deles tenha sido omitida.

- **Atendimento ao cliente: (11) 5080-0751 | faleconosco@grupogen.com.br**

- Traduzido de
  Taschenlehrbuch der Akupunktur – Körperpunkte, Ohrpunkte, Triggerpunkte, 3/edition
  Copyright © 2007 by Hippokrates Verlag in MVS Medizinverlage Stuttgart GmbH & Co.KG, Germany.
  Esta edição na língua portuguesa foi traduzida da segunda edição em inglês "Color Atlas of Acupuncture" published by Georg Thieme Verlag, Stuttgart, Germany, © 2008
  All rights reserved.
  Edição em alemão traduzida e adaptada para o inglês por Ursula Vielkind, PhD, Dundas, Ontario, Canada.

- Direitos exclusivos para a língua portuguesa
  Copyright © 2010 by
  Guanabara Koogan Ltda.
  Uma editora integrante do GEN | Grupo Editorial Nacional
  Travessa do Ouvidor, 11
  Rio de Janeiro – RJ – CEP 20040-040
  www.grupogen.com.br

- Reservados todos os direitos. É proibida a duplicação ou reprodução deste volume, no todo ou em parte, em quaisquer formas ou por quaisquer meios (eletrônico, mecânico, gravação, fotocópia, distribuição pela Internet ou outros), sem permissão, por escrito, da Editora Guanabara Koogan Ltda.

- Capa: Thieme Publishing Group

- Editoração eletrônica: Anthares

- Gráficos por Martin Wunderlich, Kiel, Germany
  Esquemas anatômicos por Rüdiger Bremert, Munich, Germany, e Helmut Holtermann, Dannenberg, Germany
  Fotografias por Axel Nickolaus, Kiel, Germany

- Ficha catalográfica

**CIP-BRASIL. CATALOGAÇÃO NA FONTE
SINDICATO NACIONAL DOS EDITORES DE LIVROS, RJ**

A891

Atlas colorido de acupuntura: pontos sistêmicos – pontos auriculares – pontos-gatilho / Hans-Ulrich Hecker... [et al.]; com a colaboração de Stefan Kopp, Gustav Peters, Michael Hammes; [revisão técnica Paulo Luiz Farber; tradução Aline Vecchi]. – [Reimpr.]. – Rio de Janeiro: Guanabara Koogan, 2023.
il.

Tradução de: Color atlas of acupuncture. Body points – ear points – trigger points (2.ed.), do original em alemão
Inclui bibliografia e índice
ISBN 978-85-277-0006-1

1. Pontos de acupuntura - Atlas. 2. Acupuntura - Atlas. I. Hecker, Hans-Ulrich.

09-1479.   CDD: 615.8920223
           CDU: 615.814.1(084.42)

Revisão Técnica

Paulo Luiz Farber

Médico. Graduação e Doutorado – Faculdade de Medicina da USP.
Presidente da Sociedade Científica de Medicina Complementar.
Diretor da *International Association for Biologically Closed Eletric Circuits*

Tradução

Aline Vecchi

Prefácio

Após o sucesso da primeira edição, decidimos apresentar uma segunda edição ampliada e atualizada deste atlas de bolso que abrange os principais pontos de acupuntura sistêmicos e auriculares, assim como os pontos-gatilho mais freqüentes. Com esta obra, atendemos aos pedidos de muitos médicos para fornecer material de referência que tornasse possível uma orientação rápida durante a prática diária. Os autores vêm de diversas áreas de especialização, assegurando assim a mais alta competência possível.

Este livro segue sistematicamente o conceito de apresentação didático-visual (VISDAK, *visuell-didaktisches Aufarbeitungskonzept*). Conceito tal que já ganhou reconhecimento através de dois outros livros: *Acupuncture of Ear, Skull, Mouth, and Hand* e *The Acupuncture Points*. Essa forma de apresentação surgiu de um grande número de respostas positivas, e serve como uma ferramenta útil no aprendizado de um material novo e complexo. A descrição dos locais dos pontos de acupuntura segue o estilo das especificações de localização na China, conforme têm sido descritos em publicações de referência para estrangeiros. Os detalhes são apresentados por meio da recente nomenclatura anatômica. Enfatizamos, em particular, as recomendações práticas para orientação rápida durante a localização. A ação dos pontos individuais é descrita de acordo com as indicações clínicas convencionais e as funções tradicionais chinesas.

Os princípios aqui apresentados ajudarão na preparação para provas e também servirão como referência rápida ao médico na prática diária. O acupunturista experiente encontrará detalhes importantes para a localização precisa do ponto quando for preciso levar em conta a orientação de estruturas anatômicas. Os principais pontos-gatilho são descritos em conjunto com os pontos de acupuntura de acordo com a relevância clínica. Em resposta à sugestão de muitos leitores, constam deste capítulo agora mais 15 músculos, principalmente os das extremidades inferiores. Os aspectos gnatológicos são especialmente enfatizados, já que desempenham importantes funções na abordagem holística.

A seleção dos pontos de acupuntura é baseada na experiência dos médicos que participaram do projeto deste livro, todos os quais vêm utilizando a acupuntura em sua prática por muitos anos e/ou integrando o corpo docente de universidades. Gostaríamos de agradecer a todos aqueles que estiveram envolvidos na realização deste livro: Sr. Rüdiger Bremert e Sr. Helmut Holtermann, pelos excelentes esquemas anatômicos, Sr. Axel Nickolaus, pelas ilustrações fotográficas, e Sr. Martin Wunderlich, pelo *design* gráfico profissional. Nossa gratidão especial à Sra. Helga Gilleberg, por toda a digitação – do primeiro rascunho até a versão final antes da impressão da primeira edição. Nossos agradecimentos aos Departamentos Editorial e de Produção da Thieme Publishers, especialmente pela oportunidade de usar uma impressão colorida e pela ótima relação custo–benefício para o leitor.

Hans-Ulrich Hecker
Angelika Steveling
Elmar Peuker
Joerg Kastner
Kay Liebchen

Autores

Hecker, Hans-Ulrich, MD
Medical specialist in general medicine, naturopathy, homeopathy, acupuncture. Lecturer in Naturopathy and Acupuncture, Christian Albrecht University, Kiel, Germany. Research Director of Education in Naturopathy and Acupuncture, Academy of Continuing Medical Education of the Regional Medical Association of Schleswig-Holstein. Certified Medical Quality Manager. Assessor of the European Foundation of Quality Management (EFQM).

Steveling, Angelika, MD
Department of Traditional Medicine and Pain Management, Grönemeyer Institute of Microtherapy, Bochum, Germany, Chair of Radiology and Microtherapy, University of Witten-Herdecke, Germany. Chiropractor, NLP practitioner, dietetic treatment. Lecturer for continuing acupuncture education of the Regional Medical Association of Schleswig-Holstein. Lecturer of the German Medical Association of Acupuncture (DÄGfA).

Peuker, Elmar T., MD
Medical specialist in internal and general medicine, medical specialist in anatomy, acupuncture, chiropractic, naturopathy, special pain management. Certified health economist.
Lecturer in Acupuncture and Naturopathy, University of Münster, Germany, and in Chinese Medicine, University of Witten-Herdecke, Germany.
Lecturer of the British Medical Acupuncture Society (BMAS).

Kastner, Joerg, MD
Medical specialist in general medicine, naturopathy, acupuncture, sports medicine, with a practice in Munich, Germany. Research Director of Education in Acupuncture and TCM, Academy for Continuing Medical Education of the Regional Medical Association of Westphalia-Lippe. Founder and Head of the Academy for Acupuncture and TCM, Bochum, Germany. Visiting Professor at the Chinese University Guangxi, China.

Liebchen, Kay, MD
Medical specialist in orthopedics/rheumatology, chiropractic, physiotherapy, special pain management, sports medicine. Instructor at the German Society for Chiropractic (MWE) and at the Academy for Osteopathy, Damp, Germany.
Lecturer for Acupuncture, Academy of Continuing Medical Education of the Regional Medical Association of Schleswig-Holstein, Germany, with a focus on combining acupuncture with manual therapy, osteopathy, trigger point therapy, and Aku-taping. Author and co-author of many books and articles.
Chairman of the German Society for Aku-Taping.

Colaboradores

Prof. Kopp, Stefan, DMD
Chief Physician and Director of
the "Carolinum" Dental Institute,
Orthodontic Outpatient Clinic, Clinical
Center of the Johann Wolfgang Goethe-
University, Frankfurt, Germany.

Peters, Gustav, MD
Medical specialist in general medicine,
acupuncture, homeopathy, and
chiropractic, Hankensbüttel, Germany.
Lecturer of the German Medical
Association of Acupuncture (DÄGfA).
Focus on ear acupuncture/
auriculomedicine.

Hammes, Michael G., MD
Assistant physician, Neurological Clinic,
Clinical Center Lippe-Lemgo, Germany.
Acupuncture, special pain management.
Postgraduate studies of TCM in China.
Lecturer and board member of the
German Medical Association of
Acupuncture (DÄGfA).

Conteúdo

■ Parte 1:
Pontos de Acupuntura Sistêmicos

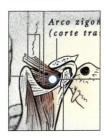

■ Parte 2:
Pontos de Acupuntura Auricular

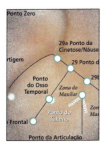

O Meridiano do Pulmão 2
O Meridiano do Intestino Grosso 8
O Meridiano do Estômago 16
O Meridiano do Baço 24
O Meridiano do Coração 30
O Meridiano do Intestino Delgado 34
O Meridiano da Bexiga 40
O Meridiano do Rim 58
O Meridiano do Pericárdio 62
O Meridiano do Triplo Aquecedor 66
O Meridiano da Vesícula Biliar 74
O Meridiano do Fígado 86
O Vaso da Concepção (Ren Mai) 90
O Vaso Governador (Du Mai) 96
Os Pontos Extraordinários 102

Anatomia da Orelha Externa
(Pavilhão Auricular) 116
Zonas de Inervação Auricular
de Acordo com Nogier 118
Zonas de Inervação Auricular
de Acordo com Durinjan 120
Topografia das Zonas Reflexas 122
Pontos no Lóbulo de Acordo
com a Nomenclatura Chinesa 124
Pontos no Lóbulo de Acordo
com Nogier 126
Pontos no Trago de Acordo
com a Nomenclatura Chinesa 128
Pontos no Trago de Acordo
com Nogier e Bahr 130
Pontos na Incisura Intertrágica de
Acordo com a Nomenclatura Chinesa 132
Pontos da Incisura Intertrágica
de Acordo com Nogier 134
Pontos no Antitrago de Acordo
com a Nomenclatura Chinesa 136
Pontos no Antitrago de Acordo
com Nogier 138
Zonas de Projeção da Coluna
Espinhal de Acordo com Nogier 142
Pontos Neurais Relacionados a
Órgãos da Cadeia Paravertebral
dos Gânglios Simpáticos 145
O Alívio Através da Acupuntura Auricular,
Corte Transversal (Zonas I a VIII) 145

Pontos de Controle Nervoso
das Glândulas Endócrinas 145
**Pontos dos Plexos na Concha
de Acordo com Nogier** 146
**Pontos na Fossa Triangular de Acordo
com a Nomenclatura Chinesa** 148
**Pontos no Ramo Ascendente da Hélice
de Acordo com a Nomenclatura Chinesa** .. 150
Pontos na Hélice de Acordo com Nogier ... 152
**Pontos Cobertos no Interior da
Hélice de Acordo com Nogier** 154
**Zonas de Projeção dos Órgãos Internos
de Acordo com a Nomenclatura Chinesa** .. 156
**Zonas de Projeção dos Órgãos
Internos de Acordo com Nogier** 160
**Linhas de Energia e Tratamento
no Pavilhão Auricular** 162

■ **Parte 3:
Pontos-gatilho**

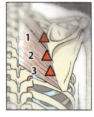

Definição de Pontos-gatilho 168
Epidemiologia 168
Fisiologia Muscular 169
Fisiopatologia da Dor Miofascial 169
Cronificação das Síndromes da
Dor Miofascial 173
Considerações Básicas da Terapêutica 173
Exame e Terapia de Ponto-gatilho
Específico 174

Músculo Temporal 176
Descrição do Músculo 176
Pontos-gatilho no Músculo Temporal 176
Comentários Preliminares 176
Exame dos Pontos-gatilho............................ 177
Tratamento dos Pontos-gatilho 177
Pontos-gatilho e Áreas de Dor Irradiada 178
Pontos de Acupuntura Importantes
e Suas Localizações 180
Aspectos Gnatológicos do Músculo
Temporal, Parte Anterior.............................. 182
Aspectos Gnatológicos do Músculo
Temporal, Parte Medial 183
Aspectos Gnatológicos do Músculo
Temporal, Parte Posterior............................. 183

Músculo Masseter 184
Descrição do Músculo................................... 184
Pontos-gatilho no Músculo Masseter.......... 184
Comentários Preliminares 184
Exame dos Pontos-gatilho............................ 184
Tratamento dos Pontos-gatilho 184
Pontos-gatilho e Áreas de Dor Irradiada 185
Pontos de Acupuntura Importantes
e Suas Localizações 187
Aspectos Gnatológicos do Músculo
Masseter, Parte Superficial 188

xiii

Músculo Pterigóideo Lateral 190
Descrição do Músculo 190
Pontos-gatilho do Músculo
Pterigóideo Lateral 190
Comentários Preliminares 190
Exame dos Pontos-gatilho 190
Tratamento dos Pontos-gatilho 190
Pontos-gatilho e Áreas de Dor Irradiada 191
Ponto de Acupuntura Importante
e Sua Localização 191
Aspectos Gnatológicos do Músculo
Pterigóideo Lateral 192

Músculos Curtos do Pescoço 194
Descrição dos Músculos 194
Pontos-gatilho dos Músculos
Curtos do Pescoço 195
Comentários Preliminares 195
Exame dos Pontos-gatilho 195
Tratamento dos Pontos-gatilho 195
Pontos-gatilho e Áreas de Projeção
da Dor 195
Pontos de Acupuntura Importantes
e Suas Localizações 196

Músculo Esplênio da Cabeça 198
Descrição do Músculo 198
Pontos-gatilho do Músculo
Esplênio da Cabeça 198
Comentários Preliminares 198
Exame dos Pontos-gatilho 198
Tratamento dos Pontos-gatilho 198
Pontos-gatilho e Áreas de Projeção
da Dor 199
Pontos de Acupuntura Importantes
e Suas Localizações 199

**Músculos Escalenos Anterior,
Médio e Posterior** 200
Descrição do Músculo 200
Músculo Escaleno Anterior 200
Músculo Escaleno Médio 200
Músculo Escaleno Posterior 201
Pontos-gatilho do Músculo Escaleno 202
Comentários Preliminares 202
Exame dos Pontos-gatilho 202
Tratamento dos Pontos-gatilho 202
Pontos-gatilho e Áreas de Dor Irradiada 203
Pontos de Acupuntura Importantes
e Suas Localizações 204

Músculo Trapézio 206
Descrição do Músculo 206
Pontos-gatilho no Músculo Trapézio 206
Comentários Preliminares 206
Exame dos Pontos-gatilho 207

Tratamento dos Pontos-gatilho 207
Pontos-gatilho e Áreas de Dor Irradiada 208
Pontos de Acupuntura Importantes
e Suas Localizações 210
Aspectos Gnatológicos do Músculo
Trapézio, Parte Transversa 212

Músculo Levantador da Escápula 214
Descrição do Músculo 214
Pontos-gatilho no Músculo
Levantador da Escápula 214
Comentários Preliminares 214
Exame dos Pontos-gatilho 214
Tratamento dos Pontos-gatilho 214
Pontos-gatilho e Áreas de Dor Irradiada 215
Pontos de Acupuntura Importantes
e Suas Localizações 215
Aspectos Gnatológicos do Músculo
Levantador da Escápula 216

Músculo Esternocleidomastóideo 218
Descrição do Músculo 218
Pontos-gatilho no Músculo
Esternocleidomastóideo 218
Comentários Preliminares 218
Exame dos Pontos-gatilho 219
Tratamento dos Pontos-gatilho 219
Pontos-gatilho e Áreas de Dor Irradiada 220
Pontos de Acupuntura Importantes
e Suas Localizações 221
Aspectos Gnatológicos do Músculo
Esternocleidomastóideo 222

Músculo Subclávio 224
Descrição do Músculo 224
Pontos-gatilho do Músculo Subclávio 224
Comentários Preliminares 224
Exame dos Pontos-gatilho 224
Tratamento dos Pontos-gatilho 224
Pontos-gatilho e Área de Projeção da Dor ..225
Pontos de Acupuntura Importantes
e Suas Localizações 226

Músculo Peitoral Maior 228
Descrição do Músculo 228
Pontos-gatilho no Músculo
Peitoral Maior 228
Comentários Preliminares 228
Exame dos Pontos-gatilho 228
Tratamento dos Pontos-gatilho 228
Pontos-gatilho e Áreas de Dor Irradiada 229
Pontos de Acupuntura Importantes
e Suas Localizações 231

Músculo Peitoral Menor 234
Descrição do Músculo 234

Pontos-gatilho no Músculo Peitoral
Menor 234
Comentários Preliminares 234
Exame dos Pontos-gatilho 234
Tratamento dos Pontos-gatilho 234
Pontos-gatilho e Áreas de Dor Irradiada 235
Pontos de Acupuntura Importantes
e Suas Localizações 235

Músculos Rombóides Maior e Menor 236
Descrição dos Músculos 236
Músculo Rombóide Menor 236
Músculo Rombóide Maior 236
Pontos-gatilho nos Músculos Rombóide
Maior e Rombóide Menor 236
Comentários Preliminares 236
Exame dos Pontos-gatilho 237
Tratamento dos Pontos-gatilho 237
Pontos-gatilho e Áreas de Dor Irradiada 238
Pontos de Acupuntura Importantes
e Suas Localizações 239

Músculo Supra-espinhal 240
Descrição do Músculo 240
Pontos-gatilho no Músculo
Supra-espinhal 240
Comentários Preliminares 240
Exame dos Pontos-gatilho 240
Tratamento dos Pontos-gatilho 241
Pontos-gatilho e Áreas de Dor Irradiada 242
Pontos de Acupuntura Importantes
e Suas Localizações 243

Músculo Infra-espinhal 244
Descrição do Músculo 244
Pontos-gatilho no Músculo Infra-espinhal .244
Comentários Preliminares 244
Exame dos Pontos-gatilho 244
Tratamento dos Pontos-gatilho 244
Pontos-gatilho e Áreas de Dor Irradiada 245
Pontos de Acupuntura Importantes
e Suas Localizações 247

Músculo Subescapular 248
Descrição do Músculo 248
Pontos-gatilho no Músculo Subescapular ..248
Comentários Preliminares 248
Exame dos Pontos-gatilho 248
Tratamento dos Pontos-gatilho 248
Pontos-gatilho e Áreas de Dor Irradiada 249
Pontos de Acupuntura Importantes
e Suas Localizações 249

Músculo Supinador 250
Descrição do Músculo 250
Pontos-gatilho do Músculo Supinador 250

Comentários Preliminares 250
Exame dos Pontos-gatilho 250
Tratamento dos Pontos-gatilho 250
Pontos-gatilho e Áreas de Dor Irradiada 251
Pontos de Acupuntura Importantes
e Suas Localizações 251

**Músculo Extensor Radial Longo
do Carpo** 252
Descrição do Músculo 252
Pontos-gatilho no Músculo Extensor
Radial Longo do Carpo 252
Comentários Preliminares 252
Exame dos Pontos-gatilho 252
Tratamento dos Pontos-gatilho 252
Pontos-gatilho e Áreas de Dor Irradiada 253
Pontos de Acupuntura Importantes
e Suas Localizações 253

Músculo Extensor dos Dedos 254
Descrição do Músculo 254
Pontos-gatilho no Músculo Extensor
dos Dedos 254
Comentários Preliminares 254
Exame dos Pontos-gatilho 254
Tratamento dos Pontos-gatilho 254
Pontos-gatilho e Áreas de Dor Irradiada 255
Pontos de Acupuntura Importantes
e Suas Localizações 256

Músculo Pronador Redondo 258
Descrição do Músculo 258
Pontos-gatilho do Músculo
Pronador Redondo 258
Comentários Preliminares 258
Exame dos Pontos-gatilho 258
Tratamento dos Pontos-gatilho 258
Pontos-gatilho e Áreas de Dor Irradiada 259
Pontos de Acupuntura Importantes
e Suas Localizações 259

Músculo Flexor Superficial dos Dedos 260
Descrição do Músculo 260
Pontos-gatilho do Músculo Flexor
Superficial dos Dedos 260
Comentários Preliminares 260
Exame dos Pontos-gatilho 260
Tratamento dos Pontos-gatilho 261
Pontos-gatilho e Áreas de Dor Irradiada 261
Pontos de Acupuntura Importantes
e Suas Localizações 262

Músculo Oblíquo Externo do Abdome 264
Descrição do Músculo 264
Pontos-gatilho do Músculo Oblíquo
Externo do Abdome..............................264
Comentários Preliminares 264

Exame dos Pontos-gatilho 264
Tratamento dos Pontos-gatilho 264
Pontos-gatilho e Áreas de Dor Irradiada 265
Pontos de Acupuntura Importantes
e Suas Localizações 266

Músculo Ilíaco 268
Descrição do Músculo 268
Pontos-gatilho no Músculo Ilíaco 268
Comentários Preliminares 268
Exame dos Pontos-gatilho 268
Tratamento dos Pontos-gatilho 268
Pontos-gatilho e Áreas de Dor Irradiada 269

Músculo Psoas Maior 270
Descrição do Músculo 270
Pontos-gatilho do Músculo Psoas 270
Comentários Preliminares 270
Exame dos Pontos-gatilho 270
Tratamento dos Pontos-gatilho 270
Pontos de Acupuntura Importantes
e Suas Localizações 270

Músculo Quadrado Lombar 272
Descrição do Músculo 272
Pontos-gatilho no Músculo
Quadrado Lombar 272
Comentários Preliminares 272
Exame dos Pontos-gatilho 273
Tratamento dos Pontos-gatilho 273
Pontos-gatilho e Áreas de Dor Irradiada 274
Pontos de Acupuntura Importantes
e Suas Localizações 275

Músculo Glúteo Máximo 276
Descrição do Músculo 276
Pontos-gatilho no Músculo Glúteo
Máximo 276
Comentários Preliminares 276
Exame dos Pontos-gatilho 276
Tratamento dos Pontos-gatilho 276
Pontos-gatilho e Áreas de Dor Irradiada 277
Pontos de Acupuntura Importantes
e Suas Localizações 279

Músculo Glúteo Médio.............................280
Descrição do Músculo 280
Pontos-gatilho no Músculo
Glúteo Médio 280
Exame dos Pontos-gatilho 280
Pontos-gatilho e Áreas de Dor Irradiada 281
Pontos de Acupuntura Importantes
e Suas Localizações 283

Músculo Glúteo Mínimo 284
Descrição do Músculo 284

Pontos-gatilho no Músculo
Glúteo Mínimo 284
Comentários Preliminares 284
Exame dos Pontos-gatilho 284
Tratamento dos Pontos-gatilho 284
Pontos-gatilho e Áreas de Dor Irradiada 285
Pontos de Acupuntura Importantes
e Suas Localizações 285

Músculo Piriforme 286
Descrição do Músculo 286
Pontos-gatilho no Músculo Piriforme 286
Comentários Preliminares 286
Exame dos Pontos-gatilho 286
Tratamento dos Pontos-gatilho 286
Pontos-gatilho e Áreas de Dor Irradiada 287
Pontos de Acupuntura Importantes
e Suas Localizações 287

Músculo Quadríceps Femoral 288
Descrição do Músculo 288
Pontos-gatilho no Músculo
Quadríceps Femoral 288
Comentários Preliminares 288
Exame dos Pontos-gatilho 289
Tratamento dos Pontos-gatilho 289
Pontos-gatilho e Áreas de Dor Irradiada 290
Pontos de Acupuntura Importantes
e Suas Localizações 295

**Músculos Flexores da Coxa
(Músculo Bíceps da Coxa,
Músculo Semimembranoso,
Músculo Semitendíneo)** 298
Descrição dos Músculos 298
Pontos-gatilho dos Músculos
Flexores da Coxa 299
Comentários Preliminares 299
Exame dos Pontos-gatilho 299
Tratamento dos Pontos-gatilho 299
Pontos-gatilho e Áreas de Dor Irradiada 300
Pontos de Acupuntura Importantes
e Suas Localizações 301

Músculo Grácil 302
Descrição do Músculo 302
Pontos-gatilho do Músculo Grácil 302
Comentários Preliminares 302
Exame dos Pontos-gatilho 302
Tratamento dos Pontos-gatilho 302
Pontos-gatilho e Áreas de Dor Irradiada 303
Pontos de Acupuntura Importantes
e Suas Localizações 303

Músculo Extensor da Fáscia Lata 304
Descrição do Músculo 304

Pontos-gatilho do Músculo
Extensor da Fáscia Lata 304
Comentários Preliminares 304
Exame dos Pontos-gatilho 304
Tratamento dos Pontos-gatilho 304
Pontos-gatilho e Áreas de Dor Irradiada ...305
Pontos de Acupuntura Importantes
e Suas Localizações 305

Músculo Gastrocnêmio 306
Descrição do Músculo 306
Pontos-gatilho do Músculo
Gastrocnêmio 306
Comentários Preliminares 306
Exame dos Pontos-gatilho 306
Tratamento dos Pontos-gatilho 306
Pontos-gatilho e Áreas de Dor Irradiada 306
Pontos de Acupuntura Importantes
e Suas Localizações 307

Músculo Tibial Anterior 308
Descrição do Músculo 308
Pontos-gatilho do Músculo
Tibial Anterior 308
Comentários Preliminares 308
Exame dos Pontos-gatilho 308
Tratamento dos Pontos-gatilho 308
Pontos-gatilho e Áreas de Dor Irradiada 309
Pontos de Acupuntura Importantes
e Suas Localizações 310

Referências 312

Leitura Sugerida 314

Crédito das Figuras 317

Lista de Pontos 318
Parte 1: Pontos de Acupuntura
          Sistêmicos, em
          Ordem Alfabética 318
Parte 2: Pontos de Acupuntura
          Auricular 319
          Pontos Auriculares
          (Nomenclatura Chinesa),
          em Ordem Numérica 319
          Pontos Auriculares
          (*Nogier e Bahr*), em
          Ordem Alfabética 320
Parte 3: Pontos-gatilho dos
          Músculos Envolvidos,
          em Ordem Alfabética 320
Índice Alfabético 322

Localização dos Pontos de Acupuntura

Na China, os pontos de acupuntura são localizados principalmente por meio de medidas proporcionais, expressas em *cun* **corporal**. A unidade de medida *cun* é subdividida em *fen*, de modo que 1 *cun* é igual a 10 *fen*.

Em várias regiões do corpo, as medidas proporcionais são dadas em *cun*. Por exemplo, a distância da prega do cotovelo ao punho é de 12 *cun*. Na região do antebraço, as especificações em *cun* são sempre feitas segundo essas medidas proporcionais, dadas por um número total em *cun*. Por exemplo, uma distância de 4 *cun* a partir da prega dorsal do punho significa que o ponto fica proximal à prega do punho no terço da distância total da prega do cotovelo ao punho.

A orientação proporcional leva em conta variações individuais nas proporções corporais, o que é importante, sobretudo, na região abdominal. Por exemplo, 1 *cun* cranial à sínfise púbica não significa que o ponto vaso da concepção 3 (VC 3) é encontrado pela largura de um polegar transverso do paciente acima da sínfise. Em vez disso, a distância total da cicatriz umbilical à margem superior da sínfise púbica tem de ser subdividida em cinco partes iguais (p. ex., por meio de uma fita elástica graduada como uma fita métrica). O ponto a ser localizado fica situado proximalmente a um quinto da distância total da cicatriz umbilical à margem superior da sínfise púbica. O *cun* **do polegar** do paciente é utilizado como unidade de medida somente se a orientação de acordo com as medidas proporcionais em *cun* **corporal** não for possível.

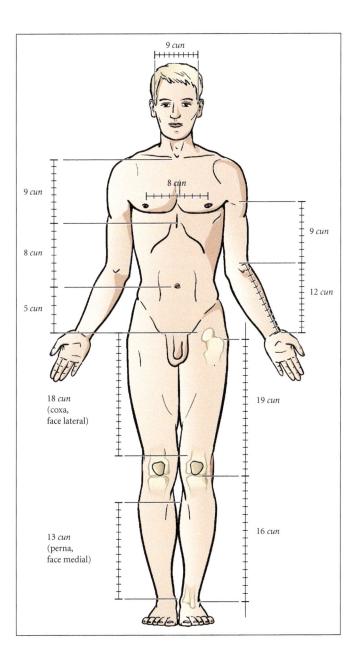

A Medida Proporcional de Acordo com o *Cun* Corporal

Face
A distância entre os dois acupontos E 8 é de 9 *cun*.

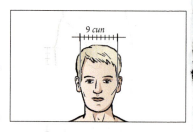

Tórax
A distância do manúbrio do esterno à base do processo xifóide é de 9 *cun*. Entretanto, a orientação na região torácica é baseada nos espaços intercostais (EIC). A transição do manúbrio do esterno ao corpo do esterno é claramente palpável na área da sincondrose esternal. A 2ª costela fica situada lateralmente a essa transição. O 2º EIC fica localizado caudalmente à 2ª costela.

A distância de um mamilo ao outro é de 8 *cun*.

Abdome
A distância da base do processo xifóide à cicatriz umbilical é de 8 *cun*.

A distância da cicatriz umbilical à margem superior da sínfise púbica é de 5 *cun*.

Membros Superiores
A distância da prega do cotovelo à prega axilar superior é de 9 *cun*.

A distância da prega do cotovelo à prega palmar do punho é de 12 *cun*.

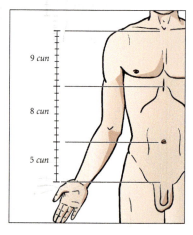

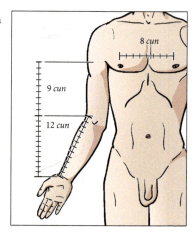

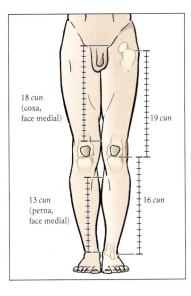

Membros Inferiores

Face lateral: A distância do ponto mais proeminente do trocânter maior à prega de flexão da articulação do joelho (borda inferior da rótula) é de 19 *cun*.

A distância da prega de flexão da articulação do joelho ao ponto mais proeminente do maléolo lateral é de 16 *cun*.

Face medial: A distância da margem superior da sínfise púbica e a transição da diáfise do fêmur até o epicôndilo medial é de 18 *cun*.

A distância da transição da diáfise da tíbia até o côndilo medial da tíbia e o maléolo medial é de 13 *cun*.

Parte Dorsal do Corpo

A distância entre os dois processos mastóides é de 9 *cun*.

A distância da linha média dorsal, passando pelos processos espinhosos, à margem medial da escápula na inserção da espinha da escápula é de 3 *cun* (no paciente com os braços abaixados).

Parte Lateral da Cabeça

A distância do centro da linha anterior de implantação do cabelo ao centro da linha posterior de implantação do cabelo é de 12 *cun*.

A distância do centro do supercílio à linha anterior de implantação do cabelo é de 3 *cun*.

A distância do processo espinhoso de C7 à linha posterior de implantação do cabelo é de 3 *cun*.

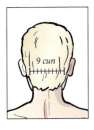
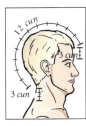
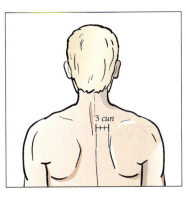

A Medida Proporcional Baseada no *Cun* dos Dedos das Mãos

A distância da prega de flexão palmar da articulação interfalângica proximal à prega de flexão palmar da articulação interfalângica distal do dedo médio é de 1 *cun*.

Na sua maior largura, o polegar mede 1 *cun*.

Os dedos médio e indicador, juntos, medem 1,5 *cun* na região mais distal.

Os dedos médio, indicador e anular, juntos, medem 2 *cun* na região mais distal.

Os dedos médio, indicador, anular e mínimo, juntos, medem 3 *cun* na área mais larga, de uma articulação do dedo à outra.

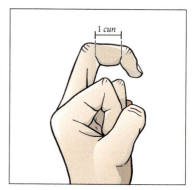

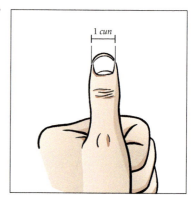

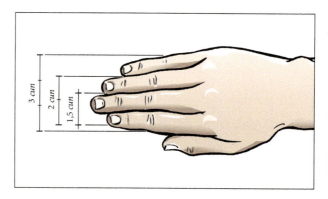

Parte 1:
Pontos de Acupuntura Sistêmicos

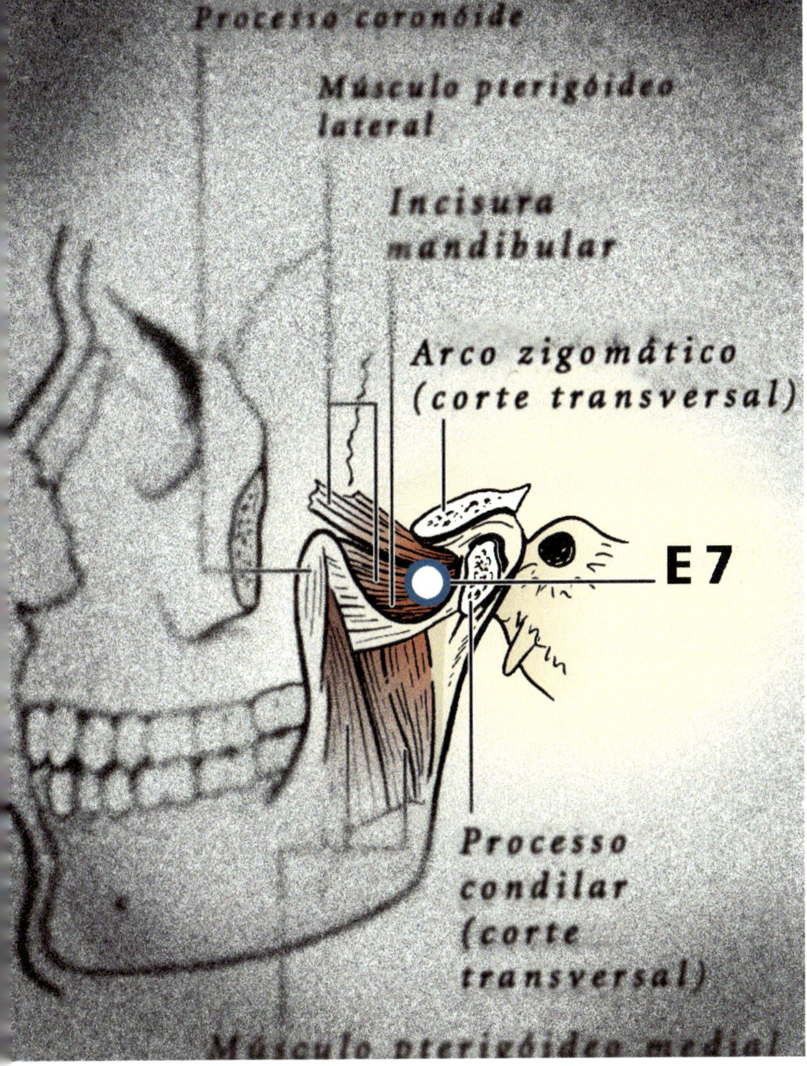

Processo coronóide

Músculo pterigóideo lateral

Incisura mandibular

Arco zigomático (corte transversal)

E 7

Processo condilar (corte transversal)

Músculo pterigóideo medial

O Meridiano do Pulmão

Principais Pontos do Meridiano do Pulmão

- **P 1:** Ponto *Mu* Frontal (Ponto de Alarme) do Pulmão.
- **P 5:** Ponto de sedação.
- **P 7:** Ponto *Luo* (Ponto de Conexão). Ponto de Abertura do Vaso da Concepção (Ren Mai).
- **P 9:** Ponto *Yuan* (Ponto Fonte). Ponto de tonificação. Ponto Mestre dos vasos sanguíneos.
- **P 11:** Ponto local.

Pontos de Acupuntura Associados ao Meridiano do Pulmão

- **P 1:** Ponto *Mu* Frontal (Ponto de Alarme) do Pulmão.
- **B 13:** Ponto Shu Dorsal (Ponto de Assentimento) do Pulmão.

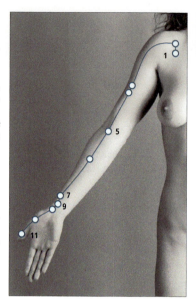

Correlações do Meridiano do Pulmão

Relação Alto-Baixo:
Pulmão–Baço

Relação Yin-Yang:
Pulmão–Intestino Grosso

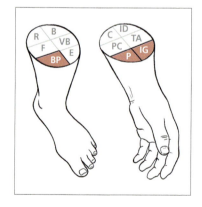

P 1 "Zhongfu"
"Palácio Central"
Ponto *Mu* Frontal (Ponto de Alarme) do Pulmão

Localização: 6 *cun* lateral à linha mediana, 1 *cun* abaixo da clavícula, discretamente medial à borda caudal do processo coracóide, ao nível do primeiro espaço intercostal (1º EIC).

> ! Para encontrar o processo coracóide, deve-se palpar no sentido cranial ao longo da prega axilar anterior até sentir um marco ósseo distinto. O processo coracóide é mais facilmente palpado quando se desliza o dedo na margem caudal da clavícula na direção lateral. Na parte anterior da estrutura óssea que está sendo procurada, os dedos deslizam para uma depressão suave (ausência de costelas ósseas). O processo coracóide está localizado um pouco lateralmente.
>
> **Diferenciação** entre o processo coracóide e o tubérculo menor do úmero: Quando o braço é rodado discretamente para fora e o cotovelo está flexionado, o processo coracóide não se move, enquanto o tubérculo menor do úmero segue imediatamente o movimento.
>
> **Aviso:** P 1 está situado na área de inserções tendinosas do músculo peitoral menor, músculo bíceps braquial (cabeça curta) e do músculo coracobraquial; esses músculos estão, amiúde, encurtados e são sensíveis à pressão nos casos de postura incorreta na região torácica.

Profundidade da inserção: 0,3 a 0,5 *cun*, obliquamente na direção lateral.

Este ponto é um dos pontos de acupuntura perigosos por causa do risco de causar pneumotórax (sobretudo se houver uma bolha de enfisema em pacientes idosos) decorrente do agulhamento inadequado na direção mediodorsal. Neste ponto a agulha só deve ser inserida na direção laterodorsal, ou seja, na direção do processo coracóide, ou tangencialmente ao longo desse processo.

Indicação: Doenças das vias respiratórias, tosse e bronquite com presença de muco, asma brônquica, amigdalite, síndrome do ombro doloroso, dor torácica.

Ação na Medicina Tradicional Chinesa (MTC): Utilizado predominantemente na fase aguda dos sintomas padrões de Estase ou Estagnação; regula a circulação do *Qi* do pulmão e estimula sua descida, expele o Calor e o Calor-Muco do Pulmão, revigora o *Qi* do pulmão, limpa e abre o Aquecedor Superior.

P 1 + P 5: Efeito sedativo; expele o Calor do Pulmão e o Calor-Muco.

P 1 + P 7: Nos casos de dor, rigidez no tórax, pescoço e cintura escapular.

P 1 + P 7 + VC 17: Tristeza não resolvida, depressão, melancolia.

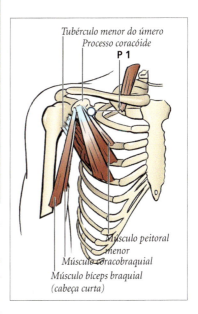

Tubérculo menor do úmero
Processo coracóide
P 1
Músculo peitoral menor
Músculo coracobraquial
Músculo bíceps braquial (cabeça curta)

O Meridiano do Pulmão

P 5 "Chize"
"Pântano do Cotovelo"
Ponto de Sedação

Localização: Radial aos tendões do bíceps na prega do cotovelo.

> A localização dos tendões do bíceps é mais fácil quando o antebraço está flexionado e supinado.

Profundidade da inserção: 0,5 a 1 *cun*, perpendicularmente.

Indicação: Asma brônquica, bronquite, difteria, amigdalite, epicondilopatia, doenças cutâneas; possivelmente microflebotomia no caso de doenças de Estase, provavelmente moxabustão no caso de fraqueza (cuidado em: asma, alergia ao pólen); dor e edema na parte interna do joelho, dor no ombro.
H. Schmidt: Moxa repetida no caso de difteria.
J. Bischko: Patologias dermatológicas faciais.

Ação na MTC: Utilizado predominantemente nos padrões de sintomas de Estase; resfria o Calor no Aquecedor Superior, elimina o Calor do Pulmão, expele o Muco do Pulmão, regula o *Qi* do Pulmão e estimula sua descida, relaxa os tendões.

P 5 + E 40: Efeito sedativo; bronquite aguda e crônica com muito muco.

P 5 + R 6: Efeito de tonificação; Deficiência do Yin do Pulmão, por exemplo, secura crônica da garganta.

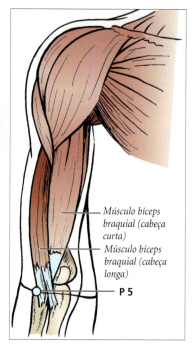

Músculo bíceps braquial (cabeça curta)
Músculo bíceps braquial (cabeça longa)
P 5

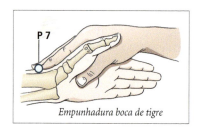

Empunhadura boca de tigre

P 7 "Lieque"
"Seqüência Quebrada"
(Fenda da Ramificação)
Ponto *Luo* (Ponto de Conexão)
Ponto de Abertura do Vaso da Concepção (Ren Mai)

Localização: Radiolateral ao antebraço, em uma depressão em forma de V proximal ao processo estilóide do rádio, 1,5 *cun* lateral à prega do punho.

> ❗ Esta depressão é criada pelo tendão do músculo braquiorradial que aqui se insere no rádio sob o músculo abdutor longo do polegar.

A empunhadura boca de tigre pode ser aqui utilizada para encontrar este ponto (ver figura na p. 4). P 7 está localizado na borda entre as partes interna e externa do antebraço, bem em frente da ponta do dedo indicador do examinador.
Como é um ponto de um Meridiano Yin, o Ponto P 7 está localizado na região Yin.

Método de agulhamento: Levante a pele formando uma prega cutânea proximal ao processo estilóide do rádio e, a seguir, insira a agulha nessa prega de pele na direção proximal oblíqua.

Profundidade da inserção: 0,5 a 1 *cun*, obliquamente na direção proximal.

Indicação: Asma brônquica, bronquite, tosse, artralgia no punho, enxaqueca, cefaléia, disfunção autonômica, tiques na área da face, congestão nasal, paralisia facial.

Ação na MTC: Estimula a dispersão e a descida do *Qi* do Pulmão; expele fatores patogênicos, particularmente o Vento Exterior e o Vento-Frio e, em menor grau, o Vento-Calor; estimula a sudorese, desobstrui o nariz, comunica-se com o Intestino Grosso. O ponto é utilizado nos casos de Transtornos mentais e emocionais resultantes da Desarmonia Pulmonar, por exemplo, tristeza não resolvida, emoções reprimidas, depressão.
P 7 + IG 20: Congestão nasal ou coriza, tosse.

> ❗ Para encontrar o ponto, evite formar um ângulo entre as regiões da mão e do antebraço dos dois braços quando utilizar a empunhadura boca de tigre.

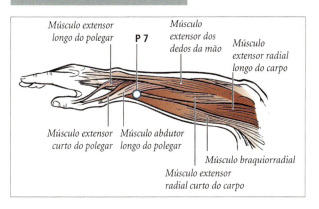

6 ■ O Meridiano do Pulmão

● **P 9 "Taiyuan"**
"Grande Fonte D'água"
Ponto *Yuan* (Ponto Fonte)
Ponto de Tonificação
Ponto Mestre dos Vasos Sanguíneos

Localização: Na face radial da prega de flexão do punho, lateral à artéria radial. Dentre as pregas existentes no punho, deve-se utilizar aquela situada entre o rádio e a ulna de um lado, e os ossos do punho no outro lado. Deve-se escolher a prega do punho distal à extremidade claramente palpável do processo estilóide do rádio.

■ A posição desejada da agulha é próxima à artéria radial, resultando no efeito direto no plexo neurovascular simpático perivascular. (Explicação do efeito da acupuntura de acordo com *König e Wancura*: P 9 é o Ponto Mestre para os vasos sanguíneos.) Portanto, a posição da agulha está correta quando a agulha pulsa. Entretanto, daí em diante, não pode ocorrer mais estimulação com a agulha, isto é, o método de sedação não deve ser utilizado. Desde que exista desvio da circulação através da artéria ulnar (a ser estabelecido por meio da palpação prévia da artéria ulnar), a punção acidental da artéria radial não tem efeito deletério, se for realizada uma compressão subseqüente.

Profundidade da inserção: 2 a 3 mm, perpendicularmente.

Indicação: Doenças do trato respiratório, asma brônquica, bronquite crônica, tosse, transtornos circulatórios, doença arterial periférica oclusiva, doença de Raynaud, afecções do punho.

Ação na MTC: O ponto mais importante para tonificar o *Qi* do Pulmão e o Yin do Pulmão; promove e regula a circulação do *Qi* do Pulmão, alivia a tosse, remove o Muco, elimina o Calor proveniente do Pulmão e do Fígado, expele o Vento, promove a circulação do Sangue.

P 9 + B 13 + E 36: Muito efetivo na Deficiência crônica do *Qi* do Pulmão.

P 9 + VC 6: Deficiência do *Qi* Generalizada, como fadiga crônica.

O Meridiano do Pulmão 7

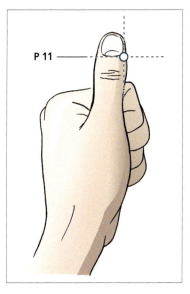

P 11

● P 11 "Shaoshang" ("Shang Novo")

Localização: Ângulo radial da unha do polegar (chinês), ângulo ulnar da unha do polegar (*J. Bischko*). Conforme mostrado na figura, o ponto na unha do polegar está localizado na intersecção entre as linhas vertical e horizontal da unha.

Profundidade da inserção: 1 a 2 mm, perpendicularmente; se necessário, pode-se realizar a sangria.

Indicação: Doenças inflamatórias da garganta.
J. Bischko: Ponto Mestre para as doenças da garganta (ver Aviso), possivelmente com microflebotomia no caso de sintomas agudos.

Aviso: *J. Bischko*, além dos oito Pontos Mestres adequados (F 13, VC 12 e 17, B 11 e 17, VB 34 e 39, P 9), descreveu cerca de 40 outros "Pontos Mestres".

Ação na MTC: Resfria o Calor do Pulmão, expele o Vento Exterior e o Vento Interior, dissipa o Vento-Calor, beneficia a garganta, liberta os sentidos, acorda o inconsciente, regula o *Qi* descendente do Pulmão.

Principais Pontos do Meridiano do Intestino Grosso

IG 1: Ponto local.
IG 4: Ponto *Yuan* (Ponto Fonte).
IG 10: Ponto local.
IG 11: Ponto de tonificação.
IG 14: Ponto local.
IG 15: Ponto local.
IG 20: Ponto local.

Pontos de Acupuntura Associados ao Meridiano do Intestino Grosso

E 25: Ponto *Mu* Frontal (Ponto de Alarme) do Intestino Grosso.
B 25: Ponto Shu Dorsal (Ponto de Assentimento) do Intestino Grosso.
E 37: Ponto Mar Inferior do Intestino Grosso.

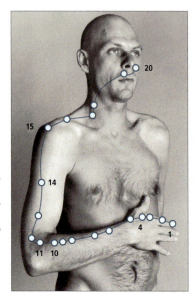

Correlações do Meridiano do Intestino Grosso

Relação Alto-Baixo:
Intestino Grosso–Estômago

Relação Yin-Yang:
Intestino Grosso–Pulmão

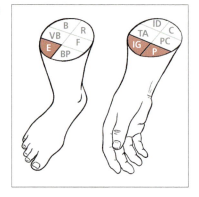

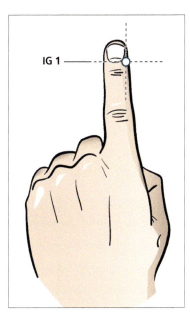

IG 1

● IG 1 "Shangyang"
"Yang do Metal"

Localização: Borda radial da unha do dedo indicador (para localização exata dos pontos iniciais e finais dos meridianos da mão, ver Ponto P 11).

Profundidade da inserção: 1 a 2 mm, perpendicularmente, se necessário, deixe sangrar.

Indicação: Febre aguda, dor dentária aguda, inflamação aguda da garganta; importante ponto analgésico.
J. Bischko: Ponto Mestre para dor dentária.

Aviso: Para mais detalhes sobre os Pontos Principais, de acordo com *J. Bischko*, ver Ponto P 11.

Ação na MTC: Expele fatores patogênicos exteriores, como Calor, Vento-Calor, Vento-Frio; beneficia a garganta, limpa a Mente e os olhos.

IG 4 "Hegu"
"União do Vale" ("Vales Conectados", "Vale Confinado")
Ponto *Yuan* (Ponto Fonte)

Localização: Existem várias possibilidades para localizar este ponto de acupuntura, que é o mais comumente utilizado:

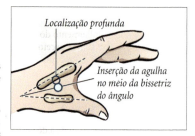

1. Quando o polegar é abduzido, o ponto está localizado na linha que conecta o meio do 1º metacarpo com o meio do 2º metacarpo. A agulha é introduzida cerca de 0,5 a 1 *cun* na direção da superfície inferior da diáfise do 2º metacarpo.

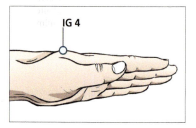

2. Quando o polegar está aduzido, o ponto mais saliente do 1º músculo interósseo dorsal, que está contraído durante a adução e para cima pelo músculo adutor do polegar, é utilizado para a inserção. Após inserir a agulha, imediatamente permite-se o relaxamento da mão e a agulha é introduzida aproximadamente 0,5 a 1 *cun* em direção do meio da superfície inferior do 2º metacarpo. Este tipo de localização só pode ser utilizado quando o ponto mais saliente do ventre do músculo situa-se no meio do 2º metacarpo.

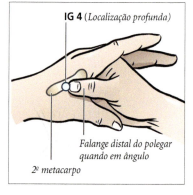

3. Quando o polegar está aduzido, a palpação é realizada na direção do 2º metacarpo com a outra mão formando um ângulo com a falange do polegar. Este auxílio na localização serve particularmente para perceber a sensação *De Qi*. O polegar em ângulo é comprimido de forma moderada e firme contra a superfície inferior do 2º metacarpo. Portanto, o ponto IG 4 na última figura corresponde à localização profunda do ponto.

Profundidade da inserção: 0,5 a 1 *cun*, discretamente oblíqua na direção proximal em direção da palma.

Indicação: Este é o ponto analgésico mais importante que afeta todo o corpo; febre, começando com resfriados febris, hemiplegia, acne, eczema, afecções da região da cabeça (dor, inflamação, reações alérgicas), paralisia facial, sintomas abdominais, tem um efeito geral no metabolismo, induz o parto, dismenorréia.

O Meridiano do Intestino Grosso 11

> É proibido o agulhamento do ponto IG 4 durante a gravidez, exceto para facilitar o parto.

Ação na MTC: Expele os fatores patogênicos exteriores, especialmente o Vento; alivia o Exterior do corpo, elimina o Frio, expele o Calor e o Calor do Verão, alivia a dor, acalma a Mente (Shen), regula o *Qi* do intestino Grosso, harmoniza o *Qi* ascendente e o *Qi* descendente, dispersa o *Qi* do pulmão.

● IG 10 "Shousanli"
"Três Milhas do Braço"
("Três Li da Mão")

Localização: 2 *cun* distal ao Ponto IG 11 na linha que conecta os Pontos IG 5 e IG 11 no músculo extensor radial longo do carpo (com agulhamento profundo no músculo supinador).

> O ponto é procurado com o antebraço discretamente flexionado e o polegar apontando para cima.

Profundidade da inserção: 1 a 2 *cun*, perpendicularmente.

Indicação: Ponto de tonificação geral (moxa); epicondilite no úmero lateral (cotovelo do tenista), paresia dos membros superiores.
H. Schmidt: Erupção facial inflamatória, furúnculo nasal (moxa).
J. Bischko: Ponto teste para obstipação.

Ação na MTC: Remove obstruções do Meridiano do Intestino Grosso, resolve estagnação do Estômago e do Intestino.

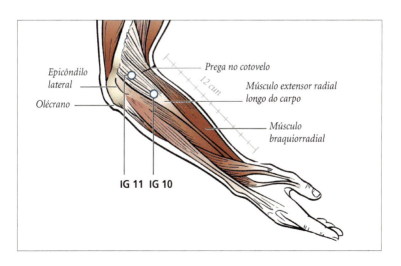

IG 11 "Quchi"
"Curva da Lagoa"
Ponto de Tonificação

Localização: Lateral à extremidade radial da prega de flexão do cotovelo quando o antebraço está flexionado em ângulo reto, na depressão entre a extremidade da prega do cotovelo e o epicôndilo lateral na região do músculo extensor radial longo do carpo. O ponto está situado entre o Ponto P 5 e o epicôndilo lateral do úmero.

> ! Se houver duas pregas, um leve puxão da pele em direção ao olécrano identificará a prega a ser utilizada.

Profundidade da inserção: 1 a 2 *cun*, perpendicularmente.

Indicação: Epicondilite na porção lateral do úmero, paresia dos membros superiores, efeito geral imunomodulador, efeito homeostático, antipirético; transtornos cutâneos, transtornos alérgicos, transtornos abdominais, fezes líquidas ou pastosas com odor fétido (diarréia do viajante). Microflebotomia nos casos de faringite e laringite.

Ação na MTC: Expele o Vento, limpa o Vento-Calor, limpa o Calor, alivia o Exterior do corpo, regula o Intestino Grosso, resfria o Sangue, remove a umidade; regula o *Qi*, o Sangue e o *Qi* do Pulmão; acalma o Yang do Fígado e o Fogo do Fígado; beneficia os tendões, músculos e articulações.

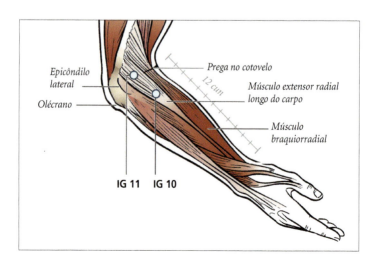

● IG 14 "Binao"
"Braço e Escápula" ("Meio do Braço")

Localização: Na inserção do ramo medial do músculo deltóide. O ponto está situado na linha que conecta os pontos IG 11 e IG 15, 2 *cun* caudal à extremidade anterior da prega axilar. A inserção do músculo deltóide pode ser facilmente localizada quando o braço está abduzido.

Profundidade da inserção: 0,5 a 1,5 *cun*, perpendicularmente.

Indicação: Periartrite do ombro, nevralgia e paresia dos membros superiores.

Ação na MTC: Remove obstruções do Meridiano do Intestino Grosso.

IG 14, 15, 16 + IG 4 + E 38: Síndrome do ombro doloroso ao longo do Meridiano do Intestino Grosso.

● IG 15 "Jianyu"
"Ponto de Assentimento do Ombro" ("Lâmina do Ombro")

Localização: Quando o braço está abduzido ocorrem duas depressões discretamente ventral e dorsal ao acrômio. O Ponto IG 15 está situado na região da depressão ventral imediatamente abaixo do pólo ventral do acrômio.

Aviso: As duas depressões ventral e dorsal ao acrômio apresentam a seguinte explicação anatômica:

O músculo deltóide é formado de três partes:

A parte clavicular.
A parte acromial.
A parte espinhal (pertencente à espinha da escápula).

Em cada localização onde duas partes se originam forma-se uma depressão abaixo do acrômio na extremidade do sulco muscular claramente visível.

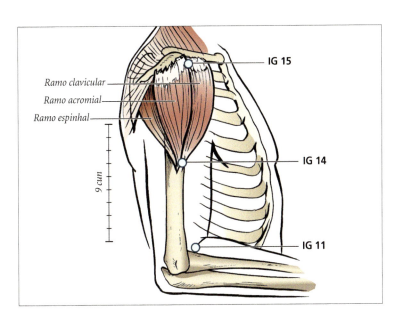

! O pólo ventral do acrômio é mais facilmente encontrado palpando-se ao longo da região clavicular ventral na direção lateral. O pólo dorsal do acrômio torna-se palpável quando a espinha da escápula é acompanhada na direção lateral.

Profundidade da inserção: 0,5 *cun*, perpendicularmente, ou 1 a 2 *cun* na direção distal oblíqua.

! Existe risco de perfurar a articulação do ombro quando se agulha na direção vertical.

Indicação: Periartrite do ombro (ombro congelado), paresia dos membros superiores, nevralgia na região superior do corpo.
J. Bischko: Ponto Mestre para paresia dos membros superiores (para mais detalhes sobre os Pontos Mestres, de acordo com *J. Bischko*, ver Ponto P 11).
H. Schmidt: No caso de hemiplegia, moxa diária a partir do 7º dia após a paralisia; efeito profilático na atrofia muscular.

Ação na MTC: Expele o Vento dos quatro membros, promove o fluxo do *Qi* no meridiano e nos colaterais, beneficia os tendões e as articulações.

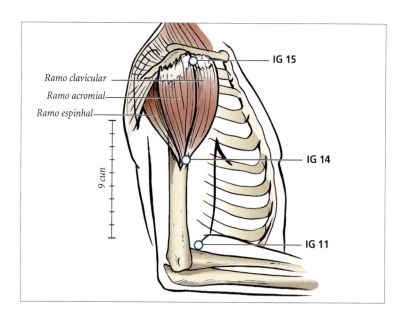

O Meridiano do Intestino Grosso 15

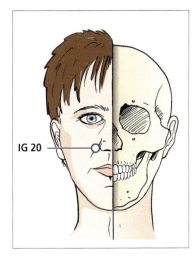

● **IG 20 "Yingxiang"**
"Receptor dos Aromas"
("Acolhedor dos Perfumes")

Localização: Aproximadamente 5 *fen* lateral ao meio da asa do nariz, no sulco nasolabial.

Profundidade da inserção: 3 a 8 mm, obliquamente na direção craniomedial.

Aviso: A limpeza é particularmente importante nesta região. Em nenhuma circunstância a inserção deve ser realizada em regiões infectadas. O Ponto IG 20 está localizado próximo à veia angular que drena o sangue da área facial acima dos lábios. A veia angular possui anastomoses para a veia oftálmica e, portanto, tem conexões com o seio cavernoso. No caso de infecção, existe risco de trombose no seio e processos inflamatórios centrais.

Indicação: Rinite, sinusite, anosmia, dor dentária, paralisia facial, nevralgia do trigémeo.

Ação na MTC: Expele o Vento exterior, alivia o nariz, elimina o Vento-Calor no eixo Yang Ming.

Principais Pontos do Meridiano do Estômago

E 2: Ponto local.
E 6: Ponto local.
E 7: Ponto local.
E 8: Ponto local.
E 25: Ponto *Mu* Frontal (Ponto de Alarme) do Intestino Grosso.
E 34: Ponto *Xi* (Ponto Fenda).
E 35: Ponto local.
E 36: Ponto Mar Inferior do Estômago.
E 38: Ponto local com efeito a distância no ombro.
E 40: Ponto *Luo* (Ponto de Conexão).
E 41: Ponto de tonificação.
E 44: Ponto para dor periférica.

Pontos de Acupuntura Associados ao Meridiano do Estômago

VC 12: Ponto *Mu* Frontal (Ponto de Alarme) do Estômago.
B 21: Ponto Shu Dorsal (Ponto de Assentimento) do Estômago.
E 36: Ponto Mar Inferior do Estômago.

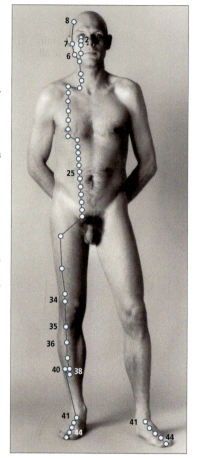

Correlações do Meridiano do Estômago

Relação Alto-Baixo:
Intestino Grosso–Estômago

Relação Yin-Yang:
Estômago–Baço

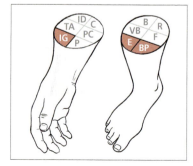

O Meridiano do Estômago 17

● E 2 "Sibai"
"Quatro Brancos"

Localização: Acima do forame infra-orbital, abaixo da pupila, quando se olha para a frente.

> O forame infra-orbital, em geral, está localizado discretamente medial à linha vertical traçada através do meio da pupila quando se olha diretamente para a frente, aproximadamente no meio do comprimento total do nariz.

Profundidade da inserção: 0,3 a 0,5 *cun*, perpendicularmente.

Aviso: Referente aos riscos resultantes do agulhamento em regiões infectadas na área de drenagem da veia angular, ver Ponto IG 20.

Indicação: Transtornos oculares, enxaqueca, rinite, sinusite, paralisia facial, nevralgia do trigêmeo.

Ação na MTC: Dissipa o Vento exterior, alivia o nariz, elimina o Vento-Calor nos meridianos Yangming.

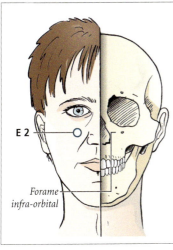

E 2
Forame infra-orbital

● E 6 "Jiache"
"Carruagem da Mandíbula"
("Ângulo da Mandíbula")

Localização: 1 *cun* cranial e ventral ao ângulo da mandíbula. O músculo masseter pode ser palpado aqui quando o paciente morde.

> A localização do Ponto E 6 corresponde a um ponto-gatilho comum na inserção do músculo masseter.

Profundidade da inserção: 0,3 *cun*, perpendicularmente.

Indicação: Dor miofascial (síndrome de Costen), dor facial, paralisia facial, nevralgia do trigêmeo, dor dentária, transtornos gnatológicos, bruxismo.
J. Bischko: Erupções cutâneas periorais.

Ação na MTC: Expele o Vento, remove obstruções do meridiano, abre a boca.

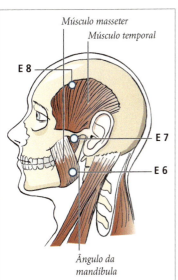

Músculo masseter
Músculo temporal
E 8
E 7
E 6
Ângulo da mandíbula

O Meridiano do Estômago

● **E 7 "Xiaguan"**
  "Portão Inferior"
  ("Passagem Inferior")

Localização: No centro da depressão abaixo do arco zigomático, isto é, na incisura mandibular entre o processo coronóide e o processo condilar da mandíbula. O processo condilar da mandíbula pode ser facilmente palpado na frente do trago (desliza para a frente quando a boca é aberta). O Ponto E 7 está situado em uma depressão bem em frente do processo condilar. Este ponto é encontrado e agulhado com o paciente com a boca fechada.

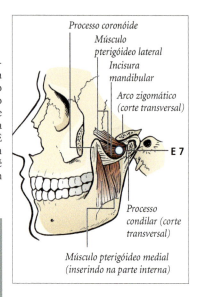

! O músculo pterigóideo lateral é atingido através de agulhamento profundo. Em relação à sua localização, o Ponto E 7 corresponde, amiúde, a um ponto-gatilho no músculo masseter ou no músculo pterigóideo lateral.

Profundidade da inserção: 0,3 a 0,5 *cun*, perpendicularmente.

Indicação: Dor miofascial (síndrome de Costen), dor facial atípica, problema na articulação temporomandibular, paralisia facial, zumbido, otalgia.

Ação na MTC: Remove obstruções do meridiano, beneficia o ouvido.

E 7 + E 44: Dor dentária no maxilar superior.

● **E 8 "Touwei"**
  "Canto da Cabeça"

Localização: 0,5 *cun* para o cabelo a partir da linha de implantação anterior do cabelo com a linha de implantação temporal avançando perpendicularmente. Portanto, o Ponto E 8 está situado 4,5 *cun* lateral ao Ponto VG 24.

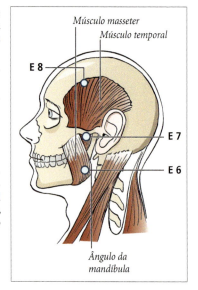

O Meridiano do Estômago 19

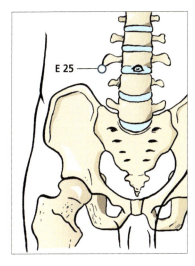

! Os Pontos E 6, 7 e 8 estão situados aproximadamente em uma linha vertical. Se a linha de implantação anterior do cabelo original já não puder ser encontrada devido a perda de cabelo, pode ser identificada franzindo-se as sobrancelhas e identificando a margem das pregas frontais.

Profundidade da inserção: 2 a 4 mm, por via subcutânea na direção dorsal.

Indicação: Cefaléia, enxaqueca, transtornos oculares, dor facial atípica, vertigem.

Ação na MTC: Expele o Vento exterior, limpa o Calor, elimina a estagnação no Intestino Grosso, drena a Umidade.

E 25 "Tianshu"
"Pilar Celestial" ("Eixo Superior")
Ponto *Mu* Frontal (Ponto de Alarme) do Intestino Grosso

Localização: 2 *cun* lateral à cicatriz umbilical.

Profundidade da inserção: 0,5 a 1,5 *cun*, perpendicularmente.

Indicação: Obstipação, meteorismo, diarréia, úlceras gástricas e duodenais, doença de Crohn, retocolite ulcerativa, transtornos gastrintestinais funcionais.

Ação na MTC: Promove a circulação do *Qi*, elimina o Calor, elimina a estagnação no Intestino Grosso, drena a Umidade.

E 34 "Liangqiu"
"Luz da Colina" ("Pico da Colina")
Ponto *Xi* (Ponto Fenda)

Localização: Com o joelho discretamente flexionado, 2 *cun* acima da margem lateral da patela, na depressão no músculo vasto lateral. O ponto situa-se na linha que conecta a espinha ilíaca ântero-superior e o pólo superior lateral da patela.

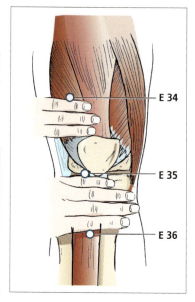

> Todos os pontos na região do joelho são pesquisados e agulhados com o joelho discretamente flexionado (utilizar suporte acolchoado para posicionar melhor o paciente).

Profundidade da inserção: 1 a 2 *cun*, perpendicularmente.

Indicação: Sintomas agudos do trato gastrintestinal, transtornos no joelho, náuseas e vômitos; ponto distal utilizado em mastites.

Ação na MTC: Remove obstruções do meridiano, domina o *Qi* invertido, expele o Vento, Umidade e Frio.

E 35 "Dubi"
"Nariz de Bezerro"

Localização: Com o joelho discretamente flexionado, abaixo da patela e lateral ao tendão patelar, o Olho lateral do Joelho (o termo Olho do Joelho se aplica aos três pontos caudal, medial e lateral à patela). Portanto, o Olho lateral do Joelho corresponde ao Ponto E 35, o Olho medial do Joelho corresponde ao Ponto Extra Xiyan (EX-MI 5).

> Não insira a agulha muito profundamente devido ao risco de posicionar a agulha intra-articularmente. O Olho lateral do Joelho corresponde aproximadamente à localização do acesso artroscópico para a articulação do joelho.

Profundidade da inserção: 3 a 6 mm, na direção medial discretamente oblíqua.

Indicação: Gonalgia.

Ação na MTC: Remove obstruções do meridiano, alivia o edema e a dor. Expele o Vento, a Umidade e o Frio.

O Meridiano do Estômago 21

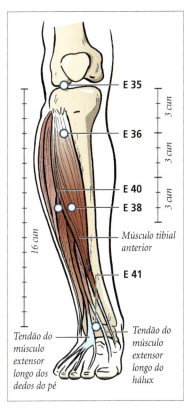

Tendão do músculo extensor longo dos dedos do pé

Tendão do músculo extensor longo do hálux

Músculo tibial anterior

● E 36 "Zusanli"
"Três Milhas do Pé"
("Três Li do Pé")
Ponto Mar Inferior do Estômago

Localização: Com o joelho discretamente flexionado, 3 *cun* abaixo do ponto E 35, aproximadamente ao nível da margem inferior da tuberosidade tibial, bem como cerca de 1 *cun* lateral à borda tibial no músculo tibial anterior.

> **!** Na palpação dinâmica, uma depressão distinta é palpável no Ponto E 36. Na literatura européia a distância é, em geral, fornecida como 1 *cun* lateral à borda tibial, enquanto a literatura chinesa sempre fornece a amplitude discretamente menor de 1 dedo médio.

Profundidade da inserção: 0,5 a 1,5 *cun*, perpendicularmente.

Indicação: Um dos pontos de acupuntura mais versáteis e utilizado com mais freqüência (depois do Ponto IG 4); um ponto de tonificação geral utilizado, amiúde, em combinação com moxa; efeito homeostático nas doenças metabólicas; ponto distal utilizado nos transtornos abdominais; forte efeito de harmonização na psique.

Ação na MTC: Fortalece o Baço e o Estômago, tonifica o *Qi* e o Sangue, regula a circulação do *Qi* e do Sangue, fortalece o *Qi* da Alimentação (*Gu Qi*) e o *Qi* Defensivo (*Wei Qi*), remove a Umidade, dissipa o Frio patogênico exterior, regula o *Qi* puro ascendente e o *Qi* turvo descendente, trata a inversão do fluxo de *Qi*, regula os Intestinos, estabiliza a Mente (Shen) e as emoções.

E 36 + P 9: Deficiência do *Qi*.

E 38 "Tiaokou"
"Abertura Estreita"
("Boca estreita")

Localização: No meio da linha que conecta os Pontos E 35 e E 41, uma largura do dedo médio lateral à borda tibial, ou 2 *cun* caudal ao E 37.

> ! De acordo com *König e Wancura*, o meio é mais facilmente determinado utilizando o método do palmo de mão. Para este fim, os dois dedos mínimos são colocados nos Pontos E 35 e E 41 e o centro é determinado utilizando os dois polegares.

Profundidade da inserção: 1 a 2 *cun*, perpendicularmente.

Indicação: Ponto distal utilizado na síndrome aguda do ombro doloroso.

Ação na MTC: Remove obstruções do meridiano, relaxa os tendões, expele o Frio.

E 40 "Fenglong"
"Saliência abundante"
("Rico e Próspero")
Ponto *Luo* (Ponto de Conexão)

Localização: 1 largura do dedo médio lateral ao Ponto E 38.

Profundidade da inserção: 1 a 2 *cun*, obliquamente na direção medial.

Indicação: Transtornos gastrintestinais, sialorréia, "transtornos de muco", isto é, todas as doenças com produção excessiva de muco (tosse produtiva, vômito com muco, diarréia com muco).

Ação na MTC: Drena o muco e remove a Umidade, estimula a descida do *Qi* turvo, clareia a Mente (Shen), regula a circulação do *Qi* do Baço e do *Qi* do Estômago, abre o tórax e acalma a asma.

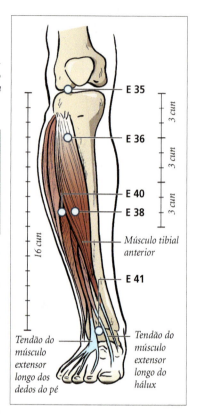

O Meridiano do Estômago 23

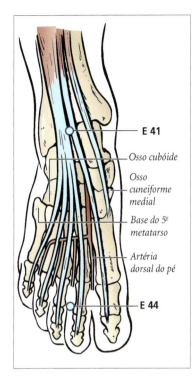

Osso cubóide
Osso cuneiforme medial
Base do 5º metatarso
Artéria dorsal do pé

E 41
E 44

● **E 41 "Jiexi"**
 "Divisor do Cânion"
 ("Orifício Aberto")
 Ponto de Tonificação

Localização: Na porção média anterior da linha que conecta o maléolo lateral com o maléolo medial, entre os tendões do músculo extensor longo do hálux e o músculo extensor longo dos dedos do pé na região superior da articulação do calcâneo.

O tendão do músculo extensor longo do hálux pode ser reconhecido quando se levanta o hálux; lateral a ele está o Ponto E 41.

Profundidade da inserção: 0,5 a 1 *cun*, perpendicularmente.

Indicação: Transtornos gástricos, afecções da articulação do joelho.

Ação na MTC: Acalma a Mente, revigora o Baço.

● **E 44 "Neiting"**
 "Pátio Interno"

Localização: Na extremidade da prega interdigital entre o segundo e o terceiro artelhos.

Profundidade da inserção: 0,3 a 1 *cun*, perpendicularmente.

Indicação: Um importante ponto para tratamento da dor: cefaléia frontal, epistaxe, resfriados febris.
H. Schmidt: Eficaz no desconforto gástrico.

Ação na MTC: Elimina o Fogo e o Calor do Estômago, alivia a dor ao longo do Meridiano do Estômago, remove o Vento da face, estimula a descida do *Qi* turvo, regula o *Qi* ascendente, harmoniza o fluxo do *Qi* no Estômago e nos Intestinos.

E 44 + IG 4: Elimina o Vento exterior e interior (cefaléia, dor facial, paralisia facial, nevralgia do trigêmeo).

24 ■ O Meridiano do Baço

Principais Pontos do Meridiano do Baço

BP 3: Ponto *Yuan* (Ponto fonte).
BP 4: Ponto *Luo* (Ponto de Conexão). Ponto de Abertura do meridiano extraordinário Chong Mai (Vaso Penetrador).
BP 6: Ponto de Reunião dos três Meridianos Yin do pé.
BP 9: Ponto local com efeito a distância.
BP 10: Ponto local com efeito a distância.

Pontos de Acupuntura Associados ao Meridiano do Baço

F 13: Ponto *Mu* Frontal (Ponto de Alarme) do Baço.
B 20: Ponto Shu Dorsal (Ponto de Assentimento) do Baço.

Correlações do Meridiano do Baço

Relação Alto-Baixo:
Pulmão–Baço

Relação Yin-Yang:
Baço–Estômago

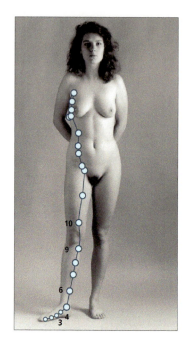

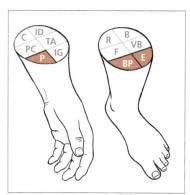

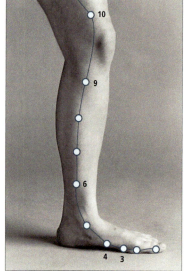

BP 3 "Taibai"
**"Branco Supremo"
("Grande Branco",
"Extrema Brancura")
Ponto *Yuan* (Ponto Fonte)**

Localização: Na parte interna do pé, proximal à cabeça do 1º metatarso, na transição entre o corpo e a cabeça do 1º metatarso, no limite entre a pele vermelha e branca.

Profundidade da inserção: 3 a 6 mm, perpendicularmente.

Indicação: Transtornos abdominais em geral, perda de apetite, gastrite, vômitos, obstipação intestinal, diarréia, meteorismo, vertigem, fadiga crônica, sensação de plenitude e tensão nas regiões torácica e epigástrica.

Ação na MTC: Importante ponto de fortalecimento do Meridiano do Baço; síndromes de Deficiência do Baço; harmoniza o fluxo do *Qi* no Aquecedor Médio; importante ponto nas doenças da Umidade e do Muco, nas síndromes Bi do tipo Frio, Calor e Umidade; drena a Umidade, a Umidade-Calor e o Muco.

BP 3 + E 36: Uma importante combinação para tonificar o Baço e o *Qi*.

BP 3 + E 40: Elimina a Umidade e o Muco.

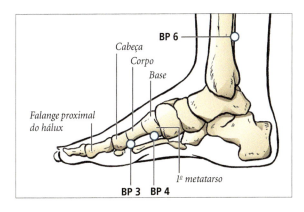

O Meridiano do Baço

● **BP 4 "Gongsun"**
"Imperador Amarelo"
("Ponto do Colateral do Meridiano do Baço", "Neto do Avô")
Ponto *Luo* (Ponto de Conexão)
Ponto de Abertura do Meridiano Extraordinário Chong Mai (Vaso Penetrador)

Localização: Em uma depressão na transição entre o corpo e a base do 1º metacarpo, no limite entre a pele vermelha e branca.

Profundidade da inserção: 0,5 a 1 *cun*, perpendicularmente.

Indicação: Transtornos gástricos, hérnia hiatal, perda de apetite, dispepsia com diminuição do peristaltismo, dismenorréia.
J. Bischko: Ponto Mestre para diarréia.

Ação na MTC: Tonifica o baço e o estômago; regula o fluxo do *Qi* no Aquecedor Médio; mobiliza o *Qi* e o Sangue; remove a estagnação; regula o Vaso Penetrador (Chong Mai); circula o *Qi* e o Sangue, sobretudo no Aquecedor Inferior; domina o *Qi* invertido do estômago; interrompe o sangramento; regula a menstruação.

BP 4 + PC 6 + VC 12: Transtornos abdominais, náuseas, vômito.

BP 4 + E 36 + BP 10: Estase de Sangue.

BP 4 + R 6 + VC 3: Estagnação de *Qi* e Sangue, dismenorréia, menstruação difícil.

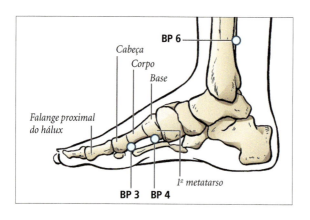

BP 6 "Sanyinjiao"
**"Encontro dos Três Yin"
("Ponto de Cruzamento dos Três Yin")
Ponto de Reunião dos Três Meridianos Yin do Pé**

Localização: 3 *cun* acima da proeminência mais saliente do maléolo medial na borda tibial posterior, na depressão, amiúde, claramente palpável (sobretudo nas mulheres).

Ocasionalmente, o ponto pode estar localizado discretamente mais ventralmente, isto é, na região tibial.

Profundidade da inserção: 1 a 2 *cun*, perpendicularmente.

Indicação: O terceiro ponto de acupuntura mais comum; um ponto de tonificação geral (moxa); "Ponto Real" para todos os transtornos ginecológicos; facilita o parto; acelera as contrações uterinas, trata os transtornos gastrintestinais, transtornos urogenitais (impotência, frigidez, dismenorréia); também efetivo nas doenças alérgicas e imunológicas, transtornos cutâneos.

König e Wancura: Ponto básico combinado ao Ponto C 7 no tratamento das doenças psicossomáticas.

Ponto básico combinado ao ponto VC 4 nos transtornos do trato urogenital.

Atenção! Este ponto aumenta as contrações uterinas; portanto, não deve ser agulhado durante a gravidez.

Ação na MTC: Nutre particularmente o Yin, tonifica o Baço e o Sangue, circula o *Qi* e o Sangue, elimina a estase de Sangue e alivia a dor no nível do Aquecedor Inferior; regula o útero e a menstruação; elimina a estagnação no Fígado, acalma o Yang ascendente do Fígado, tonifica o Yin do Fígado e o sangue do Fígado, remove a Umidade, sobretudo no Aquecedor Inferior, elimina o Calor do Sangue, tonifica o Rim, acalma a Mente (Shen), especialmente no caso de Calor do Sangue e Deficiência de Yin.

BP 6 + BP 9: Elimina a Umidade.

BP 6 + VC 12: Beneficia o sistema digestivo.

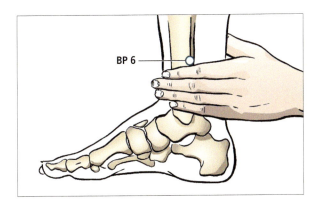

BP 9 "Yinlingquan"
"Nascente Yin do Monte"
("Fonte de Yin na Colina")

Localização: Na depressão distal ao côndilo medial na transição entre a cabeça e o corpo da tíbia, na frente do ventre do músculo gastrocnêmio (no mesmo nível do Ponto VB 34).

Profundidade da inserção: 0,5 a 1 *cun*, perpendicularmente.

Indicação: Principal ponto para eliminar o acúmulo de água e de umidade, sobretudo na metade inferior do corpo, dificuldades de micção, disúria, infecções do trato urinário, dismenorréia, leucorréia, diarréia com odor fétido, espasmo abdominal, gonalgia, artrite das articulações do joelho.
H. Schmidt: Enurese (moxa).

Ação na MTC: O ponto mais importante para remover o Muco a Umidade, elimina a Umidade-Calor e o Frio Úmido, regula o trato urinário e promove a micção, beneficia o Aquecedor Inferior, remove obstruções do meridiano.
BP 9 + E 40: Umidade e Muco.
BP 9 + PC 6: Umidade-Calor no Aquecedor Inferior, leucorréia, cistite.

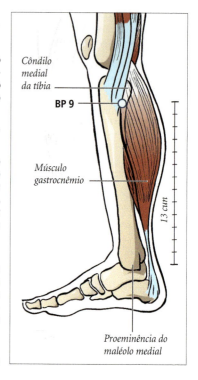

O Meridiano do Baço 29

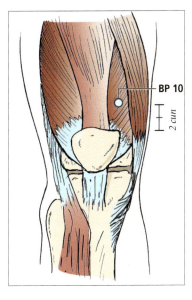

● BP 10 "Xuehai"
"Mar de Sangue"

Localização: Com o joelho flexionado, 2 *cun* proximal ao pólo cranial medial da patela, no músculo vasto medial, amiúde em uma depressão claramente palpável. Outra possível localização: Quando se coloca a palma da mão na patela com o polegar discretamente afastado, o Ponto BP 10 está defronte da ponta do polegar.

Profundidade da inserção: 1 a 2 *cun*, perpendicularmente.

Indicação: Importante ponto imunomodulador (junto com o Ponto IG 11). Transtornos cutâneos, prurido, transtornos do trato urogenital, dismenorréia.

Ação na MTC: Importante ponto para regulação do Sangue; esfria o Sangue, circula o Sangue, remove a estagnação, tonifica o Sangue, regula a menstruação.

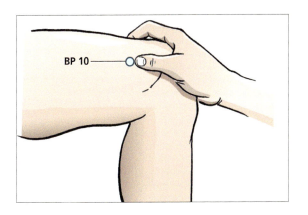

O Meridiano do Coração

Principais Pontos do Meridiano do Coração

C 3: Ponto local com efeito geral.
C 5: Ponto *Luo* (Ponto de Conexão).
C 7: Ponto *Yuan* (Ponto Fonte). Ponto de sedação.

Pontos de Acupuntura Associados ao Meridiano do Coração

VC 14: Ponto *Mu* Frontal (Ponto de Alarme) do Coração.
B 15: Ponto Shu Dorsal (Ponto de Assentimento) do Coração.

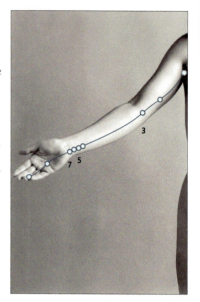

Correlações do Meridiano do Coração

Relação Alto-Baixo:
Coração–Rim

Relação Yin-Yang:
Coração–Intestino Delgado

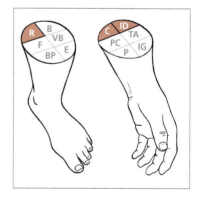

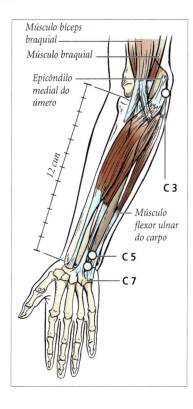

Músculo bíceps braquial
Músculo braquial
Epicôndilo medial do úmero
12 cun
C 3
Músculo flexor ulnar do carpo
C 5
C 7

C 3 "Shaohai"
"Mar Menor"
("Mar Jovem")

Localização: Quando o cotovelo está flexionado, o ponto está situado entre a extremidade ulnar da prega de flexão do cotovelo e o epicôndilo medial do úmero.

Profundidade da inserção: 0,5 a 1 *cun*, perpendicularmente.

Indicação: "A Alegria da Vida", distúrbio neurovegetativo, insônia, agitação mental (Fogo do Coração, uso de estimulação do tipo sedação durante a fase aguda), depressão (cuidado ao utilizar o método de sedação), vertigem, epicondilite do úmero medial (cotovelo do jogador de golfe), tremor das mãos.

Ação na MTC: Limpa o Calor do Coração e do Pericárdio (Fogo Cheio ou Fogo Vazio), clareia e acalma a Mente (Shen), remove obstruções do meridiano.

C 5 "Tongli"
"*Li* de Conexão"
Ponto *Luo* (Ponto de Conexão)

Localização: 1 *cun* proximal ao Ponto C 7, radial ao tendão do músculo flexor ulnar do carpo.

Profundidade da inserção: Até 0,5 *cun*, perpendicularmente.

Indicação: Distúrbios neurovegetativas, alterações na função cardíaca, medo de exames, crises de ansiedade e inquietação, insônia, sudorese.

Ação na MTC: Ponto principal para fundamentar a regulação do *Qi* do Coração; esfria o Calor do Coração, revela-se na língua, regula a língua e a comunicação, acalma a Mente (Shen).

C 7 "Shenmen"
**"Porta da Mente"
("Portal Espiritual")
Ponto *Yuan* (Ponto Fonte)
Ponto de Sedação**

Localização: Na prega de flexão do punho, radial ao tendão do músculo flexor ulnar do carpo.

> A prega de flexão necessária para sua localização está situada entre o rádio e a ulna de um lado e nos ossos do punho no outro lado. Esta região está claramente marcada na direção ulnar pelo osso pisiforme. Portanto, utiliza-se a prega de flexão do punho proximal ao osso pisiforme.

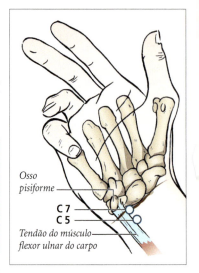

Osso pisiforme

C 7
C 5

Tendão do músculo flexor ulnar do carpo

De acordo com muitas descrições na literatura alemã, uma segunda possibilidade de agulhamento está localizada no aspecto ulnar. Aqui, a direção da inserção é paralela à prega de flexão do punho, isto é, em um ângulo de 90° em relação ao método de agulhamento descrito primeiro. A ponta da agulha situa-se dorsal ao tendão do músculo flexor ulnar do carpo. O Ponto C 7 está localizado profundamente, onde as pontas das duas agulhas se encontrariam se fossem provenientes das direções volar e ulnar. Entretanto, esta direção de agulhamento não é conhecida na literatura chinesa.

Profundidade da inserção: 0,3 a 0,5 *cun*, perpendicularmente, oriunda da direção volar ou ulnar.

Indicação: Insônia, crises de ansiedade, disfunção circulatória, sintomas de abstinência durante terapia para dependência química, hiperatividade.
König e Wancura: Combinado ao Ponto BP 6, é a base para o tratamento dos transtornos psicossomáticos.

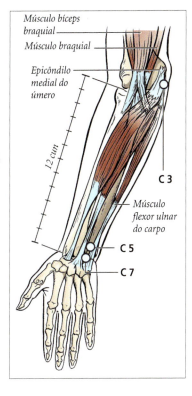

Músculo bíceps braquial
Músculo braquial
Epicôndilo medial do úmero
12 cun
C 3
Músculo flexor ulnar do carpo
C 5
C 7

Ação na MTC: Quando estiver utilizando o método de sedação: esfria o Fogo do Coração e o Calor do Coração; elimina a estagnação de *Qi*, Sangue e Muco no Meridiano do Coração, acalma a Mente (Shen).

Quando estiver utilizando o método de tonificação: nutre o Sangue do Coração, o *Qi* e o Yin.

> ! Considerar estimulação; sedar o Ponto C 7 apenas no caso de síndromes de Excesso confirmadas; verificar a ponta vermelha da língua (por exemplo, Calor do Coração)!

C 7 + PC 7: Condições nervosas de ansiedade e tensão.

Principais Pontos do Meridiano do Intestino Delgado

ID 3: Ponto de tonificação. Ponto de Abertura do Vaso Governador, Du Mai.
ID 8: Ponto de sedação.
ID 11: Ponto local.
ID 12: Ponto local.
ID 14: Ponto local.
ID 18: Ponto local.
ID 19: Ponto local.

Pontos de Acupuntura Associados ao Meridiano do Intestino Delgado

VC 4: Ponto *Mu* Frontal (Ponto de Alarme) do Intestino Delgado.
B 27: Ponto Shu Dorsal (Ponto de Assentimento) do Intestino Delgado.
E 39: Ponto Mar Inferior do Intestino Delgado.

Correlações do Meridiano do Intestino Delgado

Relação Alto-Baixo:
Intestino Delgado–Bexiga

Relação Yin-Yang:
Intestino Delgado–Coração

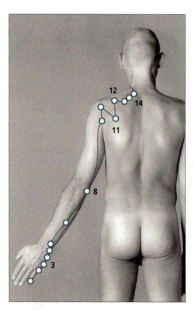

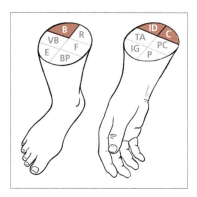

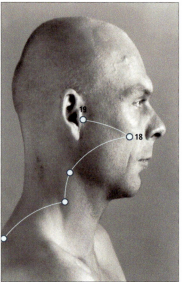

O Meridiano do Intestino Delgado 35

● **ID 3 "Houxi"**
"Cânion Posterior"
Ponto de Tonificação
Ponto de Abertura do
Vaso Governador, Du Mai

Localização: Na borda ulnar da mão, com o punho levemente fechado, proximal e dorsal a uma prega cutânea na extremidade ulnar da prega de flexão mais distal da palma da mão. O ponto está localizado na transição entre o corpo e a cabeça do 5º metacarpo (*Gleditsch, König e Wancura*).

! Com o punho levemente fechado, a prega de flexão distal da palma é acompanhada na direção ulnar. Em geral, começa entre os dedos indicador e médio. Na extremidade da prega de flexão existe uma pequena protrusão da pele. Na borda desta protrusão para a área circundante, discretamente proximal e dorsal, está situado o Ponto ID 3. A agulha é direcionada para o meio da palma.

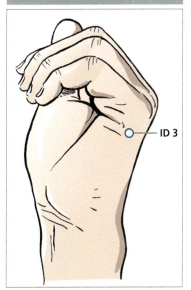

De acordo com a literatura chinesa, o ponto está localizado na extremidade distal da prega de flexão descrita, na transição da pele vermelha para a branca. O agulhamento ocorre na direção vertical. Entretanto, com esta localização o agulhamento ocorre em direção discretamente distal. Portanto, as localizações discretamente diferentes deste ponto se encontram profundamente no local onde se origina a sensação *De Qi*. Na nossa experiência, a localização fornecida por *Gleditsch*, que também é descrita por *König e Wancura*, se mostrou mais efetiva no diagnóstico e na terapia.

Profundidade da inserção: 0,5 a 1 *cun* na direção da palma.

Indicação: Dor lombar aguda, lombociatalgia; ponto distal para a coluna cervical; torcicolo, paresia dos membros superiores, zumbido, deficiências auditivas, doenças do ouvido, resfriados febris, faringite, laringite, tremores, vertigem.
J. Bischko: A principal indicação para este ponto é o relaxamento do espasmo muscular.

Aviso: No torcicolo agudo, lombalgia aguda ou lombociatalgia, o tratamento é realizado pela estimulação vigorosa do Ponto ID 3 enquanto se segue o exercício físico simultâneo com cautela.

Ação na MTC: Abre o Vaso Governador, expele os fatores patogênicos exteriores, sobretudo Vento e Calor, elimina o Vento Interior no Vaso Governador, remove obstruções dos meridianos e dos colaterais, relaxa músculos e tendões, clareia e acalma a Mente (Shen).

ID 8 "Xiaohai"
"Mar Pequeno"
Ponto de Sedação

Localização: Quando o braço está flexionado, no sulco ulnar entre o olécrano e o epicôndilo medial do úmero.

Profundidade da inserção: 4 a 8 mm, perpendicularmente.

Aviso: O Ponto ID 8 está situado próximo ao nervo ulnar, que poderia ser puncionado acidentalmente; neste caso, superficialize a agulha imediatamente, mas não a remova por completo.

Indicação: Epicondilite no úmero medial (cotovelo do jogador de golfe); dor nas regiões da garganta, ombro e pescoço.

Ação na MTC: Remove obstruções do meridiano, remove a Umidade e o Calor.

ID 11 "Tianzong"
"Reunião Celestial"
("Vigília Celestial")

Localização: Na fossa infra-espinhal na linha que conecta o meio da espinha da escápula claramente palpável e o ângulo inferior da escápula. O Ponto ID 11 está situado nesta linha, entre o terço cranial e os dois terços remanescentes. Este ponto está situado imediatamente abaixo do ponto ID 12 ao nível da margem inferior do processo espinhoso de T4 e forma um triângulo com os Pontos ID 9 e ID 10 (ver figura na p. 37).

Profundidade da inserção: 0,5 a 1 *cun*, perpendicularmente.

Indicação: Dor e perda do movimento no ombro (sobretudo a rotação exterior), sensação de aperto no tórax; combinado a outros pontos nos casos de lactação difícil e mastite.
H. Schmidt: Ponto especial para lactação insuficiente.

Ação na MTC: Remove as obstruções do meridiano, expele os fatores patogênicos exteriores dos meridianos Tai Yang (ID e B).
ID 11 + ID 1 + E 18: Lactação difícil e mastite.

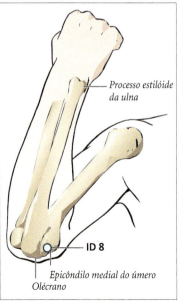

Processo estilóide da ulna
ID 8
Epicôndilo medial do úmero
Olécrano

O Meridiano do Intestino Delgado 37

ID 12 "Bingfeng"
"Capturando o Vento"

Localização: Perpendicular acima do Ponto ID 11, aproximadamente 1 *cun* acima do meio da borda cranial da espinha da escápula. O ponto forma um triângulo com os Pontos ID 10 e ID 11. Ponto-gatilho comum no músculo supra-espinhal.

Profundidade da inserção: 0,5 a 1 *cun*, perpendicularmente.

Indicação: Dor e perda do movimento no ombro (em especial na abdução e na rotação exterior), síndrome do supra-espinhal, dor e parestesia dos membros superiores, rigidez do pescoço.

Ação na MTC: Remove obstruções do meridiano e dos colaterais.

ID 14 "Jianwaishu"
"Transporte do Ombro Externo" ("Ombro Exterior")

Localização: 3 *cun* lateral ao processo espinhoso de T1.
Ponto-gatilho comum no músculo levantador da escápula.

> ! Quando os braços do paciente estão ao longo do corpo, a distância entre a linha mediana dorsal e a extremidade medial da espinha da escápula é de 3 *cun*.

Profundidade da inserção: 0,5 a 1 *cun*, perpendicularmente.

Indicação: Dor e perda do movimento no ombro, rigidez do pescoço.

Ação na MTC: Remove obstruções do meridiano, elimina o Vento e o Frio.

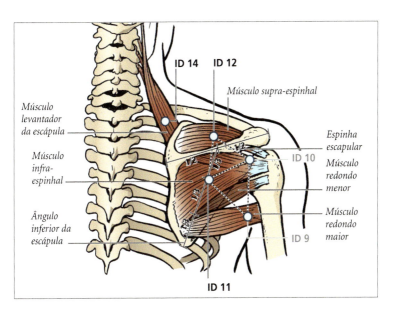

O Meridiano do Intestino Delgado

ID 18 "Quanliao"
"Fenda do Zigomático"
("Sulco da Bochecha")

Localização: Na borda inferior do arco zigomático, perpendicularmente abaixo do ângulo externo do olho, na margem anterior do músculo masseter.

> A margem anterior do músculo masseter é claramente palpável durante a mastigação.

Profundidade da inserção: 0,3 a 0,5 *cun*, perpendicularmente.

Indicação: Síndrome dolorosa miofascial (síndrome de Costen), nevralgia do trigêmeo, espasmo facial, paralisia facial, dor dentária, sinusite maxilar, transtornos gnatológicos.

Ação na MTC: Importante ponto nos transtornos faciais do Vento-Frio e do Vento-Calor; alivia a dor.

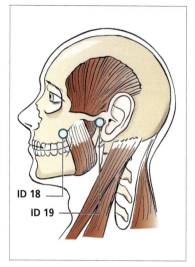

O Meridiano do Intestino Delgado 39

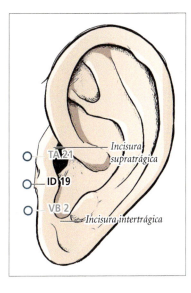

● **ID 19 "Tinggong"**
"Palácio da Audição"

Localização: Na depressão defronte ao trago.

> A localização é determinada com a boca discretamente aberta; desta forma, o processo condilar da mandíbula da articulação temporomandibular move-se na direção nasal, de modo que não há risco de agulhar a articulação temporomandibular. A boca é fechada após a inserção da agulha.
>
> **Aviso:** O Ponto ID 19 está localizado próximo à artéria temporal superficial, que pode ser evitada palpando-se seu pulso antes da inserção.

Profundidade da inserção: 0,3 a 0,5 *cun*, perpendicularmente.

Indicação: Transtornos auditivos, paralisia facial, nevralgia do trigêmeo, síndrome dolorosa miofascial (síndrome de Costen), disfunção na articulação temporomandibular.

Ação na MTC: Abre e dá suporte ao ouvido.

Principais Pontos do Meridiano da Bexiga

B 2: Ponto local.
B 10: Ponto com influência no sistema nervoso parassimpático.
B 11: Ponto Mestre dos ossos.
B 13: Ponto Shu Dorsal do Pulmão.
B 14: Ponto Shu Dorsal do Pericárdio.
B 15: Ponto Shu Dorsal do Coração.
B 17: Ponto Shu Dorsal do diafragma. Ponto Mestre do sangue.
B 18: Ponto Shu Dorsal do Fígado.
B 19: Ponto Shu Dorsal da Vesícula Biliar.
B 20: Ponto Shu Dorsal do Baço.
B 21: Ponto Shu Dorsal do Estômago.
B 23: Ponto Shu Dorsal do Rim.
B 25: Ponto Shu Dorsal do Intestino Grosso.
B 27: Ponto Shu Dorsal do Intestino Delgado.
B 28: Ponto Shu Dorsal da Bexiga.
B 36: Ponto local com amplo espectro de atividades.
B 40: Ponto Mar Inferior da Bexiga.
B 43: Ponto com amplo espectro de atividades.
B 54: Ponto local.
B 57: Ponto local.
B 60: Ponto de dor periférica.
B 62: Ponto de Abertura do meridiano extraordinário, Yang Qiao Mai (Vaso Yang do Calcanhar).
B 67: Ponto de tonificação.

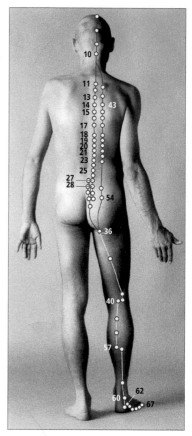

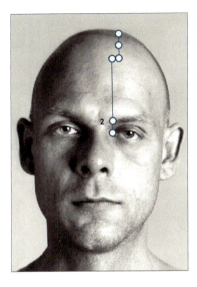

Pontos de Acupuntura Associados ao Meridiano da Bexiga

VC 3: Ponto *Mu* Frontal (Ponto de Alarme) da Bexiga.
B 28: Ponto Shu Dorsal (Ponto de Assentimento) da Bexiga.
B 40: Ponto Mar Inferior da Bexiga.

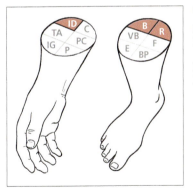

Correlações do Meridiano da Bexiga

Relação Alto-Baixo:
Intestino Delgado–Bexiga

Relação Yin-Yang:
Bexiga–Rim

B 2 "Zanzhu"
"Coletando Bambu"
("Reunião das Sobrancelhas")

Localização: Na extremidade medial da sobrancelha, acima do ângulo interno do olho. O ponto está localizado sobre a incisura frontal medial freqüentemente palpável na margem da órbita.

> ! A incisura frontal representa a saída da artéria supratroclear e o ramo medial do nervo supra-orbital. Não é o forame supra-orbital, que é claramente mais lateral e representa a saída da artéria supra-orbital e o ramo lateral do nervo supra-orbital. O formato e a posição dos pontos de saída variam. A incisura frontal raramente aparece como forame frontal; o forame supra-orbital raramente aparece como incisura supra-orbital.

Aviso: A literatura chinesa menciona uma "incisura supra-orbital" através da qual passa o ramo medial do nervo supra-orbital. Esta incisura não representa o forame supra-orbital.

Profundidade da inserção: Aproximadamente 0,3 *cun*, subcutaneamente em direção à raiz do nariz ou caudalmente em direção ao Ponto B 1.

Indicação: Transtornos oculares, cefaléia, transtornos da nasofaringe, polinose, urgência para espirrar, glaucoma, secreção lacrimal insuficiente, vertigem, anosmia, tique, sinusite frontal. Ambos os Pontos B 2 (B 2 à esquerda e B 2 à direita), combinados ao Ponto Extraordinário Yintang (EX-CP 3), formam o "triângulo mágico ventral". Esses três pontos combinados têm forte efeito na nasofaringe (ver também EX-CP 3, p. 105).

Ação na MTC: Expele fatores patogênicos exteriores, especialmente Vento e Calor, clareia e fortalece os olhos, acalma o Fígado e nutre a Madeira, regula a secreção lacrimal, remove obstruções do meridiano.

B 10 "Tianzhu"
("Pilar Celestial")

Localização: Orientação vertical: 1,3 *cun* lateral à linha mediana (Vaso Governador), no ventre do músculo trapézio (no ponto onde ele começa a descer). O Ponto B 10 está situado 0,5 *cun* cranial à linha de implantação posterior do cabelo, lateral ao Ponto VG 15, próximo à saída do nervo occipital maior.

Orientação horizontal: acima do processo espinhoso de C2 (áxis).

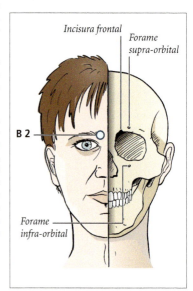

Incisura frontal
Forame supra-orbital
B 2
Forame infra-orbital

O Meridiano da Bexiga

! O ponto B 10 está localizado no nível entre C1 (atlas) e C2 (áxis). À palpação esta região está localizada cranial ao primeiro processo espinhoso vertebral palpável (o atlas não tem processo espinhoso). A palpação é, em geral, realizada mais facilmente quando a cabeça está em ligeira retroflexão para relaxar o ligamento nucal, freqüentemente muito rígido.

Aviso: O Ponto B 10 está localizado discretamente mais medial e caudal que o Ponto VB 20.

Profundidade da inserção: 0,5 a 1 *cun*, perpendicularmente.

! Para eliminar qualquer possibilidade de puncionar a medula espinhal, sobretudo nos pacientes caquéticos, a profundidade da inserção não deve exceder 1,5 *cun*.

Indicação: Efeito potente no nariz e nos olhos, aumentando o efeito no Ponto B 2 (ligação fronte–dorso), efeito vagal generalizado; anosmia, cervicalgia, vertigem, enxaqueca, resfriados, amigdalite; afeta a regulação do tônus corporal total (ver Ponto VB 20, p. 78).

Ação na MTC: Expele o Vento exterior e interior, dispersa o Frio, esfria o Calor, clareia os olhos, cabeça e cérebro, remove obstruções do meridiano, relaxa músculos e tendões, fortalece o dorso.

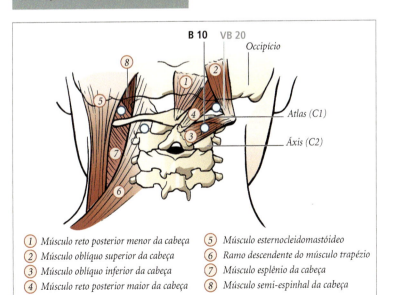

① Músculo reto posterior menor da cabeça
② Músculo oblíquo superior da cabeça
③ Músculo oblíquo inferior da cabeça
④ Músculo reto posterior maior da cabeça
⑤ Músculo esternocleidomastóideo
⑥ Ramo descendente do músculo trapézio
⑦ Músculo esplênio da cabeça
⑧ Músculo semi-espinhal da cabeça

B 11 "Dazhu"
"Grande Barco" ("Grande Eixo")
Ponto Mestre dos Ossos

Localização: 1,5 *cun* lateral à borda inferior do processo espinhoso de T1.

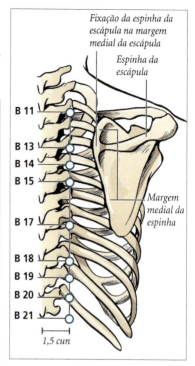

Fixação da espinha da escápula na margem medial da escápula

Espinha da escápula

Margem medial da espinha

1,5 *cun*

> Quando os braços estão ao longo do corpo, a distância entre a linha mediana e a margem medial da escápula (ao nível da inserção claramente palpável da espinha da escápula na margem medial da escápula) é de 3 *cun*.
>
> Para facilitar o aprendizado: O último dígito na numeração dos Pontos do Meridiano da Bexiga B 11 e B 17 segue a numeração das vértebras torácicas (por exemplo, o Ponto B 11 está situado abaixo de T1, o Ponto B 13 está abaixo de T3).

Profundidade da inserção: 0,5 *cun*, perpendicularmente ou na direção medial oblíqua.

Aviso: Quando agulhar na direção medial oblíqua, oriente a ponta da agulha na direção discretamente caudal.

Indicação: Cervicalgia, síndrome do ombro doloroso, sinusite, cefaléia, asma brônquica, resfriados febris.

Ação na MTC: Remove obstruções do meridiano, relaxa músculos e tendões, expele fatores patogênicos exteriores, como Vento e Calor, tonifica o Sangue.

B 11 (nos dois lados) + VG 14: O "triângulo mágico dorsal" tem efeito relaxante e calmante.

O Meridiano da Bexiga 45

◉ B 13 "Feishu"
"Ponto Shu Dorsal (Ponto de Assentimento) do Pulmão"
("*Shu* do Pulmão")

Localização: 1,5 *cun* lateral à margem inferior do processo espinhoso de T3.

> ▪ No paciente em posição ortostática com os braços ao longo do corpo, a margem inferior do processo espinhoso de T3 é, em geral, encontrada ao nível da inserção da espinha da escápula claramente palpável na margem medial da escápula. Como os Pontos de Assentimento Dorsais estão alinhados de forma segmentar para os órgãos em círculos funcionais, os Pontos de Assentimento Dorsais dos órgãos torácicos (pulmões, sistema circulatório, coração) estão situados na região torácica; aqueles dos órgãos digestivos (fígado, baço, pâncreas, estômago), na região abdominal; e aqueles dos órgãos urogenitais (rins, bexiga), na região lombar.

Profundidade da inserção: 0,5 *cun*, perpendicular ou obliquamente.

Aviso: Ao inserir na direção medial oblíqua, oriente a agulha discretamente na direção caudal para evitar qualquer possibilidade de puncionar a medula espinhal.

Indicação: Transtornos do trato respiratório, asma, tosse, dispnéia, sudorese noturna.

Ação na MTC: Regula e tonifica o *Qi* do Pulmão, estimula as funções de dispersão e descendente do Pulmão, esfria o Calor e o Calor Vazio (Deficiência de Yin) do Pulmão, dispersa a estagnação do *Qi*, elimina o Muco do Pulmão; acalma a tosse, o sofrimento, a tristeza não resolvida e a ligação ao passado.

◉ B 14 "Jueyinshu"
"Ponto de Assentimento (*Shu* Dorsal) Posterior do Jue Yin"
("*Shu* do Pericárdio")
Ponto Shu Dorsal (Ponto de Assentimento) do Pericárdio (Circulação–Sexualidade)

Localização: 1,5 *cun* lateral à borda inferior do processo espinhoso de T4.

Profundidade da inserção: 0,5 *cun*, perpendicularmente ou na direção medial–caudal oblíqua (ver Pontos B 11 e B 13).

Indicação: Transtornos cardíacos funcionais, soluço, transtornos psicossomáticos, angina do peito, bronquite, asma brônquica, disfunção circulatória.

Ação na MTC: Regula o Coração, relaxa o tórax.

46 ■ O Meridiano da Bexiga

● B 15 "Xinshu"
"Ponto Shu Dorsal (Ponto de Assentimento) do Coração" ("*Shu* do Coração")

Localização: 1,5 *cun* lateral à borda inferior do processo espinhoso de T5.

Profundidade da inserção: 0,5 *cun*, perpendicularmente ou na direção medial–caudal oblíqua (ver Pontos B 11 e B 13).

Indicação: Cardiopatias, febre, sudorese noturna, transtornos da menopausa, insônia, inquietação.
H. Schmidt: Utilizar agulhamento permanente intracutâneo no caso de taquicardia paroxística; medo de exames.

Ação na MTC: Limpa o Calor, acalma a Mente (Shen), estimula o cérebro, revigora o Sangue, nutre o Coração.

B 13 + IG 11: Prurido (Calor do Sangue).

● B 17 "Geshu"
**"Ponto de Assentimento (*Shu* Dorsal) Posterior do Diafragma" ("*Shu* do Diafragma")
Ponto Shu Dorsal (Ponto de Assentimento) do Diafragma
Ponto Mestre do Sangue**

Localização: 1,5 *cun* lateral à borda inferior do processo espinhoso de T7.

> **!** Com o paciente em posição ortostática com os braços ao longo do corpo, a borda inferior de T7 é, em geral, encontrada ao nível do ângulo inferior da escápula.

Profundidade da inserção: 0,5 *cun*, perpendicularmente ou na direção medial–caudal oblíqua (ver Pontos B 11 e B 13).

Indicação: Efeito importante no diafragma; soluço, refluxo gastroesofágico, vômitos, asma brônquica, transtornos hematológicos com componente venoso, dispnéia, urticária.

Ação na MTC: Nutre e regula o Sangue, remove a estase de Sangue, esfria o Calor do Sangue, relaxa o tórax e o diafragma, tonifica o Sangue e o *Qi*, harmoniza o *Qi* do Estômago.

O Meridiano da Bexiga 47

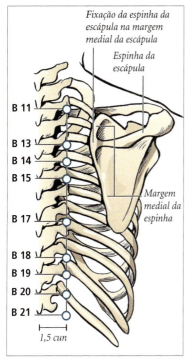

Fixação da espinha da escápula na margem medial da escápula

Espinha da escápula

B 11
B 13
B 14
B 15

Margem medial da espinha

B 17
B 18
B 19
B 20
B 21

1,5 cun

○ **B 18 "Ganshu"**
"Ponto de Assentimento (*Shu* Dorsal) do Fígado"
("*Shu* do Fígado")
Ponto Shu Dorsal (Ponto de Assentimento) do Fígado

Localização: 1,5 *cun* lateral à borda inferior do processo espinhoso de T9.

> ! Para facilitar o aprendizado: Até o Ponto B 17, o último dígito na numeração dos Pontos do Meridiano da Bexiga segue a numeração das vértebras torácicas (por exemplo, o Ponto B 17 está situado abaixo de T7); começando com o ponto B 18, adiciona-se uma vértebra (por exemplo, o Ponto B 18 está situado abaixo de T9).

Profundidade da inserção: 0,5 *cun*, perpendicularmente ou na direção medial–caudal oblíqua (ver Pontos B 11 e B 13).

Indicação: Distúrbios no metabolismo hepático, transtornos visuais, vertigem, tensão na região epigástrica e no hipocôndrio, dismenorréia, tensão muscular, cãibras musculares, dor no abdome superior, mania.

Ação na MTC: Regula e tonifica o Fígado e a Vesícula Biliar, nutre o Sangue do Fígado, remove a estagnação do *Qi* do Fígado, acalma o Vento interior, esfria a Umidade-Calor no Fígado e na Vesícula Biliar, beneficia os olhos.

O Meridiano da Bexiga

● **B 19 "Danshu"**
"Ponto de Assentimento (*Shu* Dorsal) Posterior da Vesícula Biliar"
"Ponto Shu Dorsal (Ponto de Assentimento) da Vesícula Biliar"

Localização: 1,5 *cun* lateral à borda inferior do processo espinhoso de T10.

Profundidade da inserção: 0,5 *cun*, perpendicularmente ou na direção medial–caudal oblíqua (ver Pontos B 11 e B 13).

Indicação: Transtornos da vesícula biliar, vômito, gosto amargo na boca, refluxo ácido.

Ação na MTC: Regula a Vesícula Biliar, beneficia os olhos, esfria a Umidade-Calor no Fígado e na Vesícula Biliar, relaxa o diafragma e o tórax, harmoniza o *Qi* do Estômago.

● **B 20 "Pishu"**
"Ponto de Assentimento (*Shu* Dorsal) Posterior do Baço"
("*Shu* do Baço")
Ponto Shu Dorsal (Ponto de Assentimento) do Baço

Localização: 1,5 *cun* lateral à borda inferior do processo espinhoso de T11.

Profundidade da inserção: 0,5 *cun*, perpendicularmente ou na direção medial–caudal oblíqua (ver Pontos B 11 e B 13).

Indicação: Ponto importante no tratamento do trato gastrintestinal; meteorismo, disenteria, perda de apetite, úlceras gástricas e duodenais, distensão e plenitude abdominais, diarréia, edemas palpáveis, doenças crônicas produtivas do trato respiratório, convalescença.

Ação na MTC: Ponto importante para todas as síndromes de Vazio do Baço, tonifica o Baço e o Estômago, nutre o Sangue, remove a Umidade, drena o Muco.

B 20 + B 21: Tonificação geral do *Qi* e do Sangue.

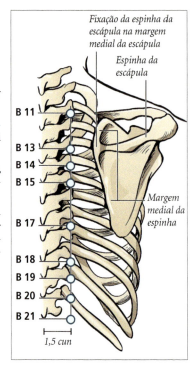

O Meridiano da Bexiga   49

● **B 21 "Weishu"**
"Ponto de Assentimento (*Shu* Dorsal) Posterior do Estômago"
"*Shu* do Estômago"
Ponto Shu Dorsal (Ponto de Assentimento) do Estômago

Localização: 1,5 *cun* lateral à borda inferior do processo espinhoso de T12.

Profundidade da inserção: 0,5 *cun*, perpendicularmente ou na direção medial–caudal oblíqua.

Indicação: Transtornos gástricos, transtornos digestivos, náuseas, vômitos, comprometimento da motilidade gástrica, soluço, perda de apetite.

Ação na MTC: Importante ponto para tonificar e regular o Estômago, harmoniza e descende o *Qi* do Estômago, remove a Umidade e a estagnação dos Alimentos.

● **B 23 "Shenshu"**
"Ponto de Assentimento (*Shu* Dorsal) Posterior do Rim"
(**"*Shu* do Rim", "Mar de Vitalidade"**)
Ponto Shu Dorsal (Ponto de Assentimento) do Rim

Localização: 1,5 *cun* lateral à borda inferior do processo espinhoso de L2.

> ! Para localizar a vértebra L2, recomenda-se começar na crista ilíaca (vértebra L4, ver Ponto B 25).

Profundidade da inserção: 0,5 a 1,5 *cun*, perpendicularmente.

Indicação: Excelente ponto para fortalecer a função renal e a circulação, utilizado em todas as doenças crônicas: fraqueza e exaustão crônicas, lombalgia crônica, asma crônica, transtornos do trato urogenital, alergias, queixas reumáticas. Este é um dos principais pontos utilizados, amiúde, com moxa.
J. Bischko: Nos casos em que o resfriado evoluiu para a piora.

Ação na MTC: Tonifica o Rim, fortalece a porção inferior das costas, tonifica o Yin do Rim e o Yang do Rim (predominantemente), nutre a Essência (Jing), nutre o Sangue, beneficia os Ossos e a Medula, fortalece a audição e a visão, estimula a função do Rim de receber o *Qi*, remove a Umidade.

B 23 + ID 4: Tonifica o *Qi* (moxa).

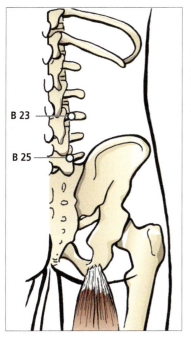

O Meridiano da Bexiga

● B 25 "Dachangshu"
"Ponto de Assentimento (*Shu* Dorsal) do Intestino Grosso"
("*Shu* do Intestino Grosso")
Ponto Shu Dorsal (Ponto de Assentimento) do Intestino Grosso

Localização: 1,5 *cun* lateral à borda inferior do processo espinhoso de L4.

> ! A vértebra L4 está localizada ao nível da crista ilíaca (palpação a partir da região caudal para evitar que as pregas cutâneas comprimam a crista ilíaca). A borda inferior do processo espinhoso está localizada em uma parte mais profunda.

Profundidade da inserção: 0,5 a 1,5 *cun*, perpendicularmente.

Indicação: Obstipação, diarréia, transtornos do intestino grosso, importante ponto local nos casos de lombalgia.

Ação na MTC: Remove a estagnação.

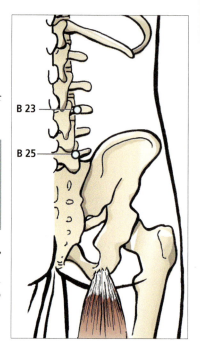

● B 27 "Xiaochangshu"
"Ponto de Assentimento (*Shu* Dorsal) Posterior do Intestino Delgado"
("*Shu* do Intestino Delgado")
Ponto Shu Dorsal (Ponto de Assentimento) do Intestino Delgado

Localização: Ao nível do primeiro forame sacral, 1,5 *cun* lateral à linha mediana dorsal, na depressão entre o sacro e a região superior da espinha ilíaca póstero-superior.

> ! À palpação da espinha ilíaca póstero-superior, o Ponto B 27 está localizado na direção cranial e medial. A palpação da espinha ilíaca póstero-superior sempre é realizada a partir da região caudal porque o pólo ósseo está curvado caudalmente. Auxilia na localização da espinha ilíaca póstero-superior: começando na fenda glútea, palpar aproximadamente 3 *cun* em um ângulo de 45° na direção laterocranial.

Profundidade da inserção: 0,5 a 1,5 *cun*, perpendicularmente; possivelmente na direção lateral discretamente oblíqua em direção à articulação sacroilíaca.

Indicação: Lombalgia, doenças genitais, ejaculação espontânea, enurese.

Ação na MTC: Remove a Umidade, regula o trato urinário, remove a estagnação.

O Meridiano da Bexiga 51

B 28 "Pangguangshu"
"Ponto de Assentimento (*Shu* Dorsal) Posterior da Bexiga" ("*Shu* da Bexiga")
Ponto Shu Dorsal (Ponto de Assentimento) da Bexiga

Localização: Ao nível do segundo forame sacral, 1,5 *cun* lateral à linha mediana dorsal. À palpação da espinha ilíaca póstero-superior (ver Ponto B 27), o Ponto B 28 está localizado discretamente caudal e medial.

Profundidade da inserção: 0,5 a 1,5 *cun*, perpendicularmente; possivelmente na direção lateral discretamente oblíqua em direção à articulação sacroilíaca.

Indicação: Lombalgia, patologias da bexiga.

Ação na MTC: Remove a Umidade, regula o trato urinário no Aquecedor Inferior, remove a estagnação, elimina o Calor.

B 36 "Chengfu"
"Recebendo Auxílio" ("Auxiliando com a Mão")

Localização: No meio da prega glútea (não do fêmur).

Aviso: Este ponto está situado nas proximidades do nervo ciático. No caso de agulhamento profundo, é possível agulhar o nervo; a posição da agulha no tecido perineural explica parte do efeito da acupuntura.

Profundidade da inserção: 0,5 a 1,5 *cun*, perpendicularmente.

Indicação: Lombociatalgia.

> ! O Ponto B 36 está situado sobre a tuberosidade do ísquio. Este ponto também é doloroso na entesopatia dos músculos isquiocrurais (músculo semitendíneo, músculo semimembranoso, músculo bíceps femoral).

Ação na MTC: Remove a estagnação.

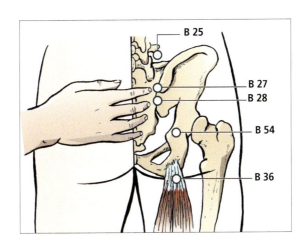

O Meridiano da Bexiga

● **B 40 "Weizhong"**
"Centro da Curva"
("Centro Poplíteo")
Ponto Mar Inferior
(Ponto He Inferior) da Bexiga

Localização: No meio da fossa poplítea. Este ponto está situado próximo ao nervo tibial e à artéria poplítea.

Profundidade da inserção: 0,5 a 1 *cun*, perpendicularmente.

Indicação: Lombalgia, gonalgia, paresia dos membros inferiores; importante ponto distal para a região da coluna lombar inferior; transtornos cutâneos, doenças renais e vesicais, eczema, herpes zoster, psoríase (Calor do Sangue, utilizar microflebotomia), disúria.
H. Schmidt: Microflebotomia é, freqüentemente, uma boa idéia.

Ação na MTC: Remove obstruções do meridiano e dos colaterais, relaxa os tendões, fortalece a porção inferior do dorso e o joelho, elimina o Calor, remove a Umidade-Calor, esfria o sangue, elimina a estase de Sangue.

Aviso: Utilizar o Ponto B 40 em condições de estase (Plenitude): O Ponto B 60 é mais adequado nas condições crônicas (Vazio) e nos sintomas do Frio.

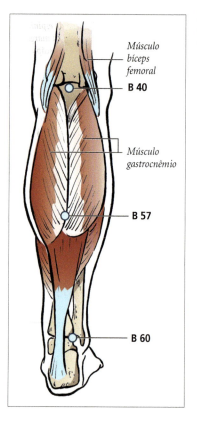

O Meridiano da Bexiga 53

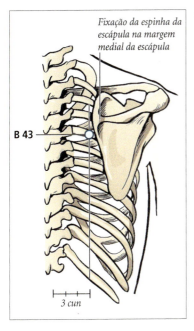

Fixação da espinha da escápula na margem medial da escápula

B 43

3 cun

B 43 "Gaohuang"
"Vital" ("Órgãos Vitais")

Localização: 3 *cun* lateral à borda inferior do processo espinhoso de T4.

> A localização do ponto B 43 corresponde a um ponto-gatilho muito freqüente no músculo rombóide maior ou no músculo iliocostal do tórax. Com agulhamento profundo a ponta da agulha passa através de alguns músculos (parte ascendente do músculo trapézio, músculo rombóide maior, músculo iliocostal do tórax), que são inervados pelos nervos espinais de vários segmentos (C4–C5, T1–T4). O ramo ascendente do músculo trapézio, desenvolvido embriologicamente a partir de porções do mesênquima da cabeça, é inervado pelo nervo acessório. Portanto, o amplo efeito do Ponto B 43, abrangendo vários segmentos, também pode ser explicado em termos de medicina convencional.

Profundidade da inserção: 0,5 a 1 *cun*, subcutaneamente na direção oblíqua em direção ao Ponto B 14 (aumentando o efeito), ou 0,5 *cun* na direção vertical, utilizando o método de proteção com os dois dedos.

Indicação: Doenças do trato respiratório, insônia, palpitação, perda da concentração, impotência, transtornos gastrintestinais, lombalgia; amplo espectro de indicações: este ponto é indicado em transtornos crônicos que são, de outra forma, resistentes à terapia.

Ação na MTC: Tonifica o *Qi*, nutre a Essência (Jing), nutre o Yin do Pulmão, Rim e Coração, revigora a Mente (Shen).

B 54 "Zhibian"
"Limite da Seqüência"
("O Mais Inferior")

Localização: 3 *cun* lateral ao hiato sacral ao nível do quarto forame sacral.

> Ao agulhar o Ponto B 54, o músculo glúteo máximo e, mais profundamente, o músculo piriforme são atingidos. Aqui estão localizados importantes pontos-gatilho desses músculos. Tensões nesses músculos desempenham um importante papel na dor na região lombar–pélvica–quadril. Como o nervo ciático está localizado profundamente, existe risco de picá-lo no agulhamento profundo.
>
> Em cerca de 20% dos casos, o nervo ciático avança através do músculo piriforme. Este é o caso quando o ponto de ramificação é alto; a parte fibular avança através do músculo piriforme, enquanto a parte tibial avança através do forame infrapiriforme. Isto explica a irritação e causa dor quando o tônus do músculo piriforme aumenta; portanto, a dor nem sempre é a única causa dos pontos-gatilho nesta região.

Profundidade da inserção: 1 a 2 *cun*, perpendicularmente.

Indicação: Importante ponto distal para transtornos na coluna lombar (utilizar agulhamento profundo); relação segmentar.

Ação na MTC: Remove obstruções do meridiano e dos colaterais, relaxa os tendões, remove a Umidade e o Frio (muito efetivo com moxa).

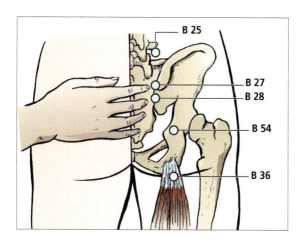

O Meridiano da Bexiga 55

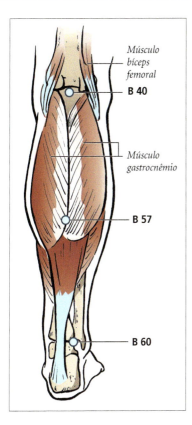

Músculo bíceps femoral
B 40

Músculo gastrocnêmio

B 57

B 60

● B 57 "Chengshan"
"Montanha de Suporte"
("Morro Auxiliador")

Localização: Meio caminho entre os Pontos B 40 e B 60; 8 *cun* caudal a B 40 na depressão entre os ventres do músculo gastrocnêmio.

> **!** Com o paciente na ponta dos pés, os músculos da panturrilha são claramente visíveis (sobretudo o músculo gastrocnêmio).
>
> Outra forma de localização é através do método da mão aberta: no meio, entre os Pontos B 40 e B 60. (Para detalhes do método, ver Ponto E 38.)

Profundidade da inserção: 0,5 a 1 *cun*, perpendicularmente.

Indicação: Transtornos semelhantes à ciatalgia, cãibras nos músculos da panturrilha, dor no tendão-de-aquiles (tendão do calcâneo); importante ponto distal para transtornos da coluna lombar e para a região anal (hemorróidas), transtornos da circulação periférica (claudicação intermitente).

Ação na MTC: Remove obstruções do meridiano e dos colaterais, relaxa os tendões, elimina a Umidade-Calor, revigora o Sangue.

O Meridiano da Bexiga

● B 60 "Kunlun"
"Montanhas Kunlun"
("Grande e Alta")

Localização: No ponto médio da linha que conecta o maléolo lateral e o tendão-de-aquiles.

> A sensação *De Qi* aparece, amiúde, claramente quando a agulha é direcionada para o calcâneo. O Ponto B 60 é freqüentemente descrito na literatura como oposto ao Ponto R 3. Entretanto, este não é o caso porque os maléolos externo e interno não estão situados no mesmo nível.

Profundidade da inserção: 0,5 a 1 *cun*, perpendicularmente.

Indicação: Um dos principais pontos de dor periférica, em especial nos membros inferiores. Síndromes de dor na coluna vertebral, cefaléia, dor no tendão-de-aquiles (tendão do calcâneo), afecções na região da articulação do joelho, dismenorréia com sangue menstrual escuro e com coágulos, parto prolongado, retenção placentária.

Ação na MTC: Revigora a função do Rim e a circulação, fortalece o dorso e o joelho, relaxa músculos e tendões, remove obstruções do meridiano e dos colaterais, elimina o Calor, distribui o Sangue e remove a estase de Sangue no útero, elimina fatores patogênicos do eixo Tai Yang, expele o Vento interior e exterior.

Cuidado! O agulhamento durante a gestação é contra-indicado.

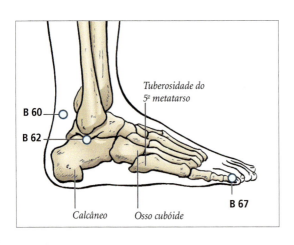

O Meridiano da Bexiga 57

● **B 62 "Shenmai"**
"Vaso Prolongado"
("Canal Esticado")
Ponto de Abertura do Meridiano
Extraordinário, Yang Qiao Mai
(Vaso Yang do Calcanhar)

Localização: Em uma depressão diretamente abaixo da ponta do maléolo lateral, na cavidade articular entre o tálus e o calcâneo.

Profundidade da inserção: 3 a 5 mm, perpendicularmente.

Indicação: Cefaléia tensional, distúrbio neurovegetativo, nevralgia fibular e paresia, disfunção da articulação na porção inferior do tornozelo (pronação, supinação).

Combinação comprovada: ID 3 + B 62 para cefaléia tensional.

H. Schmidt: Dor no ângulo interno do olho.

Ação na MTC: Remove obstrução do meridiano e dos colaterais, relaxa os tendões e os músculos, clareia e acalma a Mente (Shen), expele fatores patogênicos exteriores, abre o Yang Qiao Mai (Vaso Yang do Calcanhar).

● **B 67 "Zhiyin"**
"Alcançando o Yin"
("Alcançando o Interior")
Ponto de Tonificação

Localização: Ângulo lateral da unha do quinto artelho.

Profundidade da inserção: 1 a 2 mm, perpendicularmente; deixe sangrar, se necessário.

Indicação: Cefaléia, retenção urinária, distocia funcional; facilita o parto, corrige a posição do feto (moxa).

Cuidado! O agulhamento durante a gravidez é contra-indicado.

Ação na MTC: Remove obstruções do meridiano e dos colaterais, elimina o Vento, revigora o Sangue, clareia os olhos e a Mente (Shen).

O Meridiano do Rim

Principais Pontos do Meridiano do Rim

- **R 3:** Ponto *Yuan* (Ponto Fonte).
- **R 6:** Ponto de Abertura do meridiano extraordinário, Yin Qiao Mai (Vaso Yin do Calcanhar).
- **R 7:** Ponto de tonificação.
- **R 27:** Ponto local.

Pontos de Acupuntura Associados ao Meridiano do Rim

- **VB 25:** Ponto *Mu* Frontal (Ponto de Alarme) do Rim
- **B 23:** Ponto Shu Dorsal (Ponto de Assentimento) do Rim

Correlações do Meridiano do Rim

Relação Alto-Baixo:
Coração–Rim

Relação Yin-Yang:
Rim–Bexiga

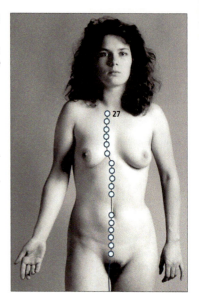

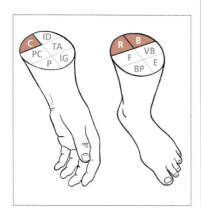

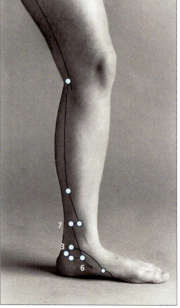

R 3 "Taixi"
"Cânion Maior" ("Riacho Grande")
Ponto *Yuan* (Ponto Fonte)

Localização: No ponto médio da linha que conecta a proeminência mais saliente do maléolo medial com o tendão-de-aquiles (tendão do calcâneo).

Profundidade da inserção: 0,5 a 1 *cun*, perpendicularmente.

Indicação: Um ponto importante para fortalecimento da função renal e da circulação; distúrbio neurovegetativo, impotência, enurese, dismenorréia, transtornos do trato urogenital, dor no tendão do calcâneo, afecções da articulação do joelho.

Ação na MTC: Beneficia a Essência (Jing), os ossos e a medula óssea, domina o Calor Vazio (no caso de Deficiência do Yin), regula o útero, estabiliza as emoções e a Mente (Shen).

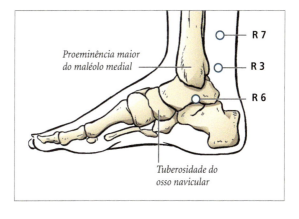

Proeminência maior do maléolo medial

Tuberosidade do osso navicular

R 6 "Zhaohai"
"Mar Resplandecente"
("Brilho no Mar")
Ponto de Abertura do Meridiano Extraordinário,
Yin Qiao Mai (Vaso Yin do Calcanhar)

Localização: 0,5 cun caudal ao maléolo medial, na região da cavidade articular entre o tálus e o calcâneo, na região do sustentáculo do tálus. O Ponto R 6 está localizado no mesmo nível do Ponto B 62.

A parte tibiocalcânea do ligamento deltóide se expande entre o maléolo medial e o sustentáculo do tálus do calcâneo. Este ligamento é importante para estabilizar o maléolo interior. Muitos proprioceptores são encontrados aqui, na vizinhança da articulação inferior do joelho. A importância das funções da articulação do joelho para a totalidade dos movimentos humanos harmônicos também é conhecida para a quiroprática.

O Ponto R 6 é o Ponto de Abertura para o meridiano extraordinário Yin Qiao Mai. A tradução de Qiao é "salto" (da dançarina), "mobilidade". Yin Qiao Mai e Yang Qiao Mai equilibram o tônus muscular Yang-Yin, regulam a mobilidade das articulações e afetam a síndrome Bi (sintomas reumáticos).

Profundidade da inserção: 0,3 a 0,5 cun, perpendicularmente.

Indicação: Transtornos do trato urogenital; tem atividade reguladora nos transtornos hormonais, enxaqueca, insônia, sudorese noturna, sintomas gerais de ressecamento crônico (sobretudo dos olhos), mucosa seca na área da garganta, pele seca, disfunção das articulações superiores e inferiores do joelho.
J. Bischko: Importante ponto para tonificação emocional.

Ação na MTC: Um ponto importante para fortalecimento do Yin do Rim e para desenvolvimento geral do Yin; nutre os líquidos corporais, umedece a Secura, beneficia os olhos e a garganta, regula o útero, esfria o Calor e acalma a Mente (Shen).

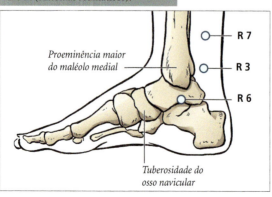

R 7 "Fuliu"
**"Fluxo Recuperado"
("Riacho Contínuo")
Ponto de Tonificação**

Localização: 2 *cun* acima do Ponto R 3, na margem anterior do tendão-de-aquiles.

Profundidade da inserção: 0,5 a 1 *cun*, perpendicularmente.

Indicação: Ponto importante para os transtornos do trato urogenital, lombalgia crônica e gonalgia, falta de motivação, depressão, exaustão emocional e física, diarréia pela manhã.

Ação na MTC: Um ponto importante para fortalecimento do Yang do Rim e para o desenvolvimento geral do Yang (tonifica e estabiliza o Yang), nutre o Yin, regula o *Qi* do Rim.

R 27 "Shufu"
**"Mansão do Transporte"
("Mansão *Shu*")**

Localização: Sob a clavícula, 2 *cun* lateral à linha mediana, próximo à articulação esternoclavicular.

Profundidade da inserção: 2 a 4 mm, perpendicularmente.

Cuidado! Agulhamento profundo pode apresentar risco de pneumotórax.

Indicação: Ponto importante no tratamento da asma e da dor torácica.

Ação na MTC: Domina o *Qi* invertido, regula o *Qi* do Pulmão, tonifica o Baço e harmoniza o Estômago, alivia a tosse, beneficia a função do Rim de receber o *Qi*.

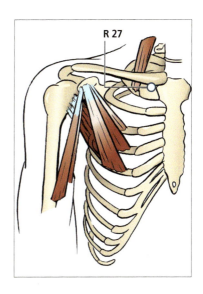

O Meridiano do Pericárdio

Principais Pontos do Meridiano do Pericárdio

PC 3: Ponto local.
PC 6: Ponto *Luo* (Ponto de Conexão). Ponto de Abertura do meridiano extraordinário, Yin Wei Mai (Vaso de Ligação Yin).
PC 7: Ponto *Yuan* (Ponto Fonte).

Pontos de Acupuntura Associados ao Meridiano do Pericárdio

VC 17: Ponto *Mu* Frontal (Ponto de Alarme) do Pericárdio
B 14: Ponto Shu Dorsal (Ponto de Assentimento) do Pericárdio

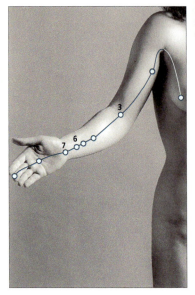

Correlações do Meridiano do Pericárdio

Relação Alto-Baixo:
Pericárdio–Fígado

Relação Yin-Yang:
Pericárdio–Triplo Aquecedor

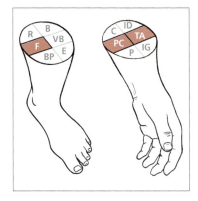

O Meridiano do Pericárdio

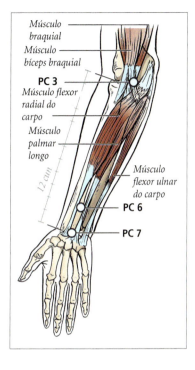

● PC 3 "Quze"
"Pântano do Cotovelo" ("Pântano Curvado")

Localização: Ulnar ao tendão do músculo bíceps, na prega do cotovelo.

Profundidade da inserção: 0,5 a 1 *cun*, perpendicularmente.

Indicação: Epicondilopatia, angina de peito, taquicardia, inquietação e crises de pânico, febre e erupções cutâneas, hemorragia uterina.

Ação na MTC: Elimina o Calor e o Calor tóxico, esfria o Sangue, circula o Sangue e remove a estagnação, acalma o Estômago, abre os orifícios do Coração, acalma a Mente (Shen).

64 ■ O Meridiano do Pericárdio

⦿ **PC 6 "Neiguan"**
"Portão Interno"
("Passagem Interna")
Ponto *Luo* (Ponto de Conexão)
Ponto de Abertura do Meridiano
Extraordinário, Yin Wei Mai
(Vaso de Ligação Yin)

Localização: 2 *cun* proximal da prega de flexão do punho, entre os tendões dos músculos palmar longo e flexor radial do carpo.

Assim como na localização do Ponto C 7, deve-se utilizar a prega de flexão do punho situada entre o rádio e a ulna e os ossos do carpo proximais. Os ossos do carpo proximais são marcados pelo osso pisiforme; a prega em questão está localizada proximal ao osso pisiforme.

> ■ Para conseguir a localização precisa do ponto, recomenda-se utilizar o método de "palpação dinâmica", descrito no Ponto TA 5. Através da palpação da prega cutânea entre o músculo flexor radial do carpo e o músculo palmar longo, na direção proximal, encontra-se um espessamento distinto da prega que pára no Ponto PC 6. A localização do Ponto PC 6 é oposta ao Ponto TA 5.

Profundidade da inserção: 0,5 *cun*, perpendicularmente.

Indicação: Um dos principais pontos de acupuntura, de grande importância nos casos de dor e transtornos nas regiões torácica e epigástrica; tem forte efeito na harmonização emocional, sobretudo nos estados de ansiedade e agitação, alterações funcionais do coração, náuseas, vômitos, soluços.

Ação na MTC: Regula a circulação do *Qi*, alivia a dor, abre o tórax, regula e limpa o Aquecedor Médio, estimula a descida do *Qi* invertido do Estômago, esfria o Sangue, regula o *Qi* e o Sangue do Fígado, acalma o Coração e a Mente (Shen).

O Meridiano do Pericárdio 65

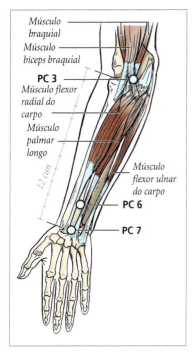

◯ PC 7 "Daling"
"Grande Colina" ("Grande Monte")
Ponto *Yuan* (Ponto Fonte)
Ponto de Sedação

Localização: No ponto médio da prega de flexão do punho, entre os tendões do músculo palmar longo e músculo flexor radial do carpo.
Para ajudar na localização da prega de flexão do punho, ver Ponto C 7.

Profundidade da inserção: 0,3 a 0,5 *cun*, perpendicularmente.

Indicação: Afecções na região do punho, entesopatia na região do antebraço, alterações funcionais do coração, estados emocionais de agitação e ansiedade.
J. Bischko: Forte efeito analgésico no caso de herpes zoster, cãibra do escritor.

Ação na MTC: Acalma o Coração e a Mente (Shen), esfria o Calor, o Sangue, o Calor do Coração e o Fogo, remove a estagnação.

Principais Pontos do Meridiano do Triplo Aquecedor (Meridiano Sanjiao)*

TA 3: Ponto de tonificação.
TA 4: Ponto *Yuan* (Ponto Fonte).
TA 5: Ponto *Luo* (Ponto de Conexão). Ponto de Abertura do meridiano extraordinário, Yang Wei Mai (Vaso de Ligação Yang).
TA 14: Ponto local.
TA 15: Ponto local.
TA 17: Ponto local.
TA 21: Ponto local.

Pontos de Acupuntura Associados ao Meridiano do Triplo Aquecedor

VC 5: Ponto *Mu* Frontal (Ponto de Alarme) do Triplo Aquecedor.
B 22: Ponto Shu Dorsal (Ponto de Assentimento) do Triplo Aquecedor.
B 39: Ponto Mar Inferior do Triplo Aquecedor.

*Também conhecido como Triplo Energizador (TE), Triplo Queimador (TQ).

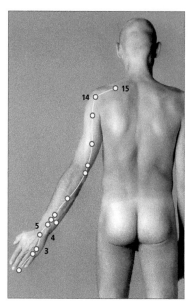

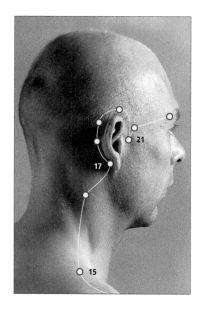

O Meridiano do Triplo Aquecedor 67

Correlações do Meridiano do Triplo Aquecedor

Relação Alto-Baixo:
Triplo Aquecedor–Vesícula Biliar

Relação Yin-Yang:
Triplo Aquecedor–Pericárdio

● **TA 3 "Zhongzhu"**
"Ilhota Central"
Ponto de Tonificação

Localização: Em uma depressão no dorso da mão, entre o 4º e o 5º ossos metacarpais, próximo à transição entre o corpo e a cabeça.

Profundidade da inserção: 0,5 a 1 *cun*, obliquamente na direção proximal.

Indicação: Importante ponto para transtornos auditivos, zumbido, dificuldade auditiva, vertigem, cefaléia, dor e paresia dos membros superiores.

Ação na MTC: Abre o ouvido e promove a audição, elimina o Calor e o Vento-Calor, expele o Vento, remove obstruções do meridiano, clareia a cabeça e os olhos.

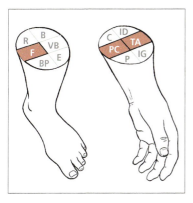

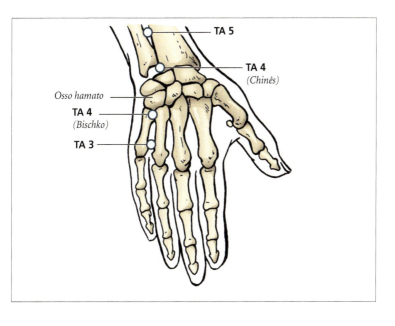

TA 5

TA 4
(Chinês)

Osso hamato

TA 4
(Bischko)

TA 3

TA 4 "Yangchi"
"Poça Yang" ("Lagoa Ativa")
Ponto Yuan (Ponto Fonte)

Localização (chinesa): Discretamente ulnar ao ponto médio da prega dorsal de flexão do punho (cavidade articular entre rádio/ulna e os ossos carpais proximais), ulnar ao tendão do músculo extensor dos dedos, radial ao tendão do músculo extensor do dedo mínimo.

> O tendão do músculo extensor dos dedos é localizado mais facilmente exercitando-se como em um teclado com os três dedos longos. A prega de flexão dorsal do punho, amiúde, só se torna visível com a flexão dorsal da mão. Se ainda assim não for possível distingui-la, a orientação ocorre entre os processos estilóide do rádio e ulna em uma linha discretamente convexa na direção proximal.

De acordo com *J. Bischko*, o Ponto TA 4 é ainda mais distal, isto é, ao nível da cavidade articular entre os 4º/5º ossos metacarpais e o osso hamato. Este ponto é, amiúde, muito mais sensível à pressão do que o ponto localizado de acordo com o método chinês. Quando em dúvida, a decisão é tomada palpando-se à procura de sensibilidade à compressão.

Profundidade da inserção: Aproximadamente 0,3 *cun*, perpendicularmente.

Indicação: Afecções do punho, dor e paresia dos membros superiores.
H. Schmidt: Moxabustão no Ponto TA 4 na mão esquerda tem efeito estimulante geral, sobretudo nos órgãos situados no abdome inferior.
J. Bischko: Ponto Mestre para cefaléia vasomotora.

Ação na MTC: Elimina o Vento-Calor, relaxa os tendões, remove obstruções do meridiano, beneficia o *Qi* original (Yuan *Qi*).

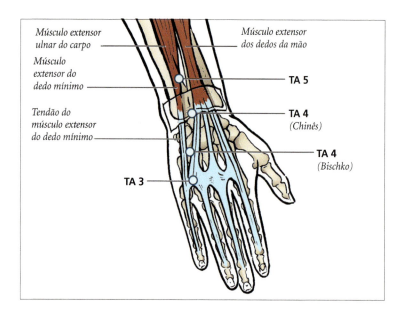

O Meridiano do Triplo Aquecedor 69

● **TA 5 "Waiguan"**
"Portão Externo"
("Passagem Externa")
Ponto *Luo* (Ponto de Conexão)
Ponto de Abertura do Meridiano
Extraordinário, Yang Wei Mai
(Vaso de Ligação Yang)

Localização: 2 *cun* proximal ao Ponto TA 4, entre o rádio e a ulna (discretamente ulnar ao ponto médio da prega de flexão dorsal do punho, ver Ponto TA 4), em uma linha que conecta o Ponto TA 4 com a ponta do olécrano.

Aviso: Com o antebraço em supinação (conforme mostrado na incidência dorsal na figura da p. 68), a linha de conexão está situada aproximadamente no ponto médio do músculo extensor do antebraço. Entretanto, o antebraço normalmente está em pronação quando o paciente está em decúbito dorsal. A linha de conexão avança claramente no sentido ulnar ao ponto médio em direção ao olécrano. Nesta posição do braço, a linha entre o Ponto TA 4 e a cabeça do rádio é utilizada para orientação. O Ponto TA 5 está situado diretamente ulnar a esta linha.

Profundidade da inserção: 0,5 a 1 *cun*, perpendicularmente ou no sentido proximal oblíquo.

Indicação: Cefaléia, cervicalgia, zumbido, afecções do punho, dificuldade auditiva; um ponto importante para sensibilidade às alterações do tempo, dor e paresia dos membros superiores, resfriados febris, eczema cutâneo.

J. Bischko: Ponto Mestre para queixas reumáticas.

Ação na MTC: Ponto importante para remoção de fatores patogênicos exteriores, sobretudo Vento-Calor, alivia o Exterior do corpo, esfria o Calor e remove toxinas, remove obstruções do meridiano, domina o Yang do Fígado.

! O Ponto TA 5 pode ser encontrado mais rapidamente por meio de palpação dinâmica. Para este fim, o dedo indicador do examinador desliza a partir da prega de flexão dorsal do punho, na direção proximal entre o rádio e a ulna. No Ponto TA 5, o dedo pára devido ao espessamento cada vez maior da prega cutânea. O Ponto TA 5 é aproximadamente oposto ao Ponto PC 6.

TA 14 "Jianliao"
"Incisura do Ombro"

Localização: Na depressão posterior do ombro que se forma quando o braço é abduzido em 90°, discretamente caudal ao pólo dorsal do acrômio.

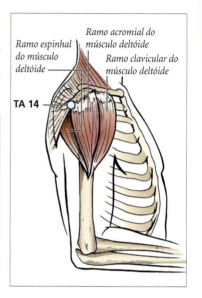

> O Ponto TA 14 está localizado onde a parte acromial e a parte espinhal do músculo deltóide se juntam. Nas pessoas musculosas, os diferentes componentes do músculo deltóide (ramos clavicular, acromial e espinhal) são proeminentes e os sulcos musculares são fáceis de acompanhar. O Ponto TA 14 está situado na extremidade cranial do sulco posterior, caudal ao pólo dorsal do acrômio. O pólo dorsal do acrômio pode ser encontrado acompanhando-se o curso da espinha da escápula, facilmente palpável na direção lateral.

Profundidade da inserção: 0,5 a 1,5 *cun*, perpendicularmente ou na direção distal oblíqua.

Indicação: Dor na região do ombro; importante ponto local.

Ação na MTC: Elimina fatores patogênicos exteriores, como Vento, Umidade e Frio, remove obstruções do meridiano.

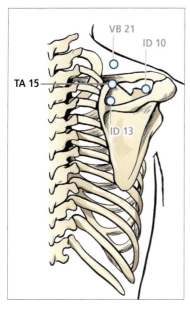

○ TA 15 "Tianliao"
"Fenda Divina"
("Fenda Celestial")

Localização: 1 *cun* caudal ao Ponto VB 21, no ponto médio entre os Ponto VB 21 e ID 13, no ângulo superior da escápula.

> ! O Ponto VB 21 está localizado no ponto médio entre a margem inferior do processo espinhoso de C7 e o acrômio. (Para ajudar a localizar a vértebra C7, ver Ponto VB 21, p. 80.) O Ponto ID 13 está localizado no ponto médio da margem inferior do processo espinhoso de T2 e do Ponto ID 10, no alongamento da prega dorsal da axila, acima da espinha da escápula.

Profundidade da inserção: 0,5 a 0,8 *cun*, perpendicularmente.

Cuidado! Risco de pneumotórax.

Indicação: Cefaléia, cervicalgia, torcicolo, sensibilidade às mudanças climáticas.
J. Bischko: Ponto Mestre para os braços.

Ação na MTC: Expele fatores patogênicos exteriores, como Vento, Umidade e Frio, remove obstruções do meridiano.

● TA 17 "Yifeng"
"Tela do Vento"
("Proteção do Vento")

Localização: Atrás do lóbulo da orelha, entre a mandíbula e o processo mastóide.

Aviso: O Ponto TA 17 está situado próximo ao nervo facial que sai do forame estilomastóideo. Existe risco de punção do nervo quando o agulhamento é profundo.

Profundidade da inserção: 0,5 a 1,5 *cun*, perpendicularmente ou obliquamente em direção à fronte.

> **!** A ponta da agulha é posicionada próximo ao processo transverso do atlas, que, em geral, pode ser facilmente palpado entre a mandíbula e o processo mastóide. Isto explica por que o ponto tem efeito nas articulações da porção superior da cabeça (ver Indicação).

Indicação: Zumbido, dificuldade auditiva, cefaléia, nevralgia do trigêmeo, nevralgia facial, paralisia facial, espasmo muscular.

As articulações da porção superior da cabeça (articulações atlantooccipitais) têm efeito no tônus total do corpo e desempenham importante papel como órgão periférico do equilíbrio.

Ação na MTC: Expele o Vento, remove obstruções do meridiano, resfria o Calor, promove a visão e a audição, alivia os sentidos.

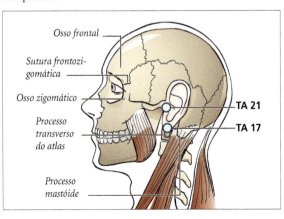

O Meridiano do Triplo Aquecedor 73

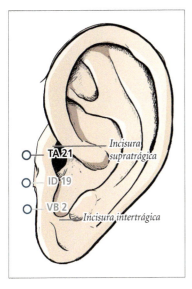

● TA 21 "Ermen"
"Porta da Orelha"
("Portão do Ouvido")

Localização: Ao nível da incisura supratrágica, acima do Ponto ID 19, imediatamente atrás da porção dorsal superior do processo condilar da mandíbula.

> ! A agulha é inserida com a boca ligeiramente aberta. Desta forma, a articulação temporomandibular se move ligeiramente na direção ventral, de modo que não há risco de lesão (a profundidade da inserção é de cerca de 0,5 *cun*). Após a inserção da agulha o paciente fecha a boca. Também é possível o agulhamento subcutâneo na direção dos Pontos ID 19 e VB 2. Ao mover a agulha mais ou menos profundamente, esses pontos também são influenciados, e o efeito do Ponto TA 21 aumenta (mesmas indicações para ID 19 e VB 2, assim como para TA 21).

Aviso: O Ponto TA 21 está localizado próximo à artéria temporal superficial; a punção deste vaso pode ser evitada palpando-se seu pulso antes da inserção.

Profundidade da inserção: 0,5 *cun*, perpendicularmente ou por via subcutânea em direção caudal.

Indicação: Transtornos auditivos, transtornos gnatológicos, dor dentária, cefaléia.

Ação na MTC: Abre o ouvido, promove a audição, remove obstruções do meridiano, limpa o Calor.

Principais Pontos do Meridiano da Vesícula Biliar

VB 2: Ponto local.
VB 8: Ponto local.
VB 14: Ponto local.
VB 20: Ponto com amplo efeito regulador nas doenças causadas pelo Vento.
VB 21: Ponto local.
VB 30: Ponto local.
VB 34: Ponto Mar Inferior (Ponto He inferior) da Vesícula Biliar. Ponto Mestre dos músculos e dos tendões.
VB 39: Ponto Mestre da medula óssea.
VB 41: Ponto de Abertura do meridiano extraordinário, Dai Mai (Vaso da Cintura).

Pontos de Acupuntura Associados ao Meridiano da Vesícula Biliar

VB 24: Ponto *Mu* Frontal (Ponto de Alarme) da Vesícula Biliar.
B 19: Ponto Shu Dorsal (Ponto de Assentimento) da Vesícula Biliar.
VB 34: Ponto Mar Inferior (Ponto He Inferior) da Vesícula Biliar.

Correlações do Meridiano da Vesícula Biliar

Relação Alto-Baixo:
Triplo Aquecedor–Vesícula Biliar

Relação Yin-Yang:
Vesícula Biliar–Fígado

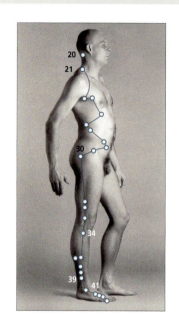

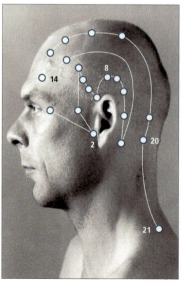

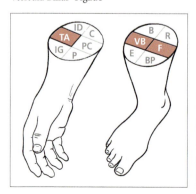

O Meridiano da Vesícula Biliar 75

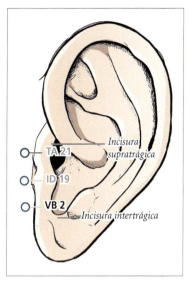

● **VB 2 "Tinghui"**
"Convergência Auditiva"
("Reunião da Audição")

Localização: Na frente da incisura intertrágica, diretamente abaixo do Ponto ID 19 (depressão na frente do trago quando a boca está ligeiramente aberta), na frente da margem posterior do processo condilar da mandíbula.

> A agulha é inserida com a boca ligeiramente aberta, de modo que a articulação temporomandibular se mova discretamente na direção ventral. Desta forma, não há risco de lesar a articulação (profundidade da inserção, aproximadamente 0,5 *cun*). O paciente fecha a boca depois que a agulha é inserida.
>
> No caso de transtornos auditivos, os espaços dos Pontos TA 21, ID 19 e VB 2 podem ser atingidos com a mesma agulha. Para este fim, a agulha é introduzida subcutaneamente na direção caudal até que o Ponto VB 2 seja atingido.

Aviso: O Ponto VB 2 está próximo da artéria temporal superficial; a punção deste vaso pode ser evitada palpando-se seu pulso antes da inserção.

Profundidade da inserção: 0,5 a 1 *cun*, perpendicularmente (ver nota anterior).

Indicação: Transtornos gnatológicos, transtornos auditivos, enxaqueca, zumbido, dor dentária.

Ação na MTC: Expele o Vento exterior, remove obstruções do meridiano, abre os ouvidos e beneficia a audição.

VB 8 " Shuaigu"
"Liderança do Vale"
("Acompanhando o Vale")

Localização: 1,5 *cun* acima do ponto mais alto da orelha externa.

Profundidade da inserção: 0,3 a 0,5 *cun*, obliquamente na direção do local da dor.

Indicação: Cefaléia parietal e temporal.
J. Bischko: Agulhamento do Ponto VB 8 nos dois lados da cabeça e do Ponto VG 20 (Du Mai 20) promove o fluxo horizontal através da cabeça, enquanto o fluxo vertical é promovido com agulhamento dos seguintes pontos: PdM (Ponto de Merveille; também denominado Yin Tang, EX-CP 3), VG 16 e VG 20.

Ação na MTC: Beneficia os ouvidos e beneficia a audição, remove obstruções do meridiano, expele o Vento exterior.

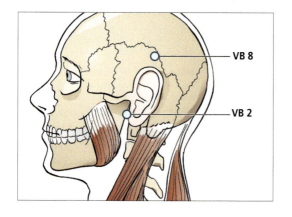

O Meridiano da Vesícula Biliar 77

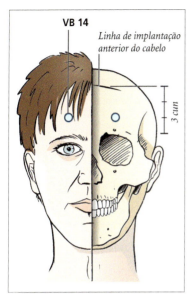

VB 14
Linha de implantação anterior do cabelo
3 cun

● **VB 14 "Yangbai"**
  "Yang Branco"

Localização: 1 *cun* acima do ponto médio da sobrancelha, acima da pupila quando o paciente olha diretamente para a frente. A distância total entre o ponto médio da sobrancelha e a linha de implantação anterior do cabelo é de 3 *cun*; portanto, o Ponto VB 14 está situado na extremidade do primeiro terço desta distância.

! Caso o paciente seja calvo, a margem da linha de implantação do cabelo original pode ser demonstrada, pedindo-se ao paciente que franza o cenho.

Profundidade da inserção: 0,3 a 0,5 *cun*, subcutaneamente em direção ao local da dor (local da função comprometida).

Indicação: Cefaléia, nevralgia do trigêmeo, sinusite, comprometimento visual. O Ponto VB 14 é particularmente sensível à pressão no caso de transtornos na região da vesícula biliar (ponto-gatilho proeminente). A combinação de VB 14 e VB 20 melhora o fluxo através da cabeça no sentido da ligação frente-dorso (comparar com o Ponto VB 8).
J. Bischko: Ponto teste para transtornos da vesícula biliar.

Ação na MTC: Purga o Vento exterior e interior e o Vento-Calor, esfria o Calor, abre os olhos e promove a visão.

VB 20 "Fengchi"
"Poça do Vento"

Localização: Em uma depressão entre as inserções do músculo esternocleidomastóideo e o músculo trapézio na margem inferior do occipício.

A agulha é inserida na seguinte altura: entre o occipício e o atlas (articulações da porção superior da cabeça) na região do processo transverso do atlas; passa através do músculo esplênio da cabeça, a seguir através do músculo semi-espinhal da cabeça e se posiciona próximo aos músculos oblíquos superior e inferior da cabeça.

Profundidade da inserção: Aproximadamente 1 *cun* na direção da órbita do olho contralateral ou da região do incisivo superior contralateral (dependendo da posição da cabeça).

> ⚠ A artéria vertebral está localizada em uma profundidade considerável de 4 cm (amiúde mais). O Ponto VB 20 é, em geral, tratado com agulhamento profundo, pois a sensação *De Qi* só pode, amiúde, ser induzida desta forma. Entretanto, nos pacientes magros a profundidade da inserção não deve exceder 2 cm.

Indicação: Todas as doenças cujos sintomas se assemelham ao Vento (isto é, que aparecem de forma súbita) apresentam localização e intensidade variadas (por exemplo, cervicalgia, paralisia facial, zumbido, conjuntivite, alergias, gripe ou síndromes *flu-like*).

J. Bischko: Ponto Mestre para doenças do Vento, Ponto Mestre do sistema nervoso simpático, utilizado em todos os casos de doença em que ocorra reação excessiva do

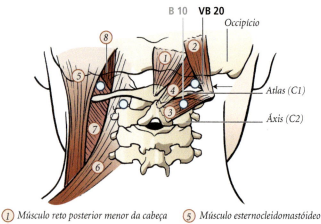

① Músculo reto posterior menor da cabeça
② Músculo oblíquo superior da cabeça
③ Músculo oblíquo inferior da cabeça
④ Músculo reto posterior maior da cabeça
⑤ Músculo esternocleidomastóideo
⑥ Ramo descendente do músculo trapézio
⑦ Músculo esplênio da cabeça
⑧ Músculo semi-espinhal da cabeça

sistema nervoso simpático (hipertensão, zumbido, vertigem, disfunção vegetativa, gripe ou outras infecções, enxaqueca), tensão no corpo (afetando o tônus total do corpo, ver adiante), como enxaqueca, cefaléia tensional, síndrome pré-menstrual, dismenorréia e, finalmente, vertigem e desequilíbrio (regulação do equilíbrio, ver adiante).

O ponto é, amiúde, agulhado combinado ao Ponto B 10, o Ponto Mestre do sistema nervoso parassimpático (*J. Bischko*).

A localização do ponto explica o efeito positivo de VB 20 na tensão nos músculos do pescoço da região da articulação da cabeça, bem como o bloqueio das articulações da cabeça. Através dos reflexos, os nervos aferentes provenientes da região da articulação da cabeça têm efeito:

▶ na regulação autônoma (existem conexões neurais para os centros autônomos);
▶ no tônus total do corpo (ao afetar o sistema gama que controla o tônus total do corpo);
▶ na regulação do equilíbrio (a porção superior da coluna cervical, em particular, é um órgão importante do equilíbrio).

Muitas das indicações mencionadas podem ser explicadas através dos pontos na região da articulação da cabeça. Além disso, o termo "Ponto Mestre do sistema nervoso simpático", de acordo com *J. Bischko*, tem uma explicação clínica convencional (ver também Ponto B 10).

Ação na MTC: Um ponto importante para eliminar o Vento exterior e interior; acalma o Yang do Fígado, esfria o Calor e o Fogo do Fígado, relaxa músculos e tendões, remove obstruções do meridiano, clareia a mente e os olhos, alivia os sentidos, harmoniza o *Qi* e o Sangue, promove a audição e a visão.

VB 21 "Jianjing"
"Poço do Ombro"

Localização: No ponto médio da linha que conecta o acrômio com o processo espinhoso de C7, na extensão dorsal vertical da linha mamilar.

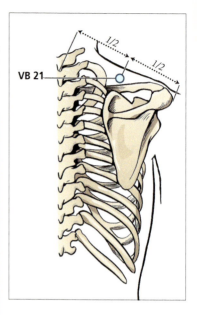

> Como localizar C7: O processo espinhoso de C7 é o primeiro da coluna cervical que não desliza ventralmente com a retroflexão da cabeça. Durante a palpação, recomenda-se procurar primeiro o processo espinhoso mais proeminente (provavelmente C7), enquanto em anteflexão, e marcá-lo com a ponta do dedo. Em retroflexão, o dedo permanece no lugar, desde que o processo seja o de C7; se o dedo se mover na direção ventral, é o de C6. O exame com dois dedos também é possível; um dedo é colocado no presumido processo de C6, o outro dedo no processo de C7. Em retroflexão, pode-se sentir o deslizamento ventral do processo superior e os dois processos espinhosos aproximando-se um do outro.

Profundidade da inserção: 0,5 a 1 *cun*, perpendicularmente à superfície cutânea, ou utilizando o método de agulhamento a seco.

Indicação: Dor no ombro e pescoço, cefaléia, condução do parto, retenção placentária, dificuldade de lactação, mastite.

O Ponto VB 21 corresponde a um ponto-gatilho comum.

Ação na MTC: Relaxa os tendões, remove obstruções do meridiano, promove a descida do *Qi*, promove a contração uterina e a lactação.

VB 30 "Huantiao"
"Círculo Saltitante"
("Salto Circular")

Localização: Face lateral do quadril, na linha que conecta o trocanter maior ao hiato sacral, entre o terço externo e médio da linha. Na China, este ponto sempre é agulhado com o paciente em decúbito lateral. O quadril e o joelho do lado a ser tratado são flexionados, enquanto a perna fica estendida.

Profundidade da inserção: 1,5 a 3 *cun*, perpendicularmente.

Indicação: Lombalgia, lombociatalgia, importante ponto da ciática; sintomas semelhantes aos da nevralgia e paresia dos membros inferiores, dor em coxa.

Ação na MTC: Remove obstruções do meridiano, expele o Vento, o Frio e a Umidade do meridiano, fortalece a região lombar e os quadris.

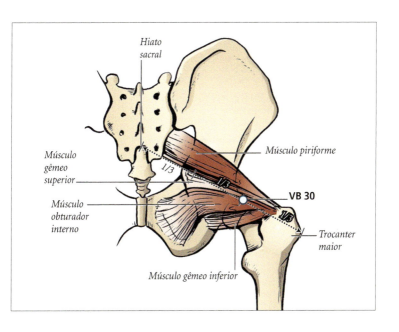

O Meridiano da Vesícula Biliar

● VB 34 "Yanglingquan"
"Fonte da Colina *Yang*"
("Nascente *Yang* da Colina")
Ponto Mar Inferior da Vesícula Biliar
Ponto Mestre dos Músculos e dos Tendões

Localização: Em uma depressão à frente e abaixo da cabeça da fíbula.

> ! Para encontrar este ponto, recomenda-se procurar primeiro a cabeça da fíbula, na região onde costuma estar a costura da calça. A cabeça da fíbula é, então, mantida entre os dedos indicador e médio com os dois dedos deslizando caudalmente. O Ponto VB 34 é encontrado sob o dedo indicador, diretamente abaixo e na frente da cabeça da fíbula. O agulhamento ocorre na direção da membrana interóssea, isto é, entre a tíbia e a fíbula. Quando o joelho está flexionado, a procura da cabeça da fíbula é realizada acompanhando-se o tendão nitidamente palpável do músculo bíceps femoral, que avança em direção à cabeça da fíbula.

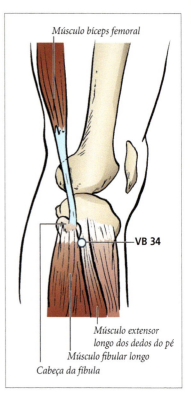

Aviso: O agulhamento do Ponto VB 34 pode irritar fibras do nervo fibular profundo. A punção do nervo fibular comum também é possível, caso sua localização seja alta.

Profundidade da inserção: 1 a 2 *cun*, obliquamente em direção à membrana interóssea entre a tíbia e a fíbula.

Indicação: Mialgia, gonalgia, dor crural, dor e paresia dos membros inferiores, zumbido, cefaléia, hipertensão.

Ação na MTC: Ponto mais importante para promover o fluxo livre do *Qi* do Fígado, relaxa os tendões, regula o Fígado e a Vesícula Biliar, acalma o Yang do Fígado e o Vento do Fígado, remove a Umidade-Calor, elimina a Umidade e o Muco, remove obstruções do meridiano.

O Meridiano da Vesícula Biliar 83

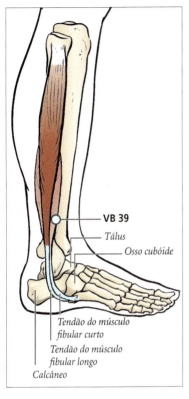

VB 39
Tálus
Osso cubóide
Tendão do músculo fibular curto
Tendão do músculo fibular longo
Calcâneo

● **VB 39 "Xuanzhong"**
"Sino Suspenso"
("Sino Pendurado")
Meridianos do Pé
Ponto Mestre da Medula Óssea

Localização: 3 *cun* acima da proeminência mais saliente do maléolo lateral, na margem anterior da fíbula. A literatura chinesa (Acupuntura Chinesa e Moxabustão), às vezes, localiza o Ponto VB 39 na borda posterior da fíbula. A decisão é tomada palpando-se para sensibilidade à compressão.

Profundidade da inserção: 0,5 a 2 *cun*, perpendicularmente.

Indicação: Torcicolo agudo, cefaléia (Plenitude), cervicalgia.

> ! Como um Ponto do Grupo Luo de três meridianos Yang do pé, o ponto VB 39 afeta distúrbios dos três eixos. Isto explica o efeito particularmente bom em distúrbios combinados de anteflexão e retroflexão/lateroflexão e rotação, que desenvolvem um papel no torcicolo agudo e também na neuralgia intercostal.

Ação na MTC: Beneficia a Essência (Jing), nutre a medula óssea, acalma o Vento do Fígado, expele o Calor, remove a Umidade-Calor.

VB 41 "Zulinqi"
**"Lágrimas que Caem"
("Lágrimas de Cima")
Ponto de Abertura do
Meridiano Extraordinário,
Dai Mai (Vaso da Cintura)**

Localização: Na transição entre o corpo e a base do 4º e 5º metatarsos, lateral ao tendão do músculo extensor longo dos dedos do pé em direção ao dedo mínimo do pé.

> ! A base do 5º metatarso é encontrada com mais acurácia a partir da borda lateral do pé. A palpação, iniciada a partir da base claramente palpável, é realizada distal à transição entre o corpo e a base do 5º metatarso. A partir deste ponto, a palpação continua ao longo da linha estendida entre o quarto e o quinto artelhos. O Ponto VB 41, se estiver envolvido, é claramente sensível à pressão.

Profundidade da inserção: 0,3 a 0,5 *cun*, perpendicularmente.

Indicação: Enxaqueca, transtornos articulares, dor nas regiões laterais da cabeça, tórax e abdome, mastite, lombociatalgia.

Ação na MTC: Promove o fluxo suave do *Qi* do Fígado, acalma o Yang do Fígado e o Vento do Fígado, purga o Calor, remove a Umidade-Calor do Aquecedor Inferior, regula o Dai Mai (Vaso da Cintura), fortalece a visão e a audição.

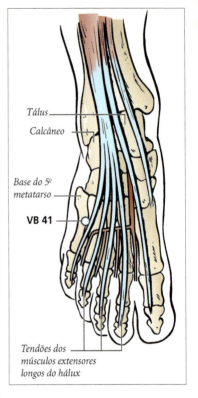

Tálus
Calcâneo
Base do 5º metatarso
VB 41
Tendões dos músculos extensores longos do hálux

O Meridiano do Fígado

Principais Pontos do Meridiano do Fígado

F 2: Ponto de sedação.
F 3: Ponto *Yuan* (Ponto Fonte).
F 13: Ponto *Mu* Frontal (Ponto de Alarme) do Baço. Ponto Mestre dos órgãos Zang.
F 14: Ponto *Mu* Frontal (Ponto de Alarme) do Fígado.

Pontos de Acupuntura Associados ao Meridiano do Fígado

F 14: Ponto *Mu* (Ponto de Alarme) do Fígado.
B 18: Ponto Shu Dorsal (Ponto de Assentimento) do Fígado.

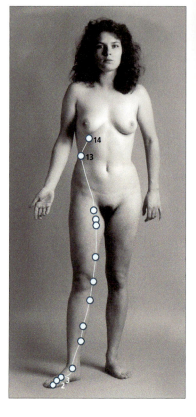

Correlações do Meridiano do Fígado

Relação Alto-Baixo:
Pericárdio–Fígado

Relação Yin-Yang:
Fígado–Vesícula biliar

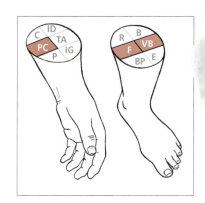

O Meridiano do Fígado 87

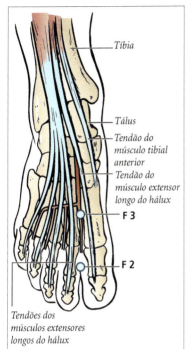

Tíbia

Tálus
Tendão do músculo tibial anterior
Tendão do músculo extensor longo do hálux
F 3
F 2

Tendões dos músculos extensores longos do hálux

● **F 2 "Xingjian"**
"Movendo no Meio"
("Entre Colunas")
Ponto de Sedação

Localização: Proximal à extremidade da prega interdigital entre o primeiro e o segundo artelhos.

Profundidade da inserção: 0,5 a 1 *cun*, perpendicularmente.

Indicação: Dor espástica (sobretudo na região pélvica), cefaléia, glaucoma, dor e paresia dos membros inferiores, toracalgia, vertigem, zumbido, insônia.

Ação na MTC: Importante ponto nos casos agudos de Plenitude do Fígado (Fogo do Fígado, Yang do Fígado ascendente); esfria o Calor e purga o Fogo, regula o *Qi* do Fígado, esfria o Calor do Sangue, domina o Vento interior, remove a Umidade-Calor do Aquecedor Inferior.

● **F 3 "Taichong"**
"Oscilação Suprema"
("Grande Precipitação")
Ponto *Yuan* (Ponto Fonte)

Localização: No ângulo proximal entre o 1º e o 2º metatarsos, onde as regiões do corpo e da base dos dois ossos estão mais próximas.

Profundidade da inserção: 0,5 a 1 *cun*, perpendicularmente, talvez, na direção discretamente proximal.

Indicação: Efeito espasmolítico (amiúde utilizado em combinação com F 2), cefaléia, obstipação, diarréia, transtornos hepáticos e da vesícula biliar, importante ponto distal para a região urogenital, hipertensão, vertigem, transtornos da visão.

Ação na MTC: Esfria o Calor no Fígado e na Vesícula Biliar, regula o *Qi* do Fígado e a estase do Sangue, acalma o Yang do Fígado, expele o Vento do Fígado, abre os olhos, acalma a Mente (Shen), remove a Umidade-Calor do Aquecedor Inferior.

O Meridiano do Fígado

● **F 13 "Zhangmen"**
"Portão de Cânfora"
("Porta Brilhante")
Ponto *Mu* Frontal do Baço
Ponto Mestre dos Órgãos Zang

Localização: Na extremidade livre da 11ª costela, na face lateral do abdome.

Profundidade da inserção: 0,5 *cun*, obliquamente.

Indicação: Doenças do fígado e da vesícula biliar, indigestão, transtornos metabólicos, vômito.

Ação na MTC: Tonifica o baço, remove a retenção do Alimento, regula o fluxo do *Qi* do Fígado, promove a circulação do sangue, remove a estase de Sangue.

● **F 14 "Qimen"**
"Portão Cíclico" ("Porta Circular")
Ponto Mu (Ponto de Alarme) do Fígado

Localização: No sexto espaço intercostal (6º EIC), abaixo do mamilo, na linha mamilar.

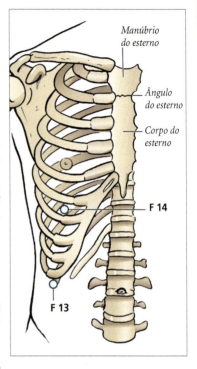

> ! Como localizar o EIC: A transição entre o corpo e o manúbrio do esterno é claramente palpável. Lateral a este ponto está a segunda costela e abaixo está o 2º EIC.

Profundidade da inserção: 0,5 *cun*, obliquamente ao longo do curso da costela.

Indicação: Hepatopatias, indigestão, neuralgia intercostal, vertigem.

Ação na MTC: Promove o fluxo suave do *Qi* do Fígado, remove a estagnação de *Qi* do Fígado e do Sangue, transforma o Muco, esfria o Calor do Sangue, promove a lactação.

Principais Pontos do Vaso da Concepção

VC 3: Ponto *Mu* Frontal (Ponto de Alarme) da Bexiga.
VC 4: Ponto *Mu* Frontal (Ponto de Alarme) do Intestino Delgado.
VC 6: Ponto de tonificação geral.
VC 8: Ponto de tonificação geral.
VC 12: Ponto *Mu* Frontal (Ponto de Alarme) do Estômago. Ponto Mestre dos órgãos Fu. Ponto *Mu* Frontal (Ponto de Alarme) do Aquecedor Médio.
VC 17: Ponto *Mu* Frontal (Ponto de Alarme) do Pericárdio. Ponto Mestre do trato respiratório. Ponto *Mu* Frontal (Ponto de Alarme) do Aquecedor Superior.
VC 22: Ponto local.
VC 24: Ponto local.

Ponto de Acupuntura Associado ao Vaso da Concepção

P 7: Ponto de Abertura do Vaso da Concepção.

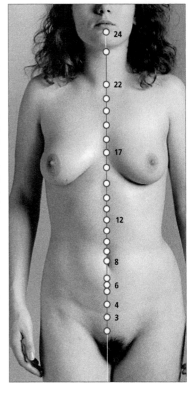

VC 3 "Zhongji"
"Pólo Central"
("Extremo do Meio")
Ponto *Mu* Frontal
(Ponto de Alarme) da Bexiga

Localização: 1 *cun* cranial ao ponto médio da borda superior da sínfise púbica.

> Ao utilizar *cun* como medida na região abdominal, é muito importante obter a distância entre a borda superior da sínfise púbica e a cicatriz umbilical – 5 *cun* – como parâmetro. Esta é a única forma de considerar as diferenças na cintura abdominal; não é possível utilizar a medida habitual polegar–*cun*.

Profundidade da inserção: 1 a 1,5 *cun*, perpendicularmente.

Indicação: Transtornos do trato urogenital, incontinência urinária, alterações menstruais (como dismenorréia, amenorréia, irregularidade menstrual), infertilidade feminina, leucorréia, hemorragia puerperal, dores após o parto, dor e prurido nos órgãos genitais exteriores, impotência, ejaculação precoce.

Ação na MTC: Elimina a Umidade-Calor no Aquecedor Inferior, regula o fluxo do *Qi*, expele o Calor, regula o útero.

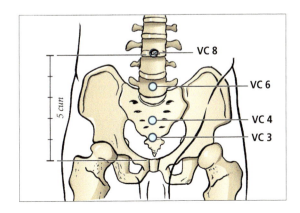

O Vaso da Concepção (Ren Mai)

● VC 4 "Guanyuan"
**"Cabeça da Passagem"
("Passagem da Energia")
Ponto Mu Frontal (Ponto de Alarme) do Intestino Delgado**

Localização: 2 *cun* cranial ao ponto médio da borda superior da sínfise púbica (para orientação precisa, ver Ponto VC 3).

Profundidade da inserção: 1 a 1,5 *cun*, perpendicularmente.

Indicação: Um ponto importante para o tratamento de síndromes urogenitais e ginecológicas; importante ponto de tonificação no caso de exaustão emocional e física, queixas abdominais, hemorragia puerperal persistente.
König/Wancura: VC 4 + BP 6: Ponto básico de combinação para transtornos do trato urogenital.

> ■ O Ponto VC 4 representa a intersecção dos ramos interiores dos Três Meridianos Yin do Pé. Isto explica o amplo efeito nas síndromes ginecológicas e nos transtornos do trato urogenital, semelhante ao efeito do ponto BP 6 (intersecção do exterior, partes carreadoras do ponto dos Três Meridianos Yin do Pé).

Ação na MTC: Nutre o Sangue e o Yin, aquece o útero e o Aquecedor Inferior, revigora o Rim, o Yang e o *Qi* Original (*Yuan Qi*), expele a Umidade e o Frio do Aquecedor Inferior.

● VC 6 "Qihai"
"Mar do Qi" ("Mar de Energia")

Localização: 1,5 *cun* abaixo da cicatriz umbilical (para orientação precisa, ver Ponto VC 3).

Profundidade da inserção: 1 a 1,5 *cun*, perpendicularmente.

Indicação: Ponto de tonificação importante no caso de exaustão emocional e física, amiúde utilizado com moxa; exaustão, alterações circulatórias, impotência.

Ação na MTC: Tonifica o *Qi* e o Yang, tonifica o *Qi* Original (*Yuan Qi*), regula e promove a circulação do *Qi*, aquece e revigora os Aquecedores Inferior e Médio, remove a estagnação do *Qi*, remove a Umidade.

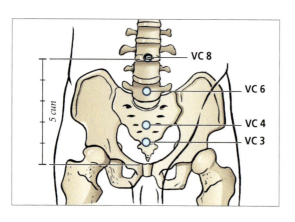

VC 8 "Shenque"
**"Portão Espiritual da Torre"
("Umbigo")**

Localização: No centro da cicatriz umbilical.

> Uma possibilidade para fornecer energia no caso dos estados gerais de exaustão consiste em realizar a moxabustão na cicatriz umbilical com moxa, gengibre e sal (as três substâncias Yang).

Indicação: Absolutamente nenhuma inserção! Com freqüência é indicada a moxabustão para tonificação geral.

Ação na MTC: Tonifica o Yang, o Baço e o *Qi* Original.

VC 12 "Zhongwan"
**"Meio do Epigástrio"
("Centro da Força")
Ponto *Mu* Frontal (Ponto de Alarme) do Estômago
Ponto Mestre dos Órgãos Fu
Ponto *Mu* Frontal (Ponto de Alarme) do Aquecedor Médio**

Localização: No ponto médio da linha que conecta a base do apêndice xifóide à cicatriz umbilical.

> Assim como na porção inferior do abdome, é importante obter a distância entre a base do apêndice xifóide (intersecção dos arcos costais) e a cicatriz umbilical – 8 *cun* – como parâmetro para os pontos da porção superior do abdome. Esta é a única forma de estabelecer as diferenças na cintura abdominal.

Profundidade da inserção: 1 a 1,5 *cun*, perpendicularmente.

Indicação: Um ponto importante em todos os transtornos do trato gastrintestinal; gastrite, úlceras gástricas e duodenais, meteorismo, refluxo gastroesofágico, náuseas, vômito, soluço, insônia.

Ação na MTC: Tonifica o Estômago e o Baço, regula o *Qi* do Estômago, estimula a descida do *Qi* invertido do Estômago, drena a Umidade.

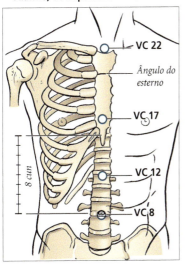

VC 17 "Danzhong"
**"Ducto Central do Estômago"
("Centro da Força")
Ponto *Mu* Frontal (Ponto de Alarme) do Pericárdio
Ponto Mestre do Trato Respiratório
Ponto *Mu* Frontal (Ponto de Alarme) do Aquecedor Superior**

Localização: Na linha média, ao nível dos mamilos, no 4º EIC.

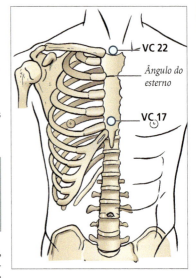

> A distância entre a borda superior do manúbrio do esterno e a base do apêndice xifóide mede 9 *cun*. Entretanto, a orientação ocorre, em geral, determinando-se o espaço intercostal.

Profundidade da inserção: 0,3 a 0,5 *cun*, subcutaneamente na direção caudal em direção à ponta do processo xifóide, ou na direção lateral para os mamilos.

> A lâmina óssea na região do ponto VC 17 pode ser anatomicamente muito fina (devido ao comprometimento na ossificação do esterno durante o desenvolvimento embrionário): podem até estar presentes forames e, portanto, existe risco de punção intracardíaca.
>
> Um forame esterno mais ou menos proeminente é encontrado em 8–10% da população: uma lâmina óssea fina ou membrana de tecido conjuntivo pode tornar os resultados da palpação imperceptíveis. A distância entre a superfície cutânea e a superfície dorsal do esterno mede apenas 12 a 22 mm. Foram relatados casos de morte. Portanto, o agulhamento deve ser rigorosamente tangencial.
>
> Para palpação do 4º EIC recomenda-se procurar primeiro pela transição claramente palpável do ângulo do esterno, entre o manúbrio do esterno e o corpo do esterno. Lateral a este está situada a segunda costela, caudal encontra-se o 2º EIC.

Indicação: Um ponto importante no caso de dificuldades respiratórias agudas e crônicas, asma brônquica, bronquite, dispnéia, toracalgia, transtornos cardíacos funcionais, sensação de aperto no tórax.

Ação na MTC: Regula e promove a circulação do *Qi* no Aquecedor Superior, tonifica a reunião do *Qi* do tórax (*Zong Qi*), abre o tórax, remove o muco viscoso, estimula a descida do *Qi* invertido do Pulmão e do *Qi* do Estômago.

◉ VC 22 "Tiantu"
"Projeção Celestial"
("Elevação Celeste")

Localização: No ponto médio da incisura jugular do esterno, ao nível da inserção da clavícula.

Método de agulhamento: De acordo com a literatura chinesa, o Ponto VC 22 é agulhado profundamente no sentido retroesternal nas crises agudas de asma.

Profundidade da inserção: 0,5 a 1 *cun*, retroesternal.

Indicação: Asma brônquica, soluço, *globus histericus*, rouquidão.

Atenção! No caso de agulhamento muito profundo e no caso de infecções, existe risco de mediastinite por causa dos espaços de conexão no tecido conjuntivo.

Ação na MTC: Estimula a descida do *Qi* invertido do Pulmão, limpa o Calor e o Muco viscoso da laringe e do tórax, fortalece a voz, acalma a tosse.

◉ VC 24 "Chengjiang"
"Receptáculo da Saliva"
("Receptor da Saliva")

Localização: O local mais profundo da linha mediana mandibular, no meio do sulco lábio-mento.

> **!** Se o agulhamento for realizado com o fim de reduzir o reflexo faríngeo excessivo (por exemplo, durante exame endoscópico ou quando estiver fazendo um molde), recomenda-se utilizar uma agulha bem pequena antes do exame. Se o cabo da agulha for curvo, esta pode permanecer no local durante o exame.

Profundidade da inserção: 0,2 a 0,3 *cun*, perpendicularmente.

Indicação: Dor facial, dor dentária, paralisia facial, nevralgia do trigêmeo, sialorréia, espasmo facial, redução do reflexo faríngeo excessivo no caso de exame endoscópico, bem como de intervenções dentárias (feitura de um molde).

Ação na MTC: Expele o Vento exterior, reduz a dor e o edema facial.

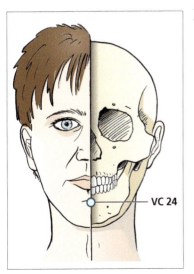

O Vaso Governador (Du Mai)

Principais Pontos do Vaso Governador

VG 4: Ponto de tonificação geral.
VG 14: Ponto de reunião de todos os Meridianos Yang.
VG 15: Ponto local.
VG 16: Ponto local.
VG 20: Ponto local com efeito sistêmico.
VG 26: Ponto local, ponto de emergência.

Ponto de Acupuntura Associado ao Vaso Governador

ID 3: Ponto de Abertura do Vaso Governador.

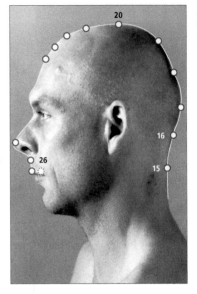

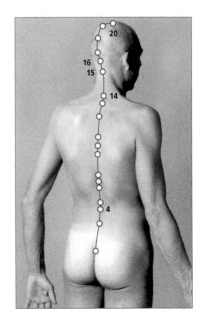

O Vaso Governador (Du Mai) 97

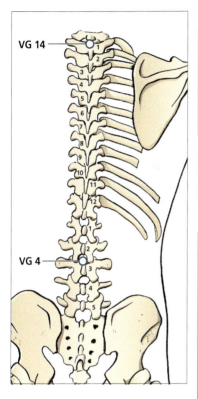

● VG 4 "Mingmen"
  "Portal da Vida"

Localização: Abaixo do processo espinhoso de L2.

O Ponto VG 4 está localizado ao mesmo nível do Ponto B 23. Um ramo interior do Meridiano do Rim se junta aqui; portanto, o Ponto VG 4 realça o efeito do Ponto B 23.

Profundidade da inserção: 0,5 a 1 *cun*, perpendicularmente ou, talvez, na direção oblíqua caudal.

▌ A literatura descreve casos muito raros de lesões na medula espinhal após o agulhamento extremamente profundo na direção cranial. Portanto, a inserção da agulha na direção descrita não deve exceder 1 *cun*, ou a agulha deve ser orientada perpendicularmente ou na direção ligeiramente caudal.

Indicação: Um ponto importante para tonificação do Yang e, em especial, do Yang do Rim; lombalgia, transtornos urogenitais, disfunção sexual, zumbido, cefaléia.

▌ O Ponto VG 4, bem como o Ponto B 23, tem efeito de tonificação nas disfunções do rim e da bexiga. Esses pontos são indicados para os pacientes com sintomas de Frio, Fraqueza e Vazio.

Agulhamento ou moxabustão desta "linha de tonificação dorsal para lombalgia" é recomendada no caso de lombalgia simultânea. Se adequado (quando sensível à pressão), o agulhamento adicional ou moxabustão do Ponto B 52 (1,5 *cun* lateral ao Ponto B 23) é uma opção. Em vez de agulhar os Pontos B 23 e B 52 conforme descrito, caixas de moxa ou "manchas quentes" (autoaquecimento, caixa com moxa de odor neutro) também podem ser utilizadas.

Ação na MTC: Tonifica o Yang do Rim e o *Qi* Original (*Yuan Qi*), beneficia a Essência (Jing), aquece o Portal da Vida (Mingmen), fortalece o dorso, pernas e joelhos, expele o Frio.

● VG 14 "Dazhui" "Grande Martelo"

Localização: Abaixo do processo espinhoso de C7.

> Como encontrar o processo espinhoso de C7: Ao contrário de C6, C7 não desliza para a frente quando se inclina a cabeça. O exame é realizado colocando-se os dedos médio e indicador nos supostos processos espinhosos de C6 e C7. Se os dedos estiverem corretamente posicionados, eles se moverão na direção um do outro quando a cabeça estiver inclinada, e o processo espinhoso superior se volta na direção ventral.

Profundidade da inserção: 0,5 a 1 *cun*, perpendicularmente.

Indicação: Cefaléia; o ponto tem efeito imunomodulador; febre, paralisia, zumbido.

J. Bischko: Um Ponto de Reunião com conexões para os seis órgãos Fu. (Este ponto, combinado a outros pontos, também é denominado "aranha".)

O Ponto VG 14 tem efeito em todos os Meridianos Yang; a rápida orientação no caso de cefaléia e de dor no pescoço ocorre através da palpação dos principais pontos da "aranha" ao redor do Ponto VG 14.

> Nem todos os pontos da "aranha" são agulhados. Apenas aqueles mais sensíveis à pressão são escolhidos.

Ação na MTC: Remove fatores patogênicos exteriores dos Meridianos Yang, expele o Vento-Calor, alivia o Exterior do corpo, circula o Sangue, acalma a Mente (Shen).

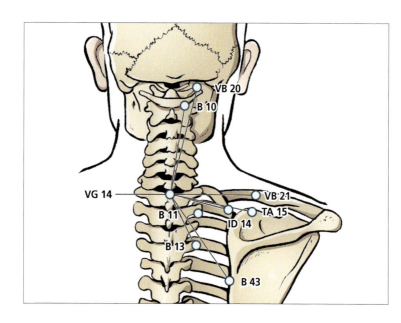

O Vaso Governador (Du Mai) 99

VG 15 "Yamen"
"Portal da Mudez"
("Portal da Mudez")

Localização: Acima do processo espinhoso de C2, no mesmo nível do Ponto B 10, 0,5 *cun* acima da linha de implantação posterior do cabelo.

Profundidade da inserção: 0,5 *cun*, em direção ligeiramente caudal.

> Ao agulhar o Ponto VG 15 e o Ponto VG 16: a inserção é realizada na direção discretamente caudal, com a cabeça inclinada ligeiramente para a frente. A ponta da agulha deve ser posicionada no ligamento nucal. Não estimular. Quando o agulhamento no Ponto VG 16 é muito profundo, existe risco de penetrar na cisterna cerebelobulbar.

Indicação: Um importante ponto para transtorno da fala, sobretudo em crianças; afasia, transtornos gerais da fala, epilepsia, apoplexia, cervicalgia, rigidez do pescoço, dor occipital.

Ação na MTC: Estimula a fala, ilumina os sentidos, clareia a Mente (Shen), purga o Calor, suprime o Vento interior.

VG 16 "Fengfu"
"Palácio do Vento"
("Mansão Tempestuosa")

Localização: Abaixo da protuberância occipital exterior, no mesmo nível do Ponto VB 20.

Profundidade da inserção: 0,5 *cun*, na direção ligeiramente caudal (ver Ponto VG 15).

> Ver Ponto VG 15.

Indicação: Cefaléia; promove o fluxo longitudinal através da cabeça (combinado com o Ponto EX-CP 1); zumbido, confusão; um ponto importante para doenças do Vento exterior e interior; vertigem, rinite, sinusite.

Ação na MTC: Quando se utiliza o método de sedação: expele o Vento exterior e interior (além do VB 20, o ponto mais importante para eliminar o Vento), clareia a Mente (Shen);

Quando se utiliza o método de tonificação: revigora as funções cerebrais, beneficia a Mente (Shen).

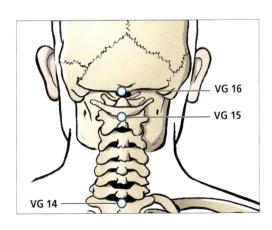

VG 20 "Baihui"
"Cem Encontros"
("Cem Convergências")

Localização: Na linha média da cabeça, 5 *cun* em direção ao cabelo, a partir da linha de implantação anterior do cabelo, em uma linha que conecta os ápices das duas orelhas. Na literatura alemã, o eixo da orelha (ver figura) é, amiúde, utilizado como um guia para localizar a ponta da orelha e a linha que conecta os dois ápices do pavilhão auricular.

Profundidade da inserção: 0,5 *cun*, subcutaneamente em direção frontal ou dorsal.

Indicação: Um importante ponto de sedação; harmoniza o emocional; cefaléia, insônia, vertigem, sintomas de ansiedade (além dos Pontos IG 4 e E 36, é um dos pontos utilizados com mais freqüência).

Ação na MTC: Expele o Vento interior, clareia e acalma a Mente (Shen), acalma o Vento do Fígado e o Yang do Fígado, abre os órgãos dos sentidos.

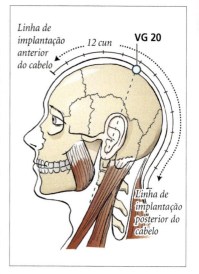

O Vaso Governador (Du Mai) 101

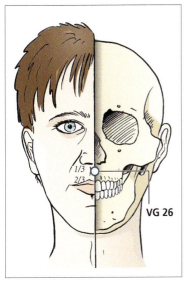

● **VG 26 "Shuigou"**
"Canal das Águas"
Também conhecido como
"Renzhong"
"Meio da Pessoa"
("Metade do Homem")

Localização: No sulco do lábio superior, entre o terço nasal e os dois terços remanescentes da linha de conexão entre o nariz e a margem do lábio superior.

Profundidade da inserção: 0,5 *cun* obliquamente na direção caudal.

Indicação: Colapso, convulsão epiléptica, lombalgia aguda.

> ! Nos casos de emergência (quando não existem agulhas disponíveis), recomenda-se acupressão firme com o polegar contra a margem inferior do nariz.

Ação na MTC: Abre os sentidos, acalma a Mente (Shen) e restaura a consciência, esfria o Calor, suprime o Vento, beneficia o dorso.

102 ■ Os Pontos Extraordinários

Na China existe um acordo oficial desde 1991 sobre 48 Pontos Extraordinários. Este acordo é fundamentado pela OMS. Os pontos extraordinários são nomeados de acordo com a respectiva região do corpo, e seu número varia entre as regiões.

Nomes em Português:	Número de Pontos:
EX-CP (Cabeça–Pescoço)	15
EX-TA (Tórax–Abdome)	1
EX-D (Dorso)	9
EX-MS (Membros Superiores)	1
EX-MI (Membros Inferiores)	12

Nome chinês	Nome português	Livro: Acupuntura Chinesa & Moxabustão*
Sishencong	EX-CP 1	Extra 6
Yintang	EX-CP 3	Extra 2
Yuyao	EX-CP 4	Extra 5
Taiyang	EX-CP 5	Extra 1
Jingbailao	EX-CP 15	Extra 16
Dingchuan	EX-D 1	Extra 14
Huatuojiaji	EX-D 2	Extra 15
Shiqizhui	EX-D 8	Extra 18
Wailaogong/Luozhen	EX-MS 8	Extra 28
Baxie	EX-MS 9	Extra 27
Heding	EX-MI 2	Extra 38
Neixiyan	EX-MI 4	–
Xiyan	EX-MI 5	Extra 37
Lanweixue	EX-MI 7	Extra 39
Bafeng	EX-MI 10	Extra 40

*N.R.T.: Esta numeração refere-se ao livro adotado em cursos para estrangeiros na China, *Chinese Acupuncture & Moxibustion*.

Ponto	Livro: Fundamentos*	König/Wancura
Extra 6	Ex 4	PaM 1
Extra 1	Ex 1	PaM 3
Extra 3	Ex 3	PaM 6
Extra 2	Ex 2	PaM 9
–	–	PaM 30
Extra 17	Ex 6	N-P 45
Extra 21	Ex 7	PaM 85
Extra 19	–	PaM 75
–	–	PaM 108
Extra 28	Ex 16	PaM 107
Extra 31	–	PaM 156
–	–	PaM 145
Extra 32	–	PaM 145
Extra 33	Ex 18	PaM 142
Extra 36	Ex 20	PaM 137

*N.R.T.: Esta numeração refere-se ao livro adotado em cursos para estrangeiros na China, *Essentials of Chinese Acupuncture & Moxibustion.*

◎ EX-CP 1 "Sishencong"
"Quarteto de Alerta da Mente"

Localização: Sishencong é formado por quatro pontos situados a 1 *cun* frontal, dorsal e laterais, respectivamente, ao Ponto VG 20.

Profundidade da inserção: O agulhamento de cada ponto é realizado 0,5 a 1 *cun* subcutaneamente na direção a VG 20.

Indicação: Inquietação, nervosismo (efeito sedativo semelhante ao Ponto VG 20), vertigem, cefaléia, insônia; realça o efeito do Ponto VG 20.

Combinação com outros pontos:
Insônia:
EX-CP 1 + C 7 + BP 6.

Náuseas, Vômito:
EX-CP 1 + PC 6 + E 36.

Ação na MTC: Domina o Vento interior.

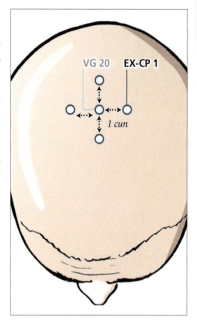

Os Pontos Extraordinários 105

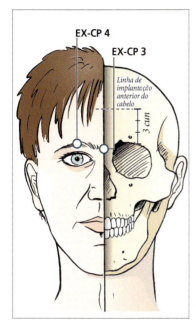

EX-CP 4
EX-CP 3
Linha de implantação anterior do cabelo
3 cun

Indicação: Cefaléia, sobretudo frontal e tensional, transtornos oftálmicos, rinite, sinusite, insônia.

Na literatura francesa, o Yintang é denominado PdM (Ponto de Merveille). Isto se refere à rápida ação que este ponto tem na rinite e na cefaléia. Para o "triângulo mágico ventral", ver adiante.

Combinação com outros pontos: De acordo com *J. Bischko*, o Ponto Yintang (EX-CP 3) e os dois Pontos B 2 formam o "triângulo mágico ventral". O triângulo mágico ventral atua relaxando, sobretudo no caso de cefaléia, rinite e sinusite. Os Pontos B 2 são agulhados perpendicularmente, ou com a ponta da agulha direcionada para a raiz do nariz (na mesma direção do Ponto EX-CP 3).

Ação na MTC: Elimina o Vento, acalma a Mente (Shen), alivia o nariz.

EX-CP 4 "Yuyao"
"Espinha de Peixe"

Localização: No ponto médio do supercílio, acima da pupila, quando o paciente olha diretamente para a frente.

EX-CP 3 "Yintang"
"Salão da Sensação"

Localização: Na linha média entre os supercílios.
J. Bischko localiza este ponto mais profundo na raiz do nariz.

Profundidade da inserção: Aproximadamente 1 *cun*, subcutaneamente em direção caudal para a raiz do nariz. Após formar uma prega cutânea sobre a glabela, a agulha pode ser introduzida sem causar desconforto.

Profundidade da inserção: 0,5 *cun*, subcutaneamente em direção à extremidade medial ou lateral do supercílio.

Indicação: Transtornos oftálmicos, cefaléia frontal, paralisia facial, nevralgia do trigêmeo.

Ação na MTC: Purga o Fogo do Fígado, melhora a visão, alivia a dor e os espasmos.

EX-CP 5 "Taiyang"
"Yang Maior"

Localização: Em uma depressão aproximadamente 1 *cun* posterior ao ponto médio da linha que conecta a extremidade lateral do supercílio ao ângulo externo do olho.

Profundidade da inserção: Aproximadamente 0,5 *cun*, perpendicular ou subcutâneo em direção à têmpora.

> Em geral, existe uma depressão palpável distinta. Os pacientes gostam de pressionar este ponto quando têm dor de cabeça. Se a pressão for uma sensação agradável, a terapia local da cefaléia aguda é possível apenas com tratamento do Tai Yang. (De outra forma, utilize pontos distais no caso de cefaléia aguda.)

Indicação: Cefaléia, sobretudo enxaqueca, transtornos oftálmicos, nevralgia do trigêmeo, paralisia facial.

Ação na MTC: Expele o Vento, esfria o Calor, clareia a cabeça e os olhos, alivia a dor.

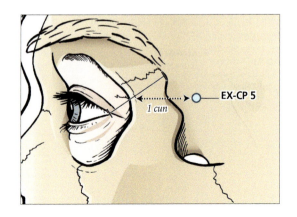

Os Pontos Extraordinários 107

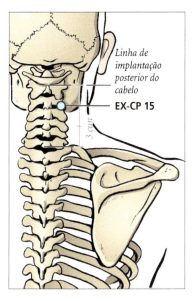

Linha de implantação posterior do cabelo
EX-CP 15
3 cun

● EX-CP 15 "Jingbailao"
"Cem Cobranças"

Localização: 2 *cun* cranial à ponta do processo espinhoso de C7 e 1 *cun* lateral à linha mediana.

> ! A distância entre a linha de implantação posterior do cabelo e a borda inferior do processo espinhoso de C7 mede 3 *cun*.

Profundidade da inserção: 0,5 a 1 *cun*, em direção ligeiramente caudal.

Indicação: Cervicalgia, torcicolo espástico, torcicolo fixo.

Ação na MTC: Harmoniza o fluxo do *Qi*, remove obstruções do meridiano, expele o Vento e a Umidade.

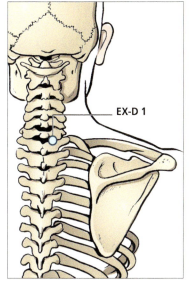

EX-D 1

● EX-D 1 "Dingchuan"
"Suspiro"

Localização: 0,5 *cun* lateral ao Ponto VG 14 (lateral à ponta do processo espinhoso de C7).

Profundidade da inserção: 0,5 a 1 *cun*, na direção da coluna vertebral, ou em direção ligeiramente caudal.

Indicação: Doenças do trato respiratório.

Ação na MTC: Não existe uma esfera significativa de ações conhecida.

EX-D 2 "Huatuojiaji"
"Pontos Paravertebrais" de Acordo com Hua Tuo

Localização: Esta é uma série de 17 pontos em cada lado da coluna vertebral, 0,5 *cun* lateral à ponta dos processos espinhosos de T1 a L5. Portanto, os pontos estão situados no mesmo nível dos pontos do ramo interior do Meridiano da Bexiga.

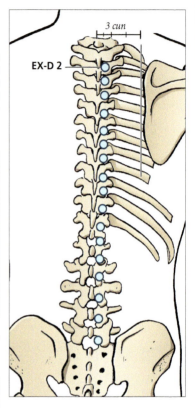

> Os Pontos Hua Tuo estão situados na região das pequenas articulações vertebrais (articulações facetárias). Isto explica seu efeito nas disfunções nesta região. No caso de disfunção na área cervical, locais sensíveis à pressão também podem ser encontrados ao longo da linha dos Pontos Hua Tuo na direção cervical. Esses locais representam contraturas na área dos músculos paravertebrais do dorso; são resultado de disfunções segmentares e devem ser tratadas.

Profundidade da inserção: 0,3 a 0,5 *cun*, obliquamente em direção às vértebras.

> Quando se agulham os pontos do ramo interior do Meridiano da Bexiga, formando um ângulo de 45° na direção mediana, a ponta da agulha atinge a área dos Pontos Hua Tuo, portanto, realçando o efeito.

Indicação: Dor local na região da coluna vertebral, disfunção crônica dos órgãos internos.

Ação na MTC: Não existe uma esfera de ações fundamentais conhecida.

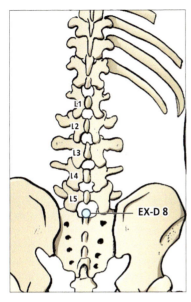

● EX-D 8 "Shiqizhui"
"Décima Sétima Vértebra" (Contada a Partir de T1)

Localização: Abaixo da ponta do processo espinhoso de L5.

> Shiqizhui está situado na região da transição lombar–sacral, onde as instabilidades desempenham um papel importante. A instabilidade representa contra-indicação para manipulação (a abordagem terapêutica da quiroprática); entretanto, com acupuntura é possível o tratamento de disfunções que apresentam aumento da mobilidade (instabilidade) articular e redução da mobilidade (bloqueio) articular.

Profundidade da inserção: Cerca de 0,5 *cun*, obliquamente na direção cranial para a área do ligamento interespinhal (para detalhes sobre profundidade da inserção, ver Ponto VG 4, p. 97).

Indicação: Lombalgia, lombociatalgia, alterações menstruais, hemorragia vaginal, apresentação pélvica durante a gravidez: combinação com o Ponto B 67 (moxa).

Aviso! Existe risco de deflagrar contrações uterinas!

Ação na MTC: A esfera de ações fundamentais não é conhecida.

EX-MS 8 "Wailaogong"
"Exterior do Pericárdio 8"
Também conhecido como
"Luozhen"
"Laogong Externo"

Localização: No dorso da mão, na transição entre o corpo e a cabeça dos 2º e 3º metacarpos, cerca de 0,5 *cun* proximal à 2ª e à 3ª articulações metacarpofalângicas.

Profundidade da inserção: 0,5 a 1 *cun*, obliquamente na direção proximal, ou perpendicularmente.

Indicação: Cervicalgia, dor no pescoço, dor no ombro.

Aviso: De acordo com *König/Wancura*, o Ponto PaM 108 tem a mesma localização de Luozhen. O Ponto PaM 108 é um importante ponto distal para cervicalgia aguda e/ou dor no ombro.

Ação na MTC: Harmoniza o fluxo do *Qi* e do Sangue, remove obstruções do meridiano, alivia a dor.

EX-MS 9 "Baxie"
"Oito Fatores Patogênicos"

Localização: Quatro pontos no dorso de cada mão.

Com o punho levemente fechado, os pontos são encontrados proximais à extremidade das pregas entre os dedos, na borda entre a pele vermelha e a branca.

> ! A localização das articulações metacarpofalângicas é mais claramente definida através de leve tração do respectivo dedo. Isto causa o discreto retesamento da pele na área da articulação.

Profundidade da inserção: 0,3 *cun*, na direção proximal, com o punho levemente fechado.

Indicação: Afecções das articulações metacarpofalângicas, cefaléia, dor dentária, inquietação, osteoartrite e artrite nos dedos da mão.

Ação na MTC: Expele os fatores patogênicos exteriores.

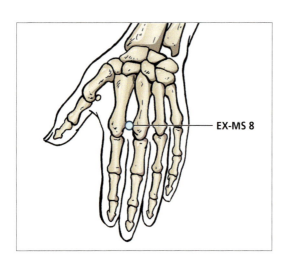
EX-MS 8

Os Pontos Extraordinários 111

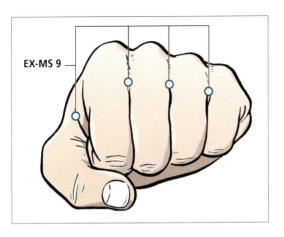

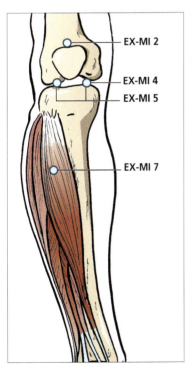

● **EX-MI 2 "Heding"**
"Ponte da Coroa"

Localização: No ponto médio da borda superior da patela.

Profundidade da inserção: Cerca de 0,3 *cun*, perpendicularmente.

Aviso: Nos casos de agulhamento muito profundo, existe risco de puncionar a bolsa suprapatelar e causar infecção.

Indicação: Dor e disfunção no joelho (joelho instável, levantamento involuntário do joelho).

Combinação com outros pontos:
Gonalgia: EX-MI 2 + E 36 + VB 34 + BP 9.

Ação na MTC: Não existe esfera de ações fundamentais conhecida.

EX-MI 4 "Neixiyan"
"Olho Interno do Joelho"
(EX-MI 4 faz parte do EX-MI 5)

Localização: Quando o joelho está levemente flexionado, na depressão medial ao ligamento patelar, na região do Olho Interno do Joelho.

Profundidade da inserção: 0,3 *cun*, perpendicularmente, ou cerca de 0,5 *cun* subcutaneamente na direção do Ponto E 35 (ver Ponto EX-MI 5).

Indicação: Gonalgia.

Ação na MTC: Não existe esfera de ações fundamentais conhecida.

EX-MI 5 "Xiyan"
"Olhos do Joelho"

Localização: Dois pontos abaixo da patela, medial e lateral ao tendão patelar, a saber, os Pontos E 35 e EX-MI 4. Portanto, o Ponto EX-MI 4 está incluído em EX-MI 5.

> ! Esses dois pontos correspondem aos locais de punção para artroscopia. Quando o agulhamento é profundo, a agulha pode terminar em uma posição intra-articular.
> (**Cuidado!** Isto não é desejável.)

Profundidade da inserção: 0,3 *cun*, perpendicularmente (ver também Ponto EX-MI 4).

Indicação: Dor e disfunção no joelho (ver Ponto EX-MI 2).

Combinação com outros pontos:
Gonalgia: EX-MI 5 + EX-MI 2 + E 36 + VB 34 + BP 9.

Ação na MTC: Não existe esfera de ações conhecida.

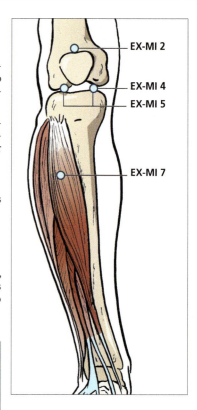

EX-MI 7 "Lanweixue"
"Ponto do Apêndice"

Localização: No Meridiano do Estômago, 2 *cun* distal ao E 36.

Profundidade da inserção: 1 a 1,5 *cun*, perpendicularmente.

Indicação: Ponto teste para apendicite (importante para estabelecer o diagnóstico), dor e disfunção na perna.

Ação na MTC: Não existe esfera de ações fundamentais conhecida.

Os Pontos Extraordinários 113

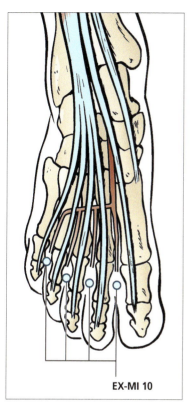

EX-MI 10

○ EX-MI 10 "Bafeng"
"Os Oito Ventos"

Localização: Quatro pontos no dorso do pé, proximais à extremidade das pregas interdigitais, na margem entre a pele vermelha e a branca.

> ! A localização das articulações metacarpofalângicas é mais facilmente realizada por meio de leve tração dos respectivos dedos. Isto causa o retesamento discreto da pele na área da articulação.

Profundidade da inserção: Cerca de 3 *cun* em sentido levemente proximal.

Indicação: Dor no dorso do pé.

Ação na MTC: Expele fatores patogênicos exteriores (em especial, o Vento), relaxa os tendões, remove obstruções do meridiano, alivia a dor.

Parte 2:
Pontos de Acupuntura Auricular

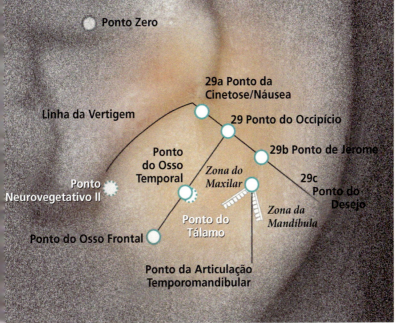

116 ■ Anatomia da Orelha Externa (Pavilhão Auricular)

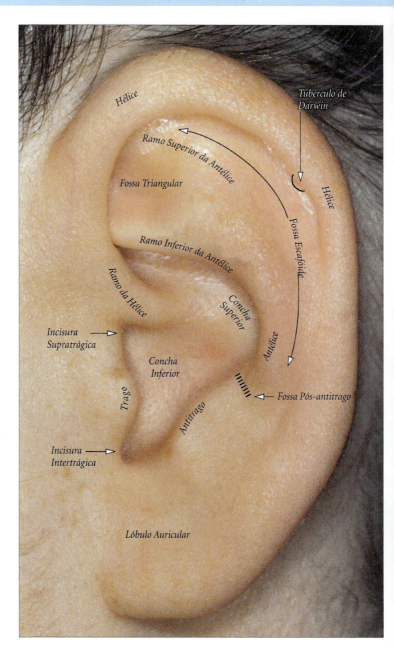

Anatomia da Orelha Externa (Pavilhão Auricular)

O desenho do pavilhão auricular é formado, na sua borda externa, por uma estrutura helicoidal (hélice). A hélice origina-se no assoalho da concha e ascende como a raiz da hélice (ramo da hélice). A seguir está o corpo da hélice, que descende como a cauda da hélice em direção ao lóbulo da orelha. A seguir, a hélice se transforma no lóbulo da orelha (lóbulo auricular). Na parte superior da hélice, em geral, encontramos uma protrusão ou alargamento da borda helicoidal, o tubérculo de Darwin (proeminência auricular).

Paralelo à hélice está localizada a antélice. A antélice origina-se na parte cranial do pavilhão auricular com dois ramos, inferior e superior. Entre os dois ramos da antélice está a fossa triangular. A antélice transforma-se no antitrago na parte inferior da orelha. A borda entre elas é formada pela fossa pós-antitrago. Entre a hélice e a antélice, inclusive o ramo superior da antélice, está situada a fossa escafóide.

O trago é limitado pela incisura intertrágica e a incisura supratrágica.

Na base do pavilhão auricular está localizada a cavidade da concha. A concha é dividida pelo ramo ascendente da hélice em duas partes, a concha superior (cimba) e a concha inferior.

O canal auditivo externo (meato acústico externo) está situado na concha inferior e é coberto pelo trago.

118 ■ Zonas de Inervação Auricular de Acordo com Nogier

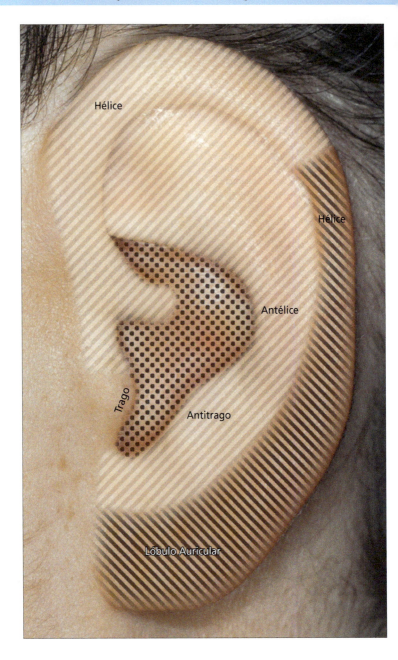

Zonas de Inervação Auricular de Acordo com Nogier

O pavilhão auricular é inervado por três nervos:

▶ o ramo auricular do nervo vago,
▶ o nervo auriculotemporal do nervo trigêmeo,
▶ o nervo grande auricular do plexo cervical.

O ramo auricular do nervo vago inerva a concha. Os "órgãos endodérmicos" estão aqui projetados. O nervo grande auricular do plexo cervical supre o lóbulo, a borda helicoidal externa, até aproximadamente o tubérculo de Darwin, e a parte posterior da orelha. Essas áreas correspondem à camada germinativa ectodérmica.

A porção remanescente, e sem dúvida a maior, da orelha é inervada pelo nervo auriculotemporal do nervo trigêmeo. Os "órgãos mesodérmicos" estão aqui projetados.

De acordo com *Nogier*, as diferentes zonas são determinadas para diferentes áreas funcionais: a zona endodérmica para o metabolismo, a zona mesodérmica para o sistema motor e a zona ectodérmica para a cabeça e o sistema nervoso central.

De acordo com esta divisão, *Nogier* encontrou um ponto controle para cada área funcional; os Pontos Ômega.

A descrição das zonas auriculares de inervação e das várias apresentações somatotópicas de acordo com a escola russa, datam desde *R. A. Durinjan*. O primeiro relato abrangente em alemão da auriculoterapia russa é oriundo de *R. Umlauf* e foi publicado em 1988 no jornal alemão de acupuntura *Deutsche Zeitschrift für Akupunktur*.

Nervo auriculotemporal do nervo trigêmeo

Ramo auricular do nervo vago

Nervo auricular magno do plexo cervical

120 ■ Zonas de Inervação Auricular de Acordo com Durinjan

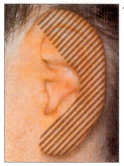 ◀ Plexo cervical

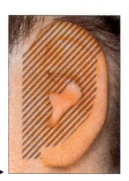

Nervo trigêmeo ▶

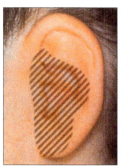 ◀ Nervo intermediário (nervo facial)

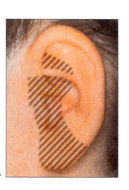

Nervo glossofaríngeo ▶

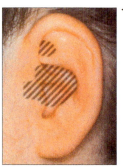 ◀ Nervo vago

De acordo com *Durinjan*, os seguintes nervos participam da inervação do pavilhão auricular:

▶ fibras do plexo cervical,
▶ o nervo trigêmeo,
▶ o nervo intermediário do nervo facial,
▶ o nervo glossofaríngeo,
▶ o ramo auricular do nervo vago.

As zonas de inervação apresentam sobreposições distintas das áreas inervadas pelos cinco nervos participantes. Nenhuma zona auricular é inervada exclusivamente por um único nervo. Isto poderia explicar por que dois ou mais pontos de acupuntura com diferentes funções são projetados em locais anatômicos idênticos.

Da mesma forma, projeções do mesmo órgão são atribuídas a áreas diferentes de localização. Por exemplo, encontramos projeções que correspondem ao parênquima do órgão próximo a elas, projeções da inervação nervosa correspondente e, finalmente, projeções representando o estado funcional do órgão.

Por causa da variação no formato auricular, é possível que as sobreposições das zonas de inervação também variem de forma considerável. Portanto, os pontos freqüentemente descritos são realmente zonas, em vez de pontos nos quais o verdadeiro ponto de acupuntura auricular precisa ser procurado de acordo com as circunstâncias individuais. Sem dúvida, esta abordagem remete a *Nogier*, que tentou encontrar representações individuais por meio do reflexo auriculocardíaco (RAC).

Reflexo de Nogier (RAC, Reflexo Auriculocardíaco)

O reflexo de Nogier é um reflexo cutâneo vascular descoberto por *Nogier* em 1968. Ele observou uma alteração no pulso da artéria radial quando zonas ou pontos auriculares irritados eram estimulados. Ao fazê-lo, observou dois fenômenos: aumento na intensidade do pulso, que foi denominado RAC positivo, e redução na intensidade do pulso, que foi denominado RAC negativo.

O RAC positivo indica uma zona irritada que necessita de tratamento.

Para a escola de *Nogier*, esta é a abordagem mais importante quando se escolhem os pontos de acupuntura.* Em relação a isto, a escola de medicina auricular difere significativamente da escola chinesa.

---

*N.R.T.: Em seus livros mais recentes, *Nogier* mudou o nome do reflexo para Reflexo Vaso-Autonômico (em francês tem a sigla VAS).

122 ■ Topografia das Zonas Reflexas

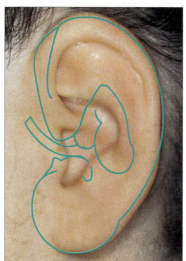
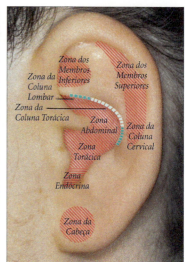

A distribuição dos pontos de acupuntura auricular segue um padrão determinado. A localização de órgãos individuais ou de regiões corporais corresponde àquela de um feto em posição invertida:

► Os pontos na área do lóbulo da orelha estão relacionados à cabeça e à face.
► Os membros superiores estão projetados na área da fossa escafóide.
► Os pontos na antélice e nos ramos da antélice estão relacionados com o tronco e os membros inferiores.
► Os órgãos internos estão projetados na concha.
► De acordo com *Nogier*, os membros inferiores estão projetados na fossa triangular; de acordo com a escola chinesa, os órgãos pélvicos estão aí projetados.
► De acordo com *Nogier*, a inervação simpática dos intestinos está projetada no ramo da hélice. A escola chinesa determina esta área para o diafragma.
► Os pontos relacionados à atividade hormonal também são determinados de forma diferente: A escola chinesa descreve apenas uma região endócrina, enquanto *Nogier* estabelece diferenciação entre as projeções hipotalâmicas das glândulas supra-renais, tireóide, paratireóides e mamárias.

Essas circunstâncias anatômicas discretamente diferentes não são contraditórias; podem ser compreendidas como diferentes locais de reação. Aqui, podemos distinguir entre transtornos patológicos funcionais e especiais. Os pontos de Nogier podem, amiúde, ser determinados para patologias órgão-específicas, enquanto a escola chinesa descreve mais as relações funcionais. De acordo com *Nogier*, os elementos motores estão projetados na parte posterior do pavilhão auricular e os elementos sensoriais, na parte frontal do mesmo. Portanto, a zona motora de um órgão na parte posterior da orelha está localizada exatamente na porção oposta à zona sensorial daquele órgão na parte frontal da orelha.

Importante:
Dependendo da escola de pensamento seguida, a localização de pontos específicos pode variar bastante. Os pontos de acupuntura auricular são, na verdade, zonas nas quais cada ponto ativo precisa ser, então, localizado.

124 ■ Pontos no Lóbulo de Acordo com a Nomenclatura Chinesa

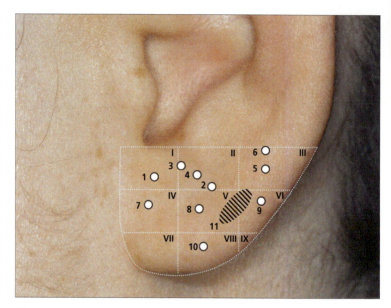

Como encontrar os pontos:
Podemos dividir o lóbulo em nove áreas, traçando três linhas horizontais e duas verticais, e utilizando a borda natural do lóbulo auricular. No interior dessas áreas encontramos os 11 pontos de acupuntura do lóbulo.

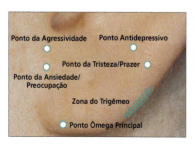

Comparação: Pontos importantes no lóbulo de acordo com Nogier.
Zona da Ansiedade e da Preocupação
Zona da Tristeza e do Prazer
Ponto Antidepressivo
Ponto da Agressividade
Ponto Ômega Principal
Zona Trigeminal

1 Ponto de Analgesia para Extração de Dente

Localização: 1º quadrante.

Indicação: Analgesia para extração de dente.

2 Ponto do Céu da Boca
(Ponto do Palato Superior)

Localização: 2º quadrante.

Indicação: Nevralgia do trigêmeo, dor de dente.

3 Ponto do Assoalho da Boca
(Ponto do Palato Inferior)

Localização: 2º quadrante.

Indicação: Nevralgia do trigêmeo, dor de dente.

4 Ponto da Língua

Localização: 2º quadrante.

Indicação: Estomatite, dor de dente.

5 Ponto do Maxilar

Localização: 3º quadrante.

Indicação: Nevralgia do trigêmeo, dor de dente.

6 Ponto da Mandíbula

Localização: 3º quadrante.

Indicação: Nevralgia do trigêmeo, dor de dente.

7 Ponto de Analgesia para Dor de Dente

Localização: 4º quadrante.

Indicação: Estomatite, dor de dente.

8 Ponto do Olho

Localização: 5º quadrante.

Indicação: Transtornos oculares inflamatórios, hordéolo, glaucoma, cefaléia com irradiação em direção aos olhos.

9 Ponto da Orelha Interna

Localização: 6º quadrante.

Indicação: Vertigem, zumbido, comprometimento auditivo.

10 Ponto da Amígdala

Localização: 8º quadrante.

Indicação: O ponto tem atividade linfática.

11 Zona da Bochecha

Localização: 5º/6º quadrante.

Indicação: Paresia facial, nevralgia do trigêmeo.

126 ■ Pontos no Lóbulo de Acordo com Nogier

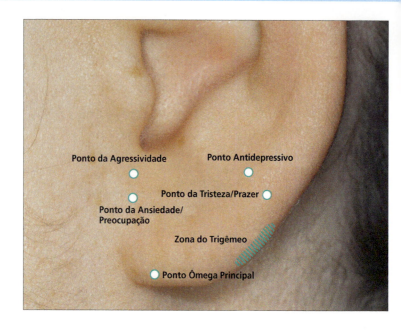

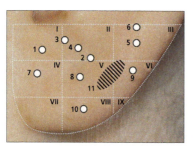

Comparação: Pontos no lóbulo de acordo com a nomenclatura chinesa.

1. Ponto de Analgesia para Extração de Dente
2. Ponto do Céu da Boca
3. Ponto do Assoalho da Boca
4. Ponto da Língua
5. Ponto do Maxilar
6. Ponto da Mandíbula
7. Ponto de Analgesia para Dor de Dente
8. Ponto do Olho
9. Ponto da Orelha Interna
10. Ponto das Amígdalas
11. Zona da Bochecha

○ Zona da Ansiedade e da Preocupação

Localização: Abaixo do Ponto da Agressividade.

Indicação: Ansiedade, preocupação.

> **Se o paciente for destro:** A ansiedade é tratada na orelha direita; a preocupação é tratada na orelha esquerda.
> **Se o paciente for canhoto:** vice-versa.

○ Ponto Antidepressivo

Localização: No prolongamento do Sulco Neurovegetativo, em uma linha horizontal com o Ponto da Agressividade.

Indicação: Depressão.

○ Ponto da Agressividade

Localização: Na borda inferior da incisura intertrágica, em direção à face.

Indicação: Importante ponto psicotrópico. Tratamento de dependência de drogas.

○ Ponto Ômega Principal

Localização: Na porção caudal do lóbulo em direção à face, em uma linha imaginária que avança verticalmente através da extremidade do trago.

Indicação: Importante ponto psicotrópico; intensamente efetivo, harmoniza o sistema neurovegetativo.

○ Zona do Trigêmeo

Localização: Na margem lateral do lóbulo, terço médio a inferior.

Indicação: Nevralgia do trigêmeo.

○ Zona da Tristeza e do Prazer

Localização: Na região occipital do lóbulo, no mesmo nível da Zona da Ansiedade e da Preocupação.

Indicação: Comprometimento do prazer de viver, tristeza.

> **Se o paciente for destro:** O comprometimento do prazer de viver é tratado na orelha direita; a tristeza é tratada na orelha esquerda.
> **Se o paciente for canhoto:** vice-versa.

128 ■ Pontos no Trago de Acordo com a Nomenclatura Chinesa

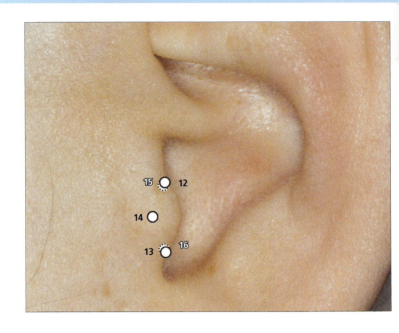

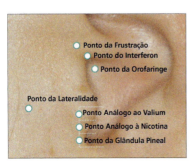

- Ponto da Frustração
- Ponto do Interferon
- Ponto da Orofaringe
- Ponto da Lateralidade
- Ponto Análogo ao Valium
- Ponto Análogo à Nicotina
- Ponto da Glândula Pineal

Comparação: Pontos importantes no trago e na incisura supratrágica de acordo com Nogier e Bahr.

Ponto da Frustração
Ponto do Interferon
Ponto da Orofaringe
Ponto da Lateralidade
Ponto Análogo ao Valium (Ponto Tranqüilizante)
Ponto Análogo à Nicotina
Ponto da Glândula Pineal

12 Ponto do Ápice do Trago

Localização: Na face cranial do trago com elevação única. No ápice cranial do trago com duas elevações.

Indicação: Analgesia. O ponto tem atividade antiinflamatória.

13 Ponto da Glândula Supra-renal (Ponto ACTH, de Acordo com Nogier)

Localização: No terço inferior do trago com elevação única. Na elevação caudal do trago com duas elevações.

Indicação: Diátese alérgica, transtornos articulares, inflamação crônica, transtornos circulatórios funcionais, paresia, nevralgia.

14 Ponto do Nariz Externo

Localização: No meio da base do trago.

Indicação: Afecções locais do nariz (eczema, rinofima etc.).

15 Ponto da Laringe/Faringe

Localização: Na parte interna do trago no nível do Ponto 12.

Indicação: Faringite, amigdalite.

▶ **Atenção!** Perigo de lipotímia (estimulação do nervo vago).

16 Ponto do Nariz Interno

Localização: Na parte interna do trago no nível do Ponto 13.

Indicação: Rinite, sinusite.

▶ **Atenção!** Perigo de lipotímia (estimulação do nervo vago).

Pontos no Trago de Acordo com Nogier e Bahr

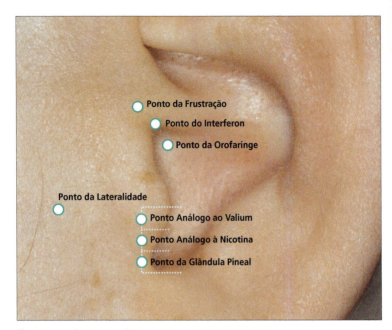

Como encontrar os pontos:
Uma linha horizontal através da porção média do trago e outra linha através da base da incisura intertrágica estão conectadas por uma linha vertical de aproximadamente 3 mm na frente da margem do trago. A distância entre as duas linhas é dividida por três. Na porção média de cada subseção está localizado um dos seguintes pontos: Ponto Análogo ao Valium, Ponto Análogo à Nicotina e Ponto da Glândula Pineal.

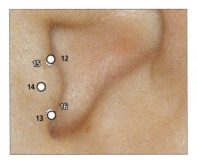

Comparação: Pontos importantes no trago de acordo com a nomenclatura chinesa.
12 Ponto do Ápice do Trago
13 Ponto da Glândula Supra-renal
14 Ponto do Nariz Externo
15 Ponto da Laringe/Faringe
16 Ponto do Nariz Interno

◉ Ponto da Frustração

Localização: No sulco entre o trago e o ramo da hélice.

Indicação: Afecções psicossomáticas.

◉ Ponto do Interferon

Localização: No ângulo da incisura inter-trágica.

Indicação: O ponto tem efeito imunomo-dulador e atividade antiinflamatória.

◉ Ponto da Orofaringe

Localização: Na porção cranioventral da concha inferior.

Indicação: Afecções na área do pescoço, sensação de *globus histericus*, dor de dente.

◉ Ponto da Lateralidade

Localização: Na linha horizontal, aproxi-madamente 3 cm a partir da porção média do trago.

▶ Agulhamento preferido no lado direito no caso de paciente destro, no lado es-querdo no caso de paciente canhoto (ca-nhoto corrigido).

Indicação: Disfunção da lateralidade. O ponto fortalece o equilíbrio emocional, aliviando o estresse. Fornece estabilidade emocional no caso de oscilação direita–es-querda, síndromes psicossomáticas e trata-mento de dependência química.

◉ Ponto Análogo ao Valium (Ponto Tranqüilizante)

Localização: Na porção descendente do trago (ver "Como Encontrar os Pontos", p. 130).

Indicação: Tratamento de dependência química. O ponto tem atividade sedativa geral.

◉ Ponto Análogo à Nicotina

Localização: Logo abaixo do Ponto Aná-logo ao Valium (ver "Como Encontrar os Pontos", p. 130).

Indicação: Tratamento de dependência química.

◉ Ponto da Glândula Pineal

Localização: Abaixo do Ponto Análogo à Nicotina (ver "Como Encontrar os Pon-tos", p. 130).

Indicação: Ritmo circadiano comprometi-do. Um ponto psicossomático de importân-cia fundamental; um ponto adjuvante nos transtornos hormonais.

132 ■ Pontos na Incisura Intertrágica de Acordo com a Nomenclatura Chinesa

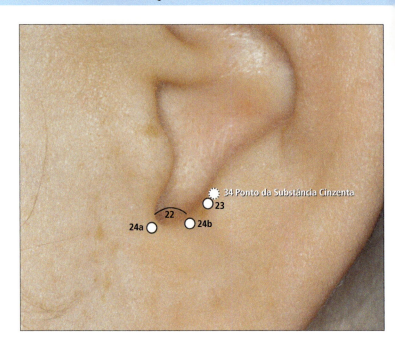

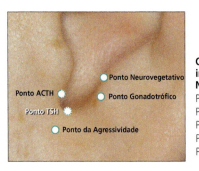

Comparação: Pontos importantes na incisura intertrágica de acordo com Nogier.
Ponto ACTH
Ponto Neurovegetativo
Ponto Gonadotrófico
Ponto TSH
Ponto da Agressividade

● 22 Zona Endócrina

Localização: Na base da incisura intertrágica, em direção à face.

Indicação: Todos os transtornos endócrinos (transtornos ginecológicos e reumatóides, alergias, transtornos cutâneos).

▶ De acordo com *Nogíer*, esta zona corresponde aos pontos das glândulas suprarenal, tireóide e paratireóide.

● 23 Ponto do Ovário (Ponto Gonadotrófico, de Acordo com Nogier)

Localização: Na crista ventral e externa do antitrago (como o "Olho da Cobra" quando se visualiza o antitrago e a antélice como uma cobra).

Indicação: Disfunção ovariana, enxaquecas relacionadas a menstruação e transtornos dermatológicos.

● 24a Ponto do Olho 1
24b Ponto do Olho 2

Localização: Abaixo da incisura intertrágica.

Indicação: Transtornos oculares não-inflamatórios, possivelmente miopia, astigmatismo, atrofia óptica.

● 34 Ponto da Substância Cinzenta (Ponto Neurovegetativo II, de acordo com Nogier)

Localização: Na parte interna do antitrago acima do ponto do ovário.

Indicação: O ponto tem efeito de harmonização, atividade antiinflamatória, atividade analgésica.

134 ■ Pontos da Incisura Intertrágica de Acordo com Nogier

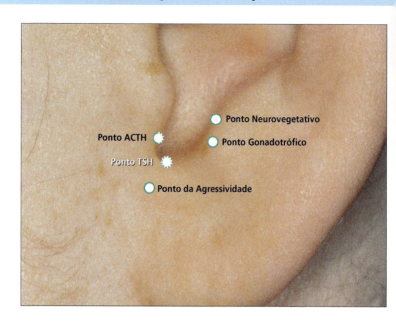

- Ponto Neurovegetativo
- Ponto ACTH
- Ponto Gonadotrófico
- Ponto TSH
- Ponto da Agressividade

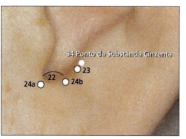

Comparação: Pontos importantes na incisura intertrágica de acordo com a nomenclatura chinesa.

22 Zona Endócrina
23 Ponto do Ovário
24a Ponto do Olho 1
24b Ponto do Olho 2
34 Ponto da Substância Cinzenta

Ponto ACTH (Ponto da Glândula Supra-renal, de Acordo com a Nomenclatura Chinesa)

Localização: Na extremidade caudal para o terço caudal do trago, parte na face interna.

Indicação: Um ponto importante no tratamento dos transtornos reumatóides, asma brônquica, transtornos cutâneos.

Ponto TSH

Localização: Na margem caudal da incisura intertrágica, na face interna.

Indicação: Transtornos da glândula tireóide, transtornos do trato urogenital, transtornos cutâneos, bulimia.

Ponto Gonadotrófico (23, Ponto do Ovário, de Acordo com a Nomenclatura Chinesa)

Localização: Na margem ventral e externa do antitrago (como o "Olho da Cobra" quando se visualiza o antitrago e a antélice como uma cobra).

Indicação: Disfunção sexual, dismenorréia, amenorréia.

Ponto da Agressividade

Localização: Abaixo da margem da incisura intertrágica, em direção à face.

Indicação: Um importante ponto psicotrópico. Tratamento de dependência de drogas.

Ponto Neurovegetativo II

Localização: Na face interna do antitrago, correspondendo aproximadamente ao ponto 34 (Ponto da Substância Cinzenta) na nomenclatura chinesa.

Indicação: O ponto tem atividade analgésica; harmonização neurovegetativa.

Pontos no Antitrago de Acordo com a Nomenclatura Chinesa

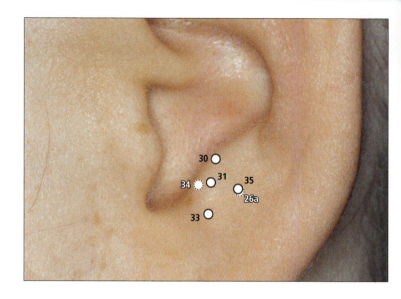

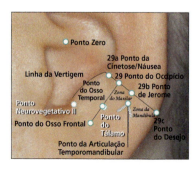

Comparação: Pontos importantes no antitrago de acordo com Nogier.

Fossa Pós-antitrago
29 Ponto do Occipício
29a Ponto da Cinetose/Náusea
29b Ponto de Jerome
29c Ponto do Desejo
Linha da Vertigem de acordo com von Steinburg
Ponto Neurovegetativo II (Ponto da Substância Cinzenta)
Ponto do Tálamo
Ponto do Osso Temporal
Ponto do Osso Frontal
Ponto da Articulação Temporomandibular

Pontos no Antitrago de Acordo com a Nomenclatura Chinesa   137

● 26a Ponto da Hipófise (Ponto do Tálamo, de Acordo com Nogier)

Localização: Na face interna do antitrago, oposto ao Ponto 35.

Indicação: Um ponto analgésico geral.

▶ De acordo com *Nogier*, o ponto afeta o lado ipsilateral do corpo.
▶ **Atenção!** Contra-indicado durante a gravidez.

● 30 Ponto da Glândula Parótida

Localização: No ápice do antitrago.

Indicação: Prurido (forte efeito antipruriginoso), inflamação da glândula parótida, parotidite epidêmica.

● 31 Ponto da Asma

Localização: Entre os Pontos 30 e 33.

Indicação: Bronquite, asma. O ponto afeta o centro respiratório.

● 33 Ponto da Fronte (Ponto do Osso Frontal, de Acordo com Nogier)

Localização: Na parte ventral do antitrago.

Indicação: Transtornos (-algia, -ite) na região da fronte, vertigem.

● 34 Ponto da Substância Cinzenta (Ponto Neurovegetativo II, de Acordo com Nogier)

Localização: Na parte interna do antitrago, acima do ponto Gonadotrófico (ver p. 135, "Olho da Cobra").

Indicação: O ponto tem efeito de harmonização, atividade antiinflamatória e atividade analgésica.

● 35 Ponto Solar

Localização: Na porção média da base do antitrago.

Indicação: Este ponto é utilizado com freqüência na cefaléia, enxaqueca, transtornos oculares, vertigem, insônia.

138 ■ Pontos no Antitrago de Acordo com Nogier

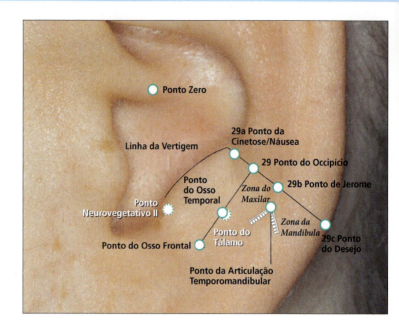

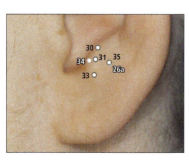

Comparação: Pontos importantes no antitrago de acordo com a nomenclatura chinesa.

26a Ponto da Hipófise
30 Ponto da Glândula Parótida
31 Ponto da Asma
33 Ponto da Fronte
34 Ponto da Substância Cinzenta
35 Ponto Solar

Fossa Pós-antitrago

Localização: Uma linha reta é traçada a partir do Ponto Zero através da incisura entre o antitrago e a antélice até a margem da orelha, sendo denominada Fossa Pós-antitrago. Nesta linha estão localizados importantes pontos de acupuntura (29a, 29b, 29c).

Indicação: Para obter detalhes, ver os respectivos pontos.

29 Ponto do Osso Occipital

Localização: Na Fossa Pós-antitrago, a meio caminho entre os Pontos 29a e 29b. De acordo com a nomenclatura chinesa, a localização do Ponto do Occipício está discretamente mais próxima da face.

Indicação: Um importante ponto analgésico com amplo espectro de atividade. Algias, transtornos cutâneos, transtornos circulatórios funcionais, alergias, vertigem, transtornos neurovegetativos, convalescença.

29a Ponto da Cinetose/Náusea

Localização: Entre a margem da antélice e o Ponto 29 (Ponto do Occipício).

Indicação: Cinetose, vômitos.

29b Ponto de Jerome (Ponto de Relaxamento)

Localização: Na Fossa Pós-antitrago, na intersecção com o Sulco Neurovegetativo.

Indicação: Para harmonia neurovegetativa. Dificuldade para adormecer. No caso de dificuldade de permanecer dormindo, o ponto correspondente atrás da orelha é puncionado.

29c Ponto do Desejo

Localização: Na extremidade da Fossa Pós-antitrago, na intersecção com a margem da orelha.

Indicação: Tem como alvo a terapia de dependência de drogas.

Linha da Vertigem de Acordo com von Steinburg

Localização: Ao longo da Fossa Pós-antitrago e da margem superior do antitrago, discretamente na parte interna.

Indicação: Vertigem.

Pontos no Antitrago de Acordo com Nogier

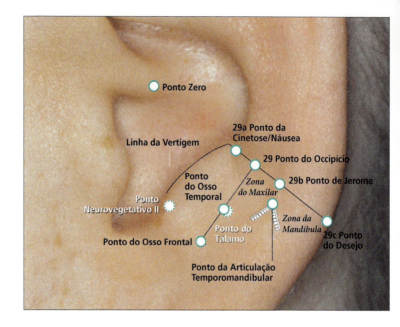

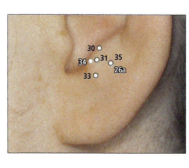

Comparação: Pontos importantes no antitrago de acordo com a nomenclatura chinesa.

26a Ponto da Hipófise
30   Ponto da Glândula Parótida
31   Ponto da Asma
33   Ponto da Fronte
34   Ponto da Substância Cinzenta
35   Ponto Solar

Ponto do Tálamo (26a, Ponto da Hipófise, de Acordo com a Nomenclatura Chinesa)

Localização: Na parte interna do antitrago, oposto ao Ponto do Osso Temporal (Ponto 35, Ponto Solar).

Indicação: Um ponto analgésico geral que afeta o lado ipsilateral do corpo: harmonização neurovegetativa. Ejaculação precoce, frigidez.

▶ No caso de reumatismo articular, utilizar agulhas de ouro.
▶ **Atenção!** Contra-indicado durante a gestação.

Ponto do Osso Temporal (35, Ponto Solar, de Acordo com a Nomenclatura Chinesa)

Localização: No ponto médio do antitrago.

Indicação: Este ponto é utilizado com freqüência. Cefaléia, enxaqueca, transtornos oculares, vertigem, transtornos do sono.

Ponto do Osso Frontal

(33, Ponto da Fronte, de Acordo com a Nomenclatura Chinesa)

Localização: Na parte ventral do antitrago.

Indicação: Transtornos (-algia, -ite) na área da fronte.

Ponto da Articulação Temporomandibular

Localização: Na extremidade caudal do Sulco Neurovegetativo.

Indicação: Transtornos da articulação temporomandibular, cefaléia.

142 ■ Zonas de Projeção da Coluna Espinhal de Acordo com Nogier

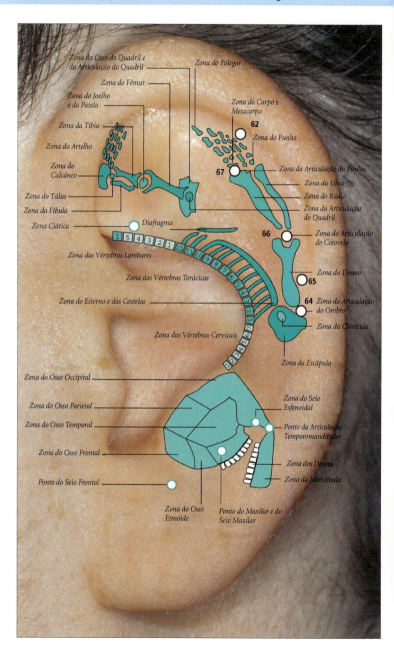

Os ossos cranianos estão projetados na área do antitrago. Mais uma vez, existem múltiplas projeções. O frontal está representado na porção ascendente do antitrago. O etmóide e o maxilar projetam-se mais em direção à borda helicoidal. O parietal está representado na extremidade do antitrago. A projeção do occipital forma a borda na direção dorsal. O temporal está representado na porção média do antitrago. A articulação temporomandibular e a mandíbula com os dentes estão projetados próximo ao occipital.

Os seios paranasais desempenham um papel importante como área de problemas. Eles também estão localizados na região do antitrago. O seio maxilar está projetado na área do maxilar e o seio frontal logo abaixo da área do osso frontal. O osso esfenoidal e os seios etmoidais estão projetados em uma linha nos arredores do seio maxilar.

As zonas de projeção dos membros superiores estão localizadas na área da fossa escafóide, enquanto as dos membros inferiores estão projetadas na fossa triangular.

● 64 Ponto da Articulação do Ombro (Chinês)

Localização: Entre C7 e o Sulco Neurovegetativo (aproximadamente 4 mm medial ao sulco).

Indicação: Síndrome do impacto, dor lateral/ventral no ombro.

● 65 Ponto do Ombro (Chinês)

Localização: No nível de T3, medial ao Sulco Neurovegetativo.

Indicação: Dor na região dorsal do ombro.

● 66 Ponto do Cotovelo (Chinês)

Localização: No nível da zona de projeção da coluna lombar, aproximadamente 4 a 5 mm medial ao Sulco Neurovegetativo.

Indicação: Epicondilite, dor no cotovelo.

● 67 Ponto do Punho (Chinês)

Localização: No alongamento da linha de conexão entre o Ponto Zero e T12, aproximadamente 6 a 7 mm além do Sulco Neurovegetativo.

Indicação: Dor no punho, síndrome do túnel do carpo.

● 62 Ponto dos Dedos da Mão (Chinês)

Localização: Na fossa escafóide cranial, caudal à borda helicoidal.

● 62 Ponto do Polegar (Chinês)

Localização: Imediatamente ventral aos Pontos dos Dedos da Mão.

Indicação: Utilizado na terapia contra a dor.

144 ■ Zonas de Projeção da Coluna Espinhal de Acordo com Nogier

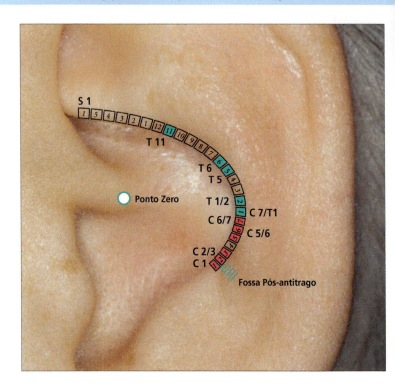

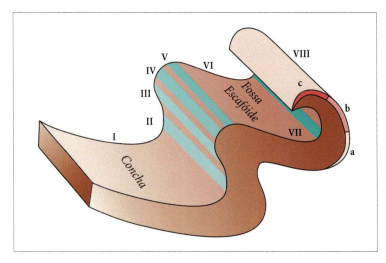

Pontos Neurais Relacionados a Órgãos da Cadeia Paravertebral dos Gânglios Simpáticos

◎ **C1 (Ponto do Gânglio Cervical Superior)**

Localização: Zona II.

Indicação: Zumbido, vertigem.

◎ **C2/3 (Ponto do Gânglio Cervical Médio)**

Localização: Zona II.

Indicação: Patologias cardíacas funcionais.

◎ **C7/T1 (Ponto do Gânglio Cervical Inferior, Ponto do Gânglio Estrelado)**

Localização: Zona II.

Indicação: Zumbido, dor no tórax. Utilizado para detectar áreas de transtorno.

O Alívio Através da Acupuntura Auricular, Corte Transversal (Zonas I a VIII)

I	Zona dos Parênquimas dos Órgãos
II	Zona da Cadeia Paravertebral dos Gânglios Simpáticos
III	Zona dos Pontos de Controle Nervoso das Glândulas Endócrinas
IV	Zona dos Discos Intervertebrais
V	Zona das Vértebras
VI	Zona dos Músculos e Ligamentos Paravertebrais
VII	Sulco Neurovegetativo (Zona de Origem dos Núcleos Simpáticos)
VIII	Zona da Medula Espinhal com projeções dos (a) tratos motores, (b) tratos autonômicos, (c) tratos sensitivos

Pontos de Controle Nervoso das Glândulas Endócrinas

◎ **T11 (Ponto da Glândula Supra-renal)**

Localização: Zona III.

Indicação: Artrite reumatóide. Este ponto tem atividades analgésicas e antiinflamatórias gerais.

◎ **T6 (Ponto do Pâncreas)**

Localização: Zona III.

Indicação: Dispepsia.

◎ **T5 (Ponto da Glândula Mamária)**

Localização: Zona III.

Indicação: Mastopatias, dificuldades com o aleitamento materno.

◎ **T1/2 (Ponto do Timo)**

Localização: Zona III.

Indicação: Transtornos alérgicos.

◎ **C6/7 (Ponto da Glândula Tireóide)**

Localização: Zona III.

Indicação: Doenças da tireóide, osteoporose, consolidação óssea, cãibras.

◎ **C5/6 (Ponto das Glândulas Paratireóides)**

Localização: Zona III.

Indicação: Doenças ósseas, osteoporose, consolidação óssea, cãibras.

Pontos dos Plexos na Concha de Acordo com Nogier

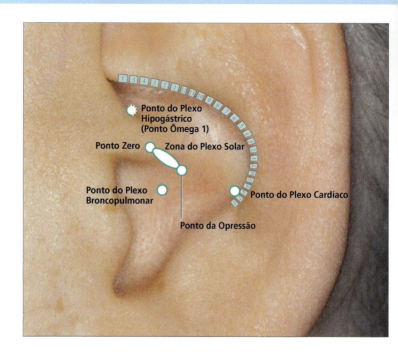

Comparação: Zonas de projeção dos órgãos internos de acordo com Nogier.

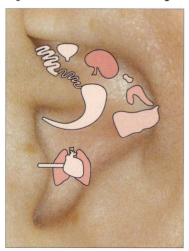

Ponto do Plexo Cardíaco (Ponto Maravilhoso)

Localização: Ventral ao Ponto do Gânglio Cervical Médio, no nível do C2/3.

Indicação: Hipertensão, patologias cardíacas funcionais.

Ponto do Plexo Broncopulmonar

Localização: Na concha inferior, ventral ao Ponto Final da Zona do Plexo Solar (Ponto da Opressão).

Indicação: O ponto tem atividade bronquiolítica.

Zona do Plexo Solar

Localização: A zona incluindo o Ponto Zero (Ponto 82) e o Ponto da Opressão (Ponto 83).

Indicação: Queixas gastrintestinais.

Ponto do Plexo Hipogástrico (Ponto do Plexo Urogenital)

Localização: Na margem superior do ramo da hélice, em direção à concha superior, aproximadamente na porção média entre o Ponto Zero e a intersecção do ramo ascendente da hélice e o ramo inferior da antélice. Idêntico ao Ponto Ômega 1.

Indicação: Queixas gastrintestinais e urogenitais, cólica nefrética.

148 ■ Pontos na Fossa Triangular de Acordo com a Nomenclatura Chinesa

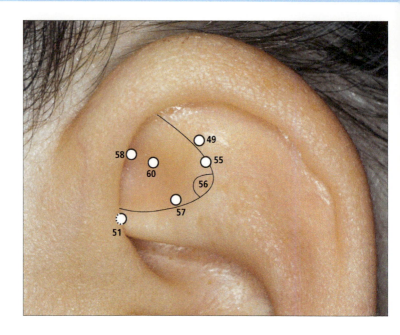

Comparação: Zonas de projeção na fossa triangular de acordo com Nogier.

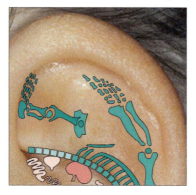

Pontos na Fossa Triangular de Acordo com a Nomenclatura Chinesa

● 49 Ponto da Articulação do Joelho

Localização: Na porção média do ramo superior da antélice.

Indicação: Dor na área do joelho relacionada à função da articulação do joelho.

▶ O Ponto Francês do Joelho está localizado na fossa triangular e representa a anatomia da articulação do joelho.

● 51 Ponto Autonômico (Ponto Simpático, Ponto Neurovegetativo I)

Localização: Na intersecção do ramo inferior da antélice e da hélice.

Indicação: Um ponto importante; harmonização neurovegetativa, estabilização vegetativa de todos os órgãos viscerais.

● 55 Ponto Shenmen (Ponto do Portal Divino)

Localização: Acima do ângulo formado pelo ramo superior e inferior da antélice, mais em direção ao ramo superior da antélice.

Indicação: Um dos pontos de acupuntura auricular mais importantes. Muito eficaz para estabilização emocional; um ponto de importância fundamental em processos álgicos; atividade antiinflamatória.

● 56 Ponto da Pelve

Localização: No ângulo formado pelos ramos superior e inferior da antélice.

Indicação: Dor na área da pelve.

▶ De acordo com Nogier, o Ponto do Quadril e o Ponto da Pelve são idênticos ao Ponto 56.

● 57 Ponto do Quadril

Localização: Na margem inferior da fossa triangular, ventral ao Ponto da Pelve (56).

Indicação: Dor na região do quadril.

● 58 Ponto do Útero

Localização: Na fossa triangular, próximo à hélice.

Indicação: Problemas após a histerectomia, p. ex., dor pós-operatória.

● 60 Ponto da Dispnéia

Localização: Dorsal (e caudal) ao Ponto do Útero (58).

Indicação: Asma brônquica.

Pontos no Ramo Ascendente da Hélice de Acordo com a Nomenclatura Chinesa

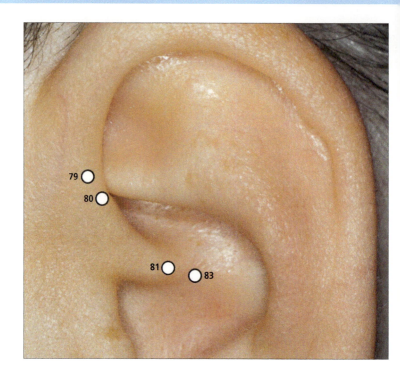

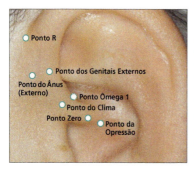

Comparação: Pontos importantes no ramo ascendente da hélice de acordo com Nogier.
Ponto Ômega 2
Ponto R
Ponto dos Genitais Externos
Ponto do Ânus (Externo)
Ponto Ômega 1
Ponto Zero
Ponto da Opressão

78 Ponto da Alergia (Ápice da Orelha)

Localização: Na extremidade da orelha que se forma na prega do pavilhão auricular.

Indicação: Alergias; o ponto tem efeito analgésico e de harmonização emocional.

79 Ponto dos Genitais Externos

Localização: Na porção ascendente da hélice, no nível da intersecção com o ramo inferior da antélice.

Indicação: Todas as formas de impotência; enxaqueca, disúria.

80 Ponto da Uretra

Localização: No nível da intersecção do ramo ascendente da hélice e a margem inferior do ramo inferior da antélice.

Indicação: Infecções do trato urinário, disúria.

82 Ponto do Diafragma

Localização: Na porção ascendente da hélice, cranioventral ao ramo da hélice em uma fóssula distintamente palpável, correspondendo à localização topográfica do Ponto Zero de *Nogier*.

Indicação: Transtornos hematológicos. O ponto tem atividade espasmolítica.

▶ De acordo com *Nogier*, este é o ponto clássico do controle de energia.

83 Ponto da Bifurcação

Localização: Na origem do ramo da hélice.

Indicação: De acordo com a escola chinesa, o ponto não desempenha um papel importante.

▶ De acordo com *Nogier*, Ponto Final da Zona do Plexo Solar (Ponto da Opressão).
▶ O ponto é, amiúde, agulhado nos estados de ansiedade.

Também denominado "Ponto de Ansiedade 2".

152 ■ Pontos na Hélice de Acordo com Nogier

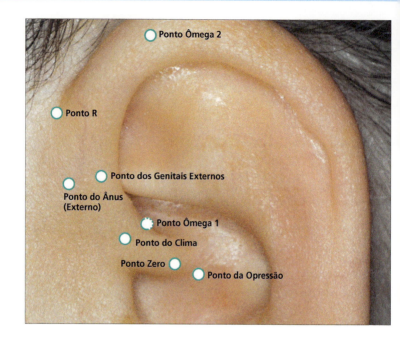

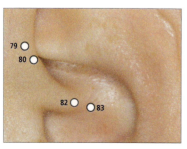

Comparação: Pontos importantes na hélice de acordo com a nomenclatura chinesa.
78 Ponto da Alergia
79 Ponto dos Genitais Externos
80 Ponto da Uretra
82 Ponto do Diafragma
83 Ponto da Bifurcação

Ponto Ômega 2

Localização: Na margem superior da hélice, ventral ao Ponto da Alergia (78) na extremidade da orelha.

Indicação: Um ponto de grande importância para o sistema motor; um ponto para relações comprometidas com o meio ambiente.

Ponto R (de Acordo com Bourdiol)

Localização: Na porção ascendente da hélice, na fóssula na transição para a face.

Indicação: Um ponto adjuvante na psicoterapia.

Ponto dos Genitais Externos

Localização: Na porção ascendente da hélice, no nível do ramo inferior da antélice.

▶ Idêntico ao Ponto 79 da escola chinesa.

Indicação: Todas as formas de impotência, enxaqueca, disúria.

Ponto do Ânus (Externo)

Localização: Na porção ascendente da hélice em direção à face, no nível do ramo inferior da antélice.

Indicação: Queixas no ânus, prurido anal.

Ponto Ômega 1

Localização: Na margem superior do ramo da hélice, na concha inferior, aproximadamente na porção média entre o Ponto Zero e a intersecção da hélice e do ramo inferior da antélice.

Indicação: Transtornos metabólicos, transtornos neurovegetativos, exposição ao amálgama.

Ponto do Clima (de Acordo com Kropej)

Localização: Na porção média entre a incisura intertrágica e a intersecção do ramo inferior da antélice e a hélice.

Indicação: Sensibilidade a alterações no clima. Um ponto adjuvante para *angina pectoris* e enxaqueca, amiúde detectado na orelha direita.

▶ Contra-indicação relativa no caso de gravidez.

Ponto Zero

Localização: No ramo ascendente da hélice, cranioventral à sua origem na fóssula distintamente palpável, correspondendo à localização topográfica do Ponto 82 (Diafragma) da escola chinesa.

Indicação: De acordo com *Nogier*, este é o ponto clássico do controle de energia.

▶ Tratamento com agulhas de ouro no caso de exaustão neurovegetativa, tratamento com agulhas de prata no caso de hiper-reatividade após o agulhamento.

Além disso, o Ponto Zero tem forte atividade espasmolítica. Fora isso, hiper-reflexia e hiporreflexia podem ser tratadas neste ponto no pavilhão auricular.

▶ Tratamento com agulhas de ouro no caso de hiper-reflexia, com agulhas de prata no caso de hiporreflexia.

Ponto da Opressão

Localização: Na origem do ramo da hélice (Ponto Final da Zona do Plexo Solar), correspondendo ao Ponto 83 (Ponto da Bifurcação) da escola chinesa.

Indicação: De acordo com *Nogier*, o Ponto Final da Zona do Plexo Solar também é denominado Ponto da Ansiedade. Conseqüentemente, suas indicações são: estado de ansiedade, queixas gastrintestinais funcionais.

154 ■ Pontos Cobertos no Interior da Hélice de Acordo com Nogier

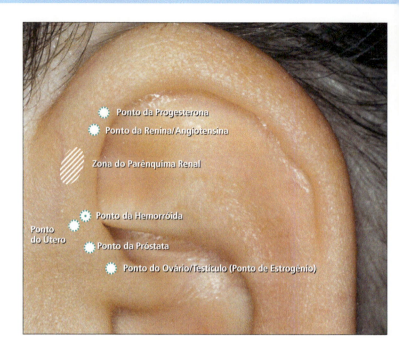

- Ponto da Progesterona
- Ponto da Renina/Angiotensina
- Zona do Parênquima Renal
- Ponto da Hemorróida
- Ponto do Útero
- Ponto da Próstata
- Ponto do Ovário/Testículo (Ponto de Estrogênio)

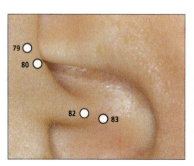

Comparação: Pontos importantes na hélice de acordo com a nomenclatura chinesa.

79 Ponto dos Genitais Externos
80 Ponto da Uretra
82 Ponto do Diafragma
83 Ponto da Bifurcação

Ponto da Progesterona

Localização: Próximo à prega da porção ascendente da hélice, na parte interna, no nível do ramo superior da antélice.

Indicação: Desequilíbrio hormonal, enxaqueca relacionada aos hormônios.

Ponto de Renina/Angiotensina

Localização: Acima da Zona do Parênquima Renal, na parte interna.

Indicação: Hipertensão arterial (tratamento com agulha de prata na orelha direita), hipotensão (tratamento com agulha de ouro na orelha direita).

Zona do Parênquima Renal

Localização: Na parte interna da borda da hélice, aproximadamente no nível da fossa triangular.

Indicação: Doenças renais.

Ponto da Hemorróida (Ponto do Osso Coccígeo)

Localização: Na extremidade do ramo inferior da antélice (coberto pela hélice).

Indicação: Queixas hemorroidais, dor na região coccígea.

Ponto do Útero

Localização: Aproximadamente na intersecção do ramo inferior da antélice e a hélice, na parte interna.

Indicação: Dismenorréia, problemas após a histerectomia.

▶ Acupuntura dos pontos na porção ascendente da hélice é contra-indicada durante a gravidez.

Ponto da Próstata

Localização: Entre o Ponto do Ovário/Testículo e o Ponto do Útero, na parte interna.

Indicação: Prostatite, próstata como área do transtorno.

Ponto do Ovário/Testículo (Ponto do Estrogênio)

Localização: Discretamente acima da incisura intertrágica, na parte interna da porção ascendente da hélice, aproximadamente 2 mm longe da reflexão.

Indicação: Disfunção hormonal, enxaqueca relacionada aos hormônios.

156 ■ Zonas de Projeção dos Órgãos Internos de Acordo com a Nomenclatura Chinesa

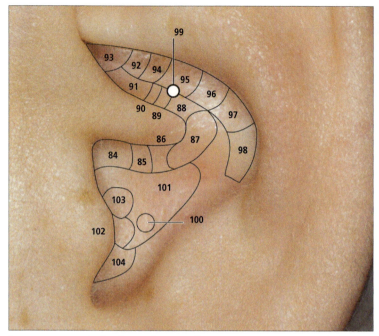

Esses pontos não têm localização fixa mas, em vez disso, estão situados em uma zona. O ponto mais sensível é utilizado para agulhamento.

▶ Os pontos são agulhados de acordo com seu "significado".

▶ Atenção com os pontos circunvizinhos ao meato acústico externo (perigo de lipotímia devido a estimulação do nervo vago).

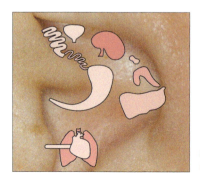

Comparação: Zonas de projeção dos órgãos internos de acordo com Nogier.

84 Zona da Boca

Localização: Concha inferior, próximo à parte superior da incisura intertrágica.

Indicação: Nevralgia do trigêmeo, estomatite.

85 Zona do Esôfago

Localização: Concha inferior, abaixo da porção média do ramo ascendente da hélice.

Indicação: Queixas na região esofágica.

86 Zona do Cárdia

Localização: Concha inferior, dorsal à Zona do Esôfago (85).

Indicação: Problemas gástricos, refluxo gastroesofágico.

87 Zona do Estômago

Localização: Circundando o ramo da hélice.

Indicação: Problemas gástricos, gastrite, úlcera péptica, náuseas, vômito.

88 Zona do Duodeno

Localização: Concha superior, acima do ramo da hélice.

Indicações: Queixas gastrintestinais.

89 Zona do Intestino Delgado

Localização: Concha superior, ventral à Zona do Duodeno (88).

Indicação: Queixas gastrintestinais.

90 Zona 4 do Apêndice

Localização: Concha superior, ventral à Zona do Intestino Delgado (89).

Indicação: O ponto tem atividade linfática.

91 Zona do Intestino Grosso

Localização: Concha superior, oposta à Zona do Ureter (94) e ventral à Zona 4 do Apêndice (90).

Indicação: Queixas gastrintestinais, meteorismo, obstipação, diarréia.

92 Zona da Bexiga

Localização: Concha superior, cranial à Zona do Intestino Grosso (91).

Indicação: Transtornos do trato urogenital, disúria, incontinência.

93 Zona da Próstata

Localização: Concha superior, no ângulo formado pela porção ascendente da hélice e o ramo inferior da antélice.

Indicação: Transtornos da próstata, disúria, impotência.

94 Zona do Ureter

Localização: Concha superior, dorsal à Zona da Bexiga (92).

Indicação: Disúria.

▶ Utilizada, amiúde, combinada à Zona do Rim (95).

95 Zona do Rim

Localização: Na porção média da parte cranial da concha superior.

Indicação: Uma das zonas mais importantes de acupuntura auricular. É utilizada para transtornos do trato urogenital, bem como nos transtornos articulares, queixas menstruais, enxaqueca, insônia, queixas funcionais e transtornos da orelha, e também no tratamento de dependência química.

158 ■ Zonas de Projeção dos Órgãos Internos de Acordo com a Nomenclatura Chinesa

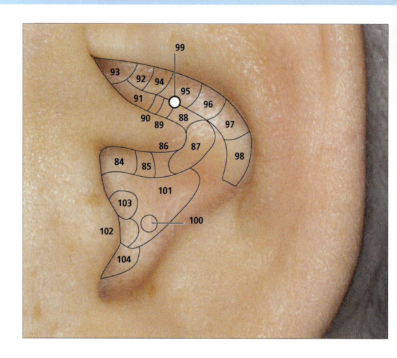

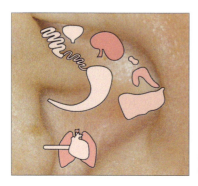

Comparação: Zonas de projeção dos órgãos internos de acordo com Nogier.

Zonas de Projeção dos Órgãos Internos de Acordo com a Nomenclatura Chinesa   159

96 Zona do Pâncreas/Vesícula Biliar

Localização: Concha superior, dorsal à Zona do Rim (95).

▶ De acordo com a localização chinesa, a vesícula biliar está projetada na orelha direita, o pâncreas, na orelha esquerda. De acordo com *Nogier*, a cabeça do pâncreas também se projeta na orelha direita, enquanto o corpo e a cauda estão projetados na orelha esquerda.

Indicação: Colecistopatias, dispepsia.

97 Zona do Fígado

Localização: Na transição das conchas superior e inferior, craniodorsal para a Zona do Estômago (87), próximo à antélice.

▶ Na orelha direita, o fígado está projetado nas Zonas 97 e 98, enquanto sua projeção na orelha esquerda é na Zona 97.

Indicação: Transtornos gastrintestinais, transtornos hematológicos, transtornos cutâneos, transtornos oculares. Esta é uma zona importante utilizada no tratamento de dependência química.

98 Zona do Baço

Localização: Concha inferior, caudal à Zona do Fígado (97), próximo à antélice.

Indicação: Dispepsia, transtornos hematológicos.

99 Ponto da Ascite

Localização: Concha superior, entre as Zonas 88, 89 e 95.

Indicação: Ponto adjuvante nos transtornos hepáticos.

100 Zona do Coração

Localização: No meio da concha inferior.

Indicação: Transtornos neurovegetativos, hipertensão, hipotensão, insônia, ansiedade, problemas cardiológicos, depressão.

101 Zona do Pulmão

Localização: Concha inferior, circundando a Zona do Coração (100).

Indicação: Transtornos do trato respiratório e da pele. Utilizada no tratamento da dependência química, sobretudo durante abstinência de nicotina.

102 Zona dos Brônquios

Localização: Concha inferior, ventral à Zona do Pulmão (101), em direção ao meato externo.

Indicação: Transtornos do trato respiratório.

103 Zona da Traquéia

Localização: Concha inferior, acima da Zona dos Brônquios (102).

Indicação: Transtornos do trato respiratório.

104 Zona do Triplo Aquecedor

Localização: Concha inferior, abaixo da Zona dos Brônquios (102).

Indicação: Um ponto adjuvante nos transtornos hormonais.

160 ■ Zonas de Projeção dos Órgãos Internos de Acordo com Nogier

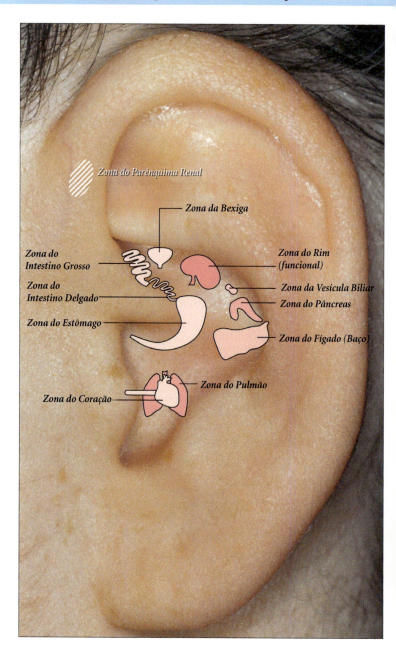

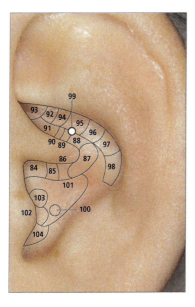

Comparação: Zonas de projeção dos órgãos internos de acordo com a nomenclatura chinesa.

- 84 Zona da Boca
- 85 Zona do Esôfago
- 86 Zona do Cárdia
- 88 Zona do Duodeno
- 89 Zona do Intestino Delgado
- 90 Zona 4 do Apêndice
- 91 Zona do Intestino Grosso
- 92 Zona da Bexiga
- 93 Zona da Próstata
- 94 Zona do Ureter
- 95 Zona do Rim
- 96 Zona do Pâncreas/Vesícula Biliar
- 97 Zona do Fígado
- 98 Zona do Baço
- 99 Ponto da Ascite
- 100 Zona do Coração
- 101 Zona do Pulmão
- 102 Zona dos Brônquios
- 103 Zona da Traquéia
- 104 Zona do Triplo Aquecedor

162 ■ Linhas de Energia e Tratamento no Pavilhão Auricular

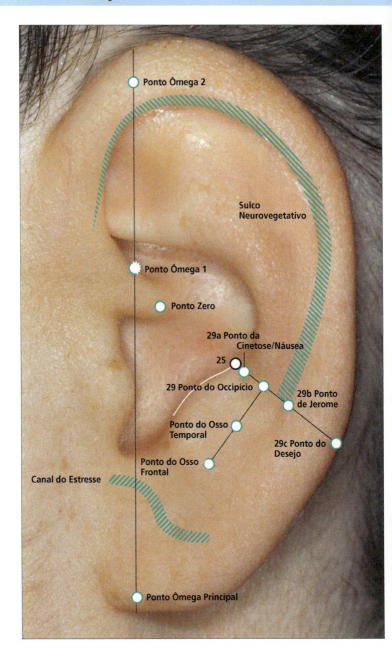

Foram descritas várias linhas de energia e linhas de tratamento no pavilhão auricular. Ao longo das linhas de tratamento são encontrados, amiúde, pontos de acupuntura auricular. Em geral, essas linhas formam uma estrutura básica quando se planeja um esquema de tratamento individual.

Fossa Pós-antitrago

Localização: Uma linha reta é traçada desde o Ponto Zero, através da incisura entre o antitrago e a antélice, até a margem da orelha; esta linha é denominada Fossa Pós-antitrago. Importantes pontos de acupuntura (29a, 29b, 29c) estão localizados nesta linha.

Indicação: Para detalhes, ver os respectivos pontos.

● **29a Ponto da Cinetose/Náusea**

Localização: Na transição do antitrago para a antélice, entre o Ponto 25 (Ponto do Tronco Encefálico, na margem direita da antélice, na transição do antitrago para a antélice) e o Ponto 29 (Ponto do Occipício).

Indicação: Náuseas, vômito e mal da altitude.

● **29 Ponto do Occipício**

Localização: Na fossa pós-antitrago, a meio caminho entre o Ponto da Cinetose/Náusea (29a) e o Ponto de Jerome (29b).

Indicação: Um importante ponto analgésico, em especial para cefaléia.

● **29b Ponto de Jerome (Ponto de Relaxamento)**

Localização: Na Fossa Pós-antitrago, na inserção com o Sulco Neurovegetativo.

Indicação: Um importante ponto com efeito de harmonização no sistema neurovegetativo. Transtornos psicossomáticos, disfunção sexual, insônia.

▶ De acordo com *Nogier*, o agulhamento do Ponto 29b é realizado com agulhas de ouro, nos casos de dificuldade para adormecer, e com agulhas de prata, no caso de dificuldade de continuar dormindo.

● **29c Ponto do Desejo**

Localização: Na extremidade da Fossa Pós-antitrago, na margem da hélice.

Indicação: Transtornos psicossomáticos, tratamento de dependência.

Linha Sensorial

Nogier denomina a linha entre o Ponto do Osso Frontal (33, Ponto da Fronte), o Ponto do Osso Temporal (35, Ponto Solar) e o Ponto do Osso Occipital (29, Ponto do Occipício) de Linha Sensorial. O fluxo energético de sangue para a cabeça é determinado para esta linha, assim como é o caso no ponto de acupuntura sistêmica VG 16.

A Fossa Pós-antitrago e a Linha Sensorial representam dois pilares básicos no tratamento por meio da acupuntura auricular. Os respectivos pontos evidentes podem ser utilizados junto com o segmento relacionado da coluna vertebral para terapia básica no tratamento da dor.

Canal do Estresse

Localização: Existe um canal que avança diagonalmente através do lóbulo. É comum encontrá-lo nos pacientes que estão em situação de estresse ou que não conseguem lidar com o estresse de forma adequada. Este canal tem importância puramente diagnóstica. Não possui uso terapêutico.

164 ■ Linhas de Energia e Tratamento no Pavilhão Auricular

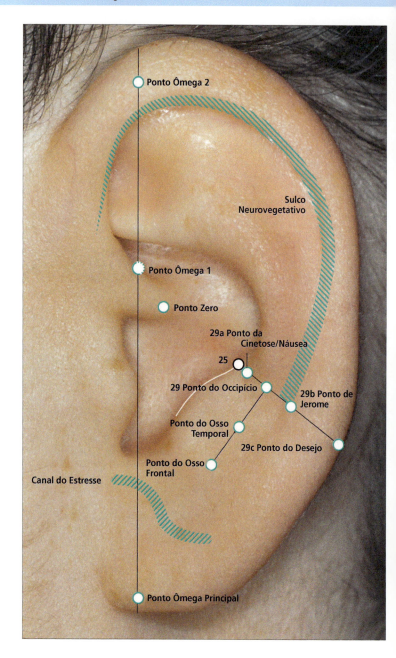

Sulco Neurovegetativo

Localização: O Sulco Neurovegetativo avança cranialmente, a partir da Fossa Pós-antitrago, abaixo da borda da hélice até a intersecção do ramo inferior da antélice e da porção ascendente da hélice.

Indicação: O Sulco Neurovegetativo representa um importante instrumento de tratamento na acupuntura auricular. O sulco deve ser pesquisado à procura de pontos ativos antes de cada tratamento.

Linha dos Pontos Ômega

De acordo com *Nogier*, esta é a linha que conecta os três Pontos Ômega. Esta linha avança verticalmente através da extremidade do trago. *Nogier* divide a orelha em três zonas:

▶ a Zona do Endoderma é atribuída ao metabolismo,

▶ a Zona do Mesoderma é atribuída ao sistema motor,

▶ a Zona do Ectoderma é atribuída à cabeça e ao sistema nervoso central e, portanto, a um nível mais alto de regulação.

De acordo com esta subdivisão, *Nogier* encontrou um ponto controle para cada zona.

● Ponto Ômega 2

Localização: Na margem superior da hélice, ventral ao Ponto da Alergia (78), em uma linha imaginária que avança verticalmente através da extremidade do trago.

Âmbito de ação: Zona do Mesoderma; área inervada pelo nervo auriculotemporal do nervo trigêmeo.

Função: Sistema motor. Um ponto para relações comprometidas com o meio ambiente.

● Ponto Ômega 1

Localização: Na margem superior do ramo da hélice, aproximadamente a meio caminho entre o Ponto Zero e a intersecção da porção ascendente da hélice e o ramo inferior da antélice, em uma linha imaginária que avança verticalmente através da extremidade do trago.

Âmbito de ação: Zona do Endoderma; área inervada pelo nervo vago.

Função: Metabolismo.

● Ponto Ômega Principal

Localização: Na porção inferior ventral do lóbulo, em uma linha imaginária que avança verticalmente através da extremidade do trago.

Âmbito de ação: Zona do Ectoderma; área inervada pelo plexo cervical.

Função: Cabeça e sistema nervoso central.

Linha da Vertigem de Acordo com von Steinburg

Localização: A linha avança ao longo da Fossa Pós-antitrago e na parte interna do antitrago; utilizada no caso de vertigem.

Indicação: Vertigem.

Método de agulhamento: Deve-se procurar o ponto (ou pontos) mais sensível(is) na linha.

Parte 3: Pontos-gatilho

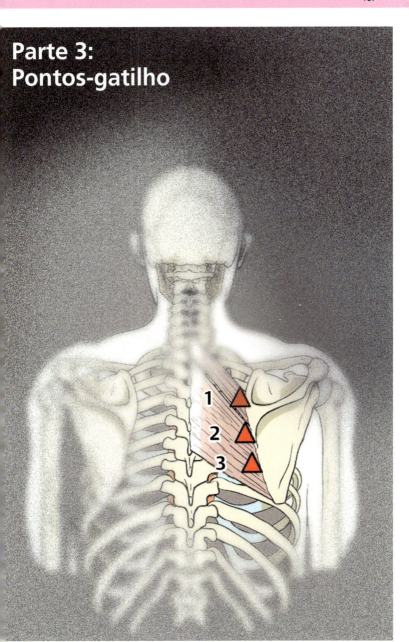

Definição de Pontos-gatilho

O termo *ponto-gatilho* foi criado por *Simons* e *Travell* nos anos 1950. O termo é usado para áreas limitadas de consistência mais firme nos músculos. Eles são dolorosos à palpação e podem conduzir à sensação de dor distante da fonte (dor referida). Os pontos-gatilho são caracterizados por uma resposta de contração muscular local (sinal de *jump*) do músculo durante o agulhamento ou infiltração da área do ponto-gatilho. Freqüentemente, este fenômeno é induzido através da palpação profunda. Um ponto-gatilho é causado pela contração dos sarcômeros em uma fibra muscular. Um nó ou um disco de contração formado por diversas fibras musculares é relativamente fácil de palpar (Fig. 1). As partes restantes da fibra muscular esticam-se e formam uma faixa mais contraída de músculo (faixa tensa) que é igualmente de fácil palpação. Os pontos-gatilho crônicos mostram uma alteração histológica nos discos Z. A eletromiografia (EMG) revela atividade aumentada na região do ponto-gatilho sem detectar atividade do motoneurônio α.

Epidemiologia

De acordo com estudos de *Raspe*, a prevalência de dor lombar ao longo da vida, na Alemanha, é de mais de 80% [1], conseqüentemente, a prevalência, isto é, presença de dor lombar e no momento do questionário, é de aproximadamente 35% [2]. Mais da metade de todos os tratamentos realizados por ortopedistas e 25% daqueles realizados por outros profissionais da saúde são para lombalgia [2]. Outros estudos mostraram que 25% de todos os pacientes de dor lombar respondem por 95% dos gastos financeiros relacionados a distúrbios musculoesqueléticos [3]. Acredita-se que as despesas totais relacionadas a distúrbios musculoesqueléticos atinjam 1% do produto interno bruto nos Estados Unidos [4]. Os gastos financeiros totais na Alemanha com incapacidade devido à dor lombar eram de 17 bilhões de euros em 1998 [5].

Entretanto, seria errado acreditar que as queixas diversas de pacientes com dor lombar são causadas por problemas estruturais graves. Ao contrário, sintomas refratários são induzidos freqüentemente por nada mais do que tensão muscular em combinação com má postura e disfunção secundária dos movimentos articulares. Isso é frustrante para o paciente e para o terapeuta e, finalmente, resulta no encerramento do tratamento convencional com medicamentação e fisioterapia. As taxas de curas espontâneas para síndromes de dor miofacial aguda são altas (mais de 90%), mas as taxas de recidiva também são extremamente elevadas. Como resultado, as doenças recidivantes freqüentemente se transformam em síndromes de dor miofacial crônica.

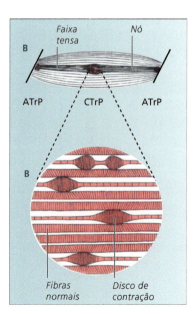

Fig. 1 Diagrama ilustrando um complexo do ponto-gatilho (ATrP = ponto-gatilho acessório; CTrP = ponto-gatilho central).

Fisiologia Muscular

A tensão muscular de repouso está ligada diretamente à atividade do sistema nervoso simpático. A atividade simpática aumentada sempre causa hipertonicidade muscular [6] e os músculos relaxados não mostram nenhuma atividade elétrica no EMG [7]. É importante distinguir entre tônus viscoelástico e atividade contrátil [8]. O tônus viscoelástico é influenciado pelo deslizamento das miofibrilas entre si [9] e diminui durante os movimentos principais [10]. A maior parte das mudanças no tônus muscular está associada a uma mudança na atividade elétrica. Em princípio, o tônus muscular é regulado pelos neurônios γ. Os receptores de alongamento nos feixes musculares respondem às mudanças do comprimento com um reflexo monossináptico; esticar induz, conseqüentemente, uma atividade aumentada dos motoneurônios α. Durante a contração ou em repouso, não esperam-se sinais aferentes nos feixes musculares. Sinais eferentes dos motoneurônios γ estimulam pequenas fibras musculares intrafusais dentro do feixe muscular, de modo que o feixe muscular se contrai. Isto leva a um aumento no tônus muscular. Para proteger o músculo de uma ruptura traumática, existem receptores de alongamento especiais nos órgãos do tendão de Golgi; estes são estimulados durante o alongamento passivo rápido ou contração ativa excessiva do músculo e conduzem a uma redução no tônus muscular pela inibição do reflexo dos motoneurônios α.

Existem diversos fatores que podem alterar o tônus de repouso de um músculo. A dor afeta o tônus dos músculos circunvizinhos. Se a causa da dor está no próprio músculo, os motoneurônios α não demostram nenhuma atividade elétrica. Entretanto, se a dor resulta dos reflexos segmentares, como a dor visceral ou a dor artrogênica, isto freqüentemente leva a um aumento do tônus dos músculos circunvizinhos (Fig. 2) [11].

A tensão emocional também leva a um aumento no tônus muscular e isso é, freqüentemente, restrito a determinadas regiões da circunferência do ombro [12]. Os fatores climáticos, tais como o frio e a umidade, também causam aumento no tônus muscular [13].

Fisiopatologia da Dor Miofascial

As síndromes da dor miofascial geralmente têm início com um estiramento único ou repetitivo de um músculo, tal como estiramento agudo ou, em casos raros, em resposta a um trauma direto numa região específica do músculo [14, 15]. As síndromes da dor miofascial são encontradas freqüentemente nos pacientes que executam movimentos repetitivos, geralmente movimentos do braço e da mão, enquanto mantêm uma postura desfavorável do corpo [16, 17]. Os indivíduos mais afetados são os músicos [18, 19], aqueles que trabalham em computador [20], trabalhadores de linhas de produção industriais [21, 22] e atletas para os quais os movimentos repetitivos causam problemas [23, 24].

A contração do músculo é provocada basicamente por um potencial de ação no motoneurônio do corno anterior. O potencial de ação causa a abertura dos canais iônicos na membrana pré-sináptica da junção neuromuscular (placa motora terminal) e o influxo de íons de Ca^{++} nos terminais

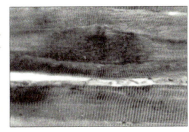

Fig. 2 Nó de contração do músculo grácil de um cão.

do nervo. Isto resulta na liberação de acetilcolina na fenda sináptica, que, por sua vez, conduz à abertura dos canais iônicos na membrana pós-sináptica da fibra muscular e à criação de um novo potencial de ação que se espalha sobre toda a superfície da fibra muscular. O resultado é a despolarização da membrana sarcoplasmática e a liberação de íons Ca^{++} dos compartimentos de armazenamento no citosol, fazendo, assim, com que a fibra muscular se contraia. A menor unidade contrátil é o sarcômero, onde as moléculas de actina e de miosina deslizam entre si e as cabeças de miosina ligam-se firmemente à actina na presença do carreador de energia ATP. A liberação das cabeças de miosina dos filamentos de actina exige mais energia. Na ausência de ATP, as cabeças de miosina não podem ser liberadas das actinas e, assim, formar uma área de rigidez. De acordo com a teoria da crise de energia, as áreas de rigidez que persistem em determinados locais no músculo são a base fisiopatológica da disfunção miofascial [14].

A teoria da crise de energia, em combinação com os resultados de estudos histológicos e eletromiográficos nos pontos-gatilho, fornece a melhor explicação para os fenômenos observados. Entretanto, uma resposta definitiva não é possível atualmente. A hipótese da placa motora terminal, referida por *Simons* [14], ainda não é totalmente suportada pelas evidências atuais. São necessários estudos adicionais.

Fig. **3** Fisiopatologia da síndrome da dor miofascial.

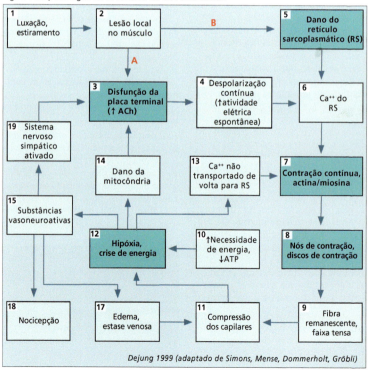

Dejung 1999 (adaptado de Simons, Mense, Dommerholt, Gröbli)

O desenvolvimento de síndrome de dor miofascial é sempre causado pelo uso excessivo, agudo ou crônico, do músculo afetado e pode ser induzido por luxação ou estiramento (Fig. 3). Teoricamente, dois padrões diferentes de lesão são possíveis:

1. Primeiro, ocorre a disfunção das placas terminais. Isto conduz a uma liberação contínua de pequenas quantidades de acetilcolina na fenda sináptica. No motoneurônio α não aparece nenhum potencial de ação. A liberação da acetilcolina causa despolarização permanente da membrana pós-sináptica da fibra muscular. Este potencial de ação é registrado como uma atividade elétrica espontânea da placa terminal [25].

2. Segundo, de acordo com observações mais recentes, uma lesão local no músculo pode conduzir a um dano traumático do retículo sarcoplasmático e, assim, a uma liberação aumentada de íons de Ca^{++}. Foi observada determinada distância entre a placa terminal e o disco de contração, ou o nó de contração, e esta anomalia foi levantada por *Pongratz* como a causa dos subseqüentes processos fisiopatológicos [26].

O conseqüente potencial de ação se espalha em todas as direções sobre a membrana da fibra muscular e alcança o retículo sarcoplásmático dentro da fibra por meio dos túbulos transversais (túbulos T). Isto resulta na liberação permanente de íons de Ca^{++}.

Também se discute sobre uma fenda no retículo sarcoplasmático como causa fisiopatológica da formação do ponto-gatilho. Uma placa terminal danificada ou um compartimento de íon cálcio danificado causa contratura permanente dos sarcômeros. Isto consome grandes quantidades de cálcio e de ATP. Assim, diversos sarcômeros contraídos causam nós ou discos de contração, e a combinação de discos e nós de contração de uma fibra muscular forma, então, um ponto-gatilho palpável. As partes restantes das fibras musculares afetadas ficam esticadas e dão forma a uma faixa tensa palpável. O alongamento das fibras musculares afetadas causa estrangulamento dos capilares e, então, isquemia do músculo todo. A depleção de ATP quando há demanda aumentada de ATP causa uma crise de energia da seção do músculo envolvido. Isto é realçado pela hipóxia, com queda na pressão parcial de oxigênio para zero no do ponto-gatilho. A hipóxia danifica as mitocôndrias e realça, assim, a deficiência orgânica da placa terminal. A falta de energia impede o deslocamento de filamentos de actina e de miosina, criando uma área rígida (Fig. 4).

A hipoxemia e a crise de energia do músculo causam a liberação de substâncias vasoneu-

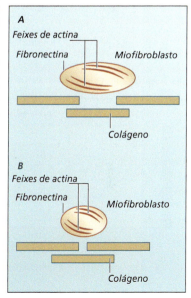

Fig. **4 Estruturas de tecido conjuntivo que se formaram recentemente durante a fase de restauração.** Após duas semanas, elas começam a se contrair em resposta à atividade dos miofibroblastos.

roativas, tais como a bradicinina, a serotonina, a histamina e a substância P, o que resulta em hiperemia na região que cerca o ponto-gatilho. A permeabilidade vascular aumentada cria um edema local associado à congestão venosa reativa da estase e do influxo nas arteríolas. Isto realça ainda mais a isquemia dentro do ponto-gatilho. A transição entre os metabolismos aeróbico e anaeróbico causa acidose no tecido, o que, por sua vez, conduz à sensibilização e à estimulação dos nociceptores musculares (Fig. 5). A liberação de substâncias vasoneuroativas leva à ativação do sistema nervoso simpático. A atividade simpática aumentada conduz à liberação aumentada do acetilcolina e, assim, potencializa a disfunção da placa terminal.

Os mecanismos patológicos mencionados anteriormente são realçados pelos fatores que resultam da condição do paciente: falta de exercício, junto com insuficiência de fluxo nos capilares dos músculos e formação precária das mitocôndrias, promovendo um ciclo vicioso. A princípio, todos os fatores que aumentam o tônus muscular conduzem ao estrangulamento dos capilares. A miogelose, por sua vez, interfere na função dos nervos motores e, portanto, possui um efeito negativo direto na capacidade funcional da placa terminal [27].

Recentemente, o tratamento da fáscia ganhou uma atenção maior, especialmente devido à avaliação osteopática. De acordo com *Paoletti* [28], as fáscias são estruturas de tecidos conjuntivos básicos que interconectam todos os sistemas do órgão. Especialmente nos músculos, existem estruturas fasciais que contêm elementos contráteis. Para o corpo conseguir um aproveitamento otimizado, os músculos são dotados de uma fáscia espessa, de maneira a proporcionar o suporte postural. As fáscias são capazes de receber a tensão do músculo e manter o tônus desejado. Assim, o corpo é capaz de manter sua postura durante longos períodos de tempo com menor uso possível da energia [28, 29].

A miogelose crônica dos músculos contendo pontos-gatilho leva à reestruturação da fáscia e dos músculos sob a forma de esclerose do tecido conjuntivo. Isto tem consequências terapêuticas consideráveis. Portanto, a manipulação manual ou o tratamento apenas dos pontos-gatilho não é suficiente para liberar a região articular. Dessa maneira, as retrações fasciais precisam ser tratadas ao mesmo tempo [30, 31].

Fig. 5 Determinação da pressão parcial de oxigênio (pO$_2$) nos músculos tensos das costas.

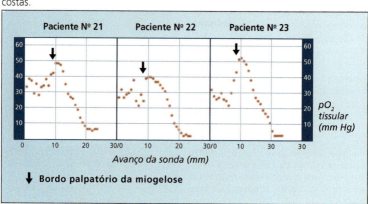

Cronificação das Síndromes da Dor Miofascial

O tratamento de pontos-gatilho agudos no contexto de uma lesão a curto prazo por uso excessivo geralmente não traz nenhum problema. Após o tratamento dos pontos-gatilho, os sintomas desaparecerão completamente. Somente as síndromes de dor miofascial crônicas trazem dificuldades terapêuticas consideráveis. A sensibilidade periférica no ponto-gatilho já foi descrita [14]. O influxo contínuo de sinais nociceptivos no corno posterior conduz a uma alteração do tipo bloqueio nos neurônios da medula espinhal. A reorientação dos inter-neurônios, por sua vez, leva à sensibilização do primeiro ou segundo neurônio de projeção no corno posterior. O neurônio que possui uma faixa de ação mais abrangente (neurônio WDR) emite sinais nociceptivos ao tálamo através da via ascendente no trato espinotalâmico anterior. Aqui, a transmissão do sinal é feita através das cápsulas interna e externa do sistema límbico e de lá ao córtex cerebral. O reagrupamento também ocorre no cérebro, com alteração nas zonas da projeção dos músculos afetados (ou regiões do corpo) e com representação exagerada, causando uma mudança no mapa da mente. Freqüentemente ocorre alteração no sistema descendente inibidor da dor. É através desses mecanismos que um distúrbio originalmente nociceptivo periférico evolui de segmentar para regional e, finalmente, para um distúrbio de dor sistêmica. A última condição interfere consideravelmente no dia-a-dia porque o paciente apresenta mudanças na percepção da dor e, freqüentemente, desenvolve também estratégias desfavoráveis para lidar com ela. A integração desse distúrbio em um modelo biopsicossocial da doença [32] não é difícil somente para o paciente mas igualmente para o médico que freqüentemente aceita facilmente o conceito do paciente da doença, que enfatiza o padrão típico causa-e-efeito ("se eu tenho uma doença, o tratamento apropriado irá me curar").

Deve-se considerar igualmente que estratégias desfavoráveis para lidar com o problema, tais como a sensação de desamparo e de desespero [33] e insatisfação no ambiente de trabalho [34], são fatores predisponentes importantes para resultados desfavoráveis no tratamento. Entretanto, é essencial que todo o conceito terapêutico multimodal para esse distúrbio de dor miofascial crônica inclua a terapia do ponto-gatilho.

Considerações Básicas da Terapêutica

Para tratar corretamente os pontos-gatilho, o músculo afetado deve ser adequado ao sistema de tensão miofascial. Este sistema foi descrito por *Richardson* e *Jull et al.* em 1999 [35]. Neste sistema, a camada interna profunda do músculo representa a estrutura osteoligamentar que é essencial para a estabilidade segmentar. A camada externa superficial é formada, em sua maior parte, pelos músculos longos, multiarticulares, que funcionam primeiramente como músculos motores. Entre essas duas camadas está uma camada de músculos responsáveis pelo equilíbrio e a estabilidade segmentar ativa.

Músculos locais como os espinhais são exemplos de *camada profunda*: músculo rotador, músculo multífido, músculo longo do pescoço e músculo reto da cabeça. Os dos membros superiores incluem os músculos infra-espinhais e supra-espinhais, o músculo subescapular, o músculo redondo menor e, nos membros inferiores, os músculos vastos mediais e o músculo poplíteo. Exemplos de *camada intermediária* são: músculo oblíquo externo, músculo multífido, músculo deltóide e os músculos vastos laterais, intermediários e mediais. Exemplos do funcionamento global e dos músculos multiarticulares da *camada superficial* são os músculos retos abdominais, músculo esternocleidomastóideo, músculos escalenos, músculo trapézio, músculo latíssimo do dorso, músculo bíceps braquial (cabeça longa), músculo reto femoral e músculo bíceps crural.

174 ■ Definição de Pontos-gatilho

A relevância clínica desta subdivisão é óbvia. O treinamento dos músculos locais é altamente recomendado para prevenir instabilidades segmentares. Estudos têm demonstrado seu efeito a longo prazo no contexto de programas de reabilitação para a redução de dor recorrente [36]. O desconforto nos músculos locais é, muitas vezes, acompanhado por queixas osteomusculares [37, 38].

As disfunções dos músculos multiarticulares são associadas, freqüentemente, com as queixas musculoesqueléticas agudas, porém com menos freqüência com queixas crônicas [39, 40]. Freqüentemente, existe uma atividade prévia associada com a contração muscular. Este tipo de músculo tem uma tendência para atrofia muscular com redução extrema na circunferência muscular. Em comparação, os músculos locais mostram redução nas fibras tipo I, neste caso a circunferência dos capilares e das fibras é claramente reduzida enquanto a porção de tecido adiposo e conjuntivo é aumentada.

O exame clínico deste grupo de músculos envolve a tensão voluntária seletiva submáxima. No caso dos músculos monoarticulares globais, os testes de função do músculo são executados para força, resistência e equilíbrio, enquanto os músculos multiarticulares globais são testados para sensibilidade do alongamento, testes de provocação e equilíbrio muscular e pelo teste das estruturas neurais.

Exame e Terapia de Ponto-gatilho Específico

A ferramenta diagnóstica mais importante é, em primeiro lugar, pensar na possibilidade de que os pontos-gatilho podem estar presentes. Os pontos-gatilho são indicados por queixas características do paciente, em que as zonas de sobreposição da projeção de diferentes pontos-gatilho exigem que o terapeuta seja extremamente conhecedor de anatomia e fisiologia.

Os pontos-gatilho são encontrados freqüentemente no centro do ventre do músculo. A palpação unidigital, ou palpação com indicador e polegar (preensão em pinça), fornece rapidamente a orientação. Uma resposta de contração muscular local do músculo pode, freqüentemente, ser provocada na área do ponto-gatilho, e esta resposta é acompanhada por radiação característica da dor para as zonas de projeção do ponto-gatilho. Freqüentemente, os pontos-gatilho satélites correspondentes também estão presentes, e estes também devem ser tratados.

Há muitas opções para o tratamento de pontos-gatilho. Agulhamento a seco é o método mais eficaz [41]; envolve a inserção de uma agulha de acupuntura diretamente no nó da contração e a manipulação da agulha tipo rotação como ventilador a fim de provocar respostas de contração muscular local. Essas respostas são induzidas por tanto tempo quanto necessário para inativar o ponto-gatilho, o que pode ser confirmado pela palpação, uma vez que o nó de contração tenha se dissolvido. O agulhamento a seco é seguido pelo alongamento direcionado do músculo. As técnicas de alongamento devem ser demonstradas ao paciente e sugeridas como exercícios para serem feitos em casa para prevenir recidivas.

No caso da tensão crônica, é essencial o uso da fascioterapia utilizando as técnicas da medicina manual. É recomendado que qualquer disfunção articular – fonte de reincidências dos pontos-gatilho – seja tratada do mesmo modo por técnicas manuais.

O agulhamento úmido, isto é, a injeção terapêutica de anestésico local, geralmente não é necessário e não oferece nenhuma vantagem sobre o agulhamento seco porque seu efeito não depende do anestésico local. A princípio, outros métodos terapêuticos, tais como a liberação miofascial, a massagem do acuponto combinada com a compressão isquêmica, ou a estimulação nervosa elétrica transcutânea pontual (PuTENS), podem ser empregados [42]. Menos apropriadas são as eletroterapias ou uso de TENS. O último método, entretanto, é de grande valor no contexto do tratamento da dor generalizada nas síndromes de dor miofascial.

Definição de Pontos-gatilho   175

Músculo Temporal

Descrição do Músculo

Origem: Lâmina profunda da fáscia temporal, plano temporal, fáscia temporal do osso esfenóide, parte posterior do osso zigomático.

Inserção: Processo coronóide da mandíbula, em sua superfície medial, em direção ao terceiro molar.

Inervação: Nervos temporais profundos provenientes do nervo mandibular (divisão mandibular do nervo trigêmeo, terceira divisão do quinto nervo craniano).

Ação: Fecha a mandíbula;
parte posterior: retrai o maxilar inferior, auxilia os movimentos da mastigação.

Outros: A artéria temporal superficial avança sobre o músculo; divide-se em ramos parietal e frontal na área temporal.

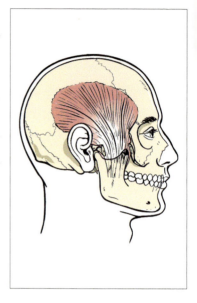

Pontos-gatilho no Músculo Temporal

Comentários Preliminares

Existem quatro áreas de ponto-gatilho no músculo temporal que podem ser encontradas em uma linha imaginária avançando em direção da orelha, começando na porção inferior do músculo no nível do ângulo lateral do olho. Esses pontos-gatilho são ativados por má oclusão, traumatismos diretos ou imobilização prolongada, mas também por intervenções odontológicas ou fatores psicogênicos (p. ex., bruxismo ou pressão dos dentes) e, menos freqüentemente, por fatores climáticos externos (p. ex., frio). Também devem ser considerados os pontos-gatilho no músculo masseter ipsilateral e no músculo temporal contralateral. Os músculos envolvidos com menos freqüência são os pterigóideos medial e lateral, unilateral ou bilateralmente. Os pontos-gatilho satélites aparecem como zonas dolorosas nas porções superiores do músculo trapézio e no músculo esternocleidomastóideo. O diagnóstico diferencial deve incluir arterite temporal, polimialgia reumática e polimiosite.

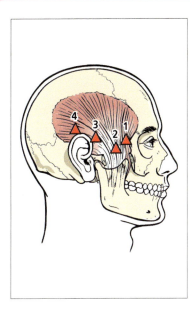

Entretanto, nessas condições não existem as áreas típicas de irradiação da dor que caracterizam os pontos-gatilho.

Exame dos Pontos-gatilho

As regiões dos pontos-gatilho são palpadas com o paciente com a boca aberta cerca de 2 cm e com a cabeça fixa. Existem enrijecimentos locais do músculo sensíveis à pressão com irradiação típica da dor. O lado interno do processo coronóide também é examinado com palpação intra-oral. O músculo apresenta faixas tensas nas quais pode ser deflagrada breve contração local (resposta local).

Tratamento dos Pontos-gatilho

Evitando os ramos da artéria temporal, as agulhas são inseridas de forma convencional nos pontos-gatilho, permanecendo no local por 20 minutos. Alternativamente, os músculos contraídos podem ser relaxados diretamente por meio da estimulação intramuscular com a agulha da acupuntura. Outra opção a ser considerada consiste em infiltrar o ponto-gatilho com anestésico local de baixa concentração. Este procedimento é seguido pelo alongamento passivo do músculo, utilizando até mesmo relaxamento pós-isométrico, se necessário.

Pontos-gatilho e Áreas de Dor Irradiada

▲ Músculo Temporal, Ponto-gatilho 1

O ponto, localizado na parte anterior do músculo, mostra as seguintes áreas de dor irradiada: os incisivos do maxilar, a asa lateral inferior do nariz, o supercílio e a parte anterior do osso temporal.

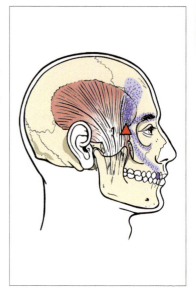

▲ Músculo Temporal, Ponto-gatilho 2

O ponto-gatilho 2 está localizado na porção anterior da parte medial do músculo. Sintomas de irradiação são encontrados na região do dente canino e do primeiro pré-molar do maxilar. Outras dores irradiadas são encontradas no sentido cranial ao ponto-gatilho.

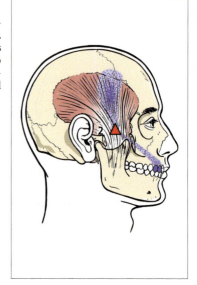

▲ Músculo Temporal, Ponto-gatilho 3

Localizadas em frente ao pavilhão auricular, as áreas de dor irradiada estão situadas na região molar do maxilar e também ao longo das fibras centrais do músculo temporal, acima da zona do ponto-gatilho.

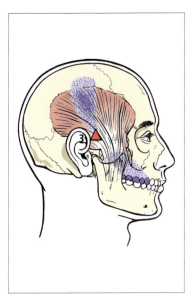

▲ Músculo Temporal, Ponto-gatilho 4

Localizada por trás do pavilhão auricular, sua área de dor irradiada avança ao longo das fibras dorsais do músculo temporal.

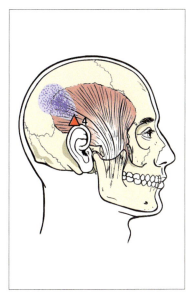

Pontos de Acupuntura Importantes e Suas Localizações

● E 8

Localização: 0,5 *cun* a partir da linha frontal de implantação do cabelo em direção ao cabelo, no ângulo desta linha com a linha temporal de implantação do cabelo e avançando perpendicularmente ao mesmo. Portanto, o ponto está situado 4,5 *cun* lateral ao ponto de acupuntura VG 24.

● EX-CP 5 (Extra 5, Taiyang)

Localização: Aproximadamente 1 *cun* em direção à orelha a partir do centro da linha que conecta a extremidade do supercílio ao ângulo lateral do olho.

● E 7

Localização: No centro da depressão abaixo do arco zigomático, isto é, na incisura mandibular entre o processo coronóide e o processo condilar da mandíbula.

O côndilo mandibular pode ser facilmente palpado anterior ao trago (este desliza para a frente quando o indivíduo abre a boca). Na depressão logo em frente ao trago está situado o ponto de acupuntura E 7. Este ponto é localizado e a agulha é introduzida quando a boca está fechada.

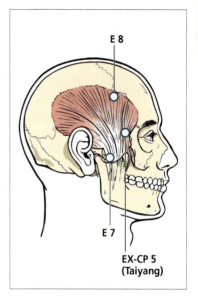

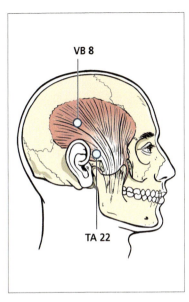

○ TA 22

Localização: No nível da inserção auricular, discretamente ventral e cranial ao ponto de acupuntura TA 21, dorsal à artéria temporal superficial.

○ VB 8

Localização: 1,5 *cun* acima do ápice do pavilhão auricular.

Aspectos Gnatológicos do Músculo Temporal, Parte Anterior

Aspectos funcionais:
Músculo adutor (fecha a boca).

Palpação:
Aproximadamente 1 cm atrás da margem orbital lateral.

Sintomas:
Cefaléia parietal,
pressão central dos dentes,
desgaste quase central dos dentes.

Dor irradiada:
Dor nos incisivos medial e lateral do maxilar (queixas na região pulpar, hipersensibilidade, resposta álgica prolongada aos estímulos térmicos), às vezes, sensação de pré-contato;
em direção à têmpora,
a partir da têmpora, através do osso do maxilar, em direção aos incisivos superiores,
na direção parietal,
na direção supra-orbitária,
na direção retrobulbar.

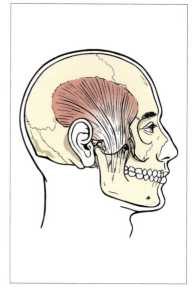

Aspectos Gnatológicos do Músculo Temporal, Parte Medial

Aspectos funcionais:
Apenas com a parte medial: músculo adutor (fecha a boca),
junto com a parte posterior: músculo retrator.

Palpação:
Cranial à orelha.

Sintomas:
Cefaléia temporal,
cefaléia occipital.

Parafunção:
Protrusão,
retrusão.

Dor irradiada:
Na laringe,
em direção às têmporas,
a partir das têmporas, através do arco zigomático, para a porção lateral do maxilar e o arco zigomático para o dente canino e o primeiro pré-molar superior,
dor na área do dente canino e no primeiro pré-molar superior (queixas relacionadas a polpa dentária, hipersensibilidade, resposta dolorosa prolongada aos estímulos térmicos), algumas vezes sensação de pré-contato.

Aspectos Gnatológicos do Músculo Temporal, Parte Posterior

Aspectos funcionais:
Junto com a porção medial: músculo adutor (fecha a boca),
quando apoiada pela porção medial: músculo retrator.

Palpação:
Cranial à orelha.

Sintomas:
Cefaléia temporal,
cefaléia occipital.

Parafunção:
Protrusão,
retrusão,
contribui para o deslocamento dos côndilos e leva a disfunções secundárias do disco articular (deslocamento do disco).

Dor irradiada:
Para a laringe,
em direção à têmpora,
a partir da têmpora, para o arco zigomático, para a face lateral do maxilar e para a mucosa e os molares,
dor na área do segundo pré-molar e molares do maxilar (queixas relacionadas a polpa dentária, hipersensibilidade, resposta dolorosa prolongada aos estímulos térmicos), algumas vezes sensação de pré-contato.

Descrição do Músculo

Origem: Parte superficial: borda inferior da superfície lateral e processo temporal do osso zigomático;
parte profunda: borda inferior da superfície medial do arco zigomático.

Inserção: Parte superficial: ângulo e ramo da mandíbula, em direção à região dos segundos molares;
parte profunda: em direção ao terço superior do ramo da mandíbula (tuberosidade massetérica) e em direção à base do processo coronóide.

Inervação: Nervo massetérico proveniente do nervo mandibular (ramo mandibular do nervo trigêmeo).

Ação: Eleva a mandíbula, fecha o maxilar, auxilia a protrusão.

Outros: A artéria facial cruza a borda da mandíbula na margem anterior do músculo.

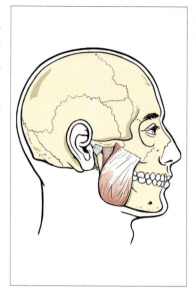

Pontos-gatilho no Músculo Masseter

Comentários Preliminares

O músculo masseter tem um total de sete pontos-gatilho, dos quais seis estão localizados na parte superficial e apenas um na porção mais profunda do músculo. Os pontos-gatilho podem ser ativados por bruxismo, fatores psicogênicos, função comprometida da articulação temporomandibular (p. ex., resultante de má oclusão), pela falta de dentes ou por movimentos mandibulares insatisfatórios resultantes da posição errônea dos dentes. Traumatismos agudos e distensão aguda também podem contribuir para a ativação. Entretanto, amiúde, os pontos-gatilho são ativados por meio de pontos-gatilho primários no músculo esternocleidomastóideo. Os pontos-gatilho secundários estão localizados no músculo temporal e no músculo pterigóideo medial e, menos amiúde, no músculo masseter contralateral.

Exame dos Pontos-gatilho

Com a boca aberta cerca de 2 cm, o exame das regiões do ponto-gatilho é realizado pressionando-se as zonas de ponto-gatilho com suporte intra-oral. A dor irradiada típica pode ser deflagrada e as faixas tensas podem ser palpadas no músculo.

Tratamento dos Pontos-gatilho

As agulhas são inseridas nos pontos-gatilho de forma convencional e deixadas no local por 20 minutos. O relaxamento das faixas tensas é obtido por meio de estimulação intramuscular. Se necessário, também é possível realizar infiltração do ponto-gatilho com um anestésico local. Depois disso, o alongamento passivo do músculo é realizado puxando-se o maxilar para baixo e para a frente; a seguir, o paciente realiza esta manobra sozinho.

Pontos-gatilho e Áreas de Dor Irradiada

▲ Músculo Masseter, Pontos-gatilho 1 e 2

Os pontos-gatilho 1 e 2 estão localizados na parte superficial do músculo, no nível dos dentes do maxilar. A dor é irradiada para os molares e pré-molares, bem como para o maxilar. É possível confundir esta condição com sinusite maxilar.

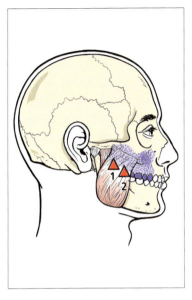

▲ Músculo Masseter, Pontos-gatilho 3 e 4

Os pontos-gatilho 3 e 4 são encontrados no nível do centro da mandíbula. A dor é irradiada para a mandíbula na frente do músculo masseter e para a região dos pré-molares e molares inferiores.

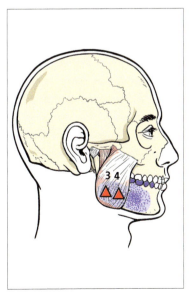

▲ Músculo Masseter, Pontos-gatilho 5 e 6

Os pontos-gatilho 5 e 6 são encontrados na inserção da porção superficial; as áreas de dor irradiada são o osso mandibular, o supercílio e, possivelmente, a região entre o ângulo da mandíbula e o supercílio ipsilateral.

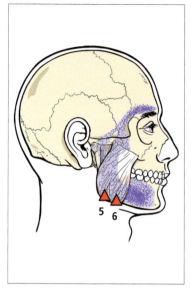

▲ Músculo Masseter, Ponto-gatilho 7

O ponto-gatilho 7 está localizado na frente da articulação temporomandibular, na porção profunda do músculo masseter. A dor está localizada na articulação temporomandibular e na região da concha inferior da orelha. Uma dor constante também está presente em toda a região do músculo masseter.

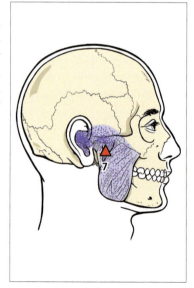

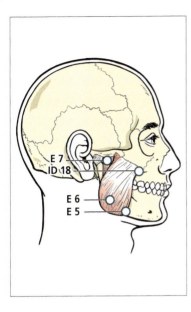

Pontos de Acupuntura Importantes e Suas Localizações

● E 5

Localização: Ventral ao ângulo da mandíbula, na margem anterior do músculo masseter. A pulsação da artéria facial pode ser palpada neste ponto.

● E 6

Localização: Começando a partir do ângulo da mandíbula, o ponto de acupuntura E 6 está situado aproximadamente 1 *cun* na direção craniofacial. O músculo masseter pode ser palpado aqui, durante a mordida.

● E 7

Localização: No centro da depressão abaixo do arco zigomático, isto é, na incisura mandibular entre o processo coronóide e o processo condilar da mandíbula.

O côndilo mandibular pode ser facilmente palpado na frente do trago (desliza para a frente com a abertura da boca). Na depressão em frente ao côndilo mandibular está situado o ponto de acupuntura E 7.

● ID 18

Localização: Na borda inferior do arco zigomático, verticalmente abaixo do ângulo externo do olho, na margem anterior do músculo masseter.

Aspectos Gnatológicos do Músculo Masseter, Parte Superficial

Aspectos funcionais:
Músculo adutor (fecha a boca), músculo transferidor

- auxilia a mediotrusão quando contraído de um lado,
- auxilia a protrusão quando contraído em ambos os lados.

Palpação:
Quando relaxado e em contração máxima:

- na origem abaixo do arco zigomático, no ventre do músculo,
- com dois dedos na inserção enquanto a boca está aberta, 1 cm cranial para o ângulo da mandíbula, na aponeurose,
- com as duas mãos na parte dorsal do corpo da mandíbula.

Sintomas:
No caso de dor intensa: trismo (incapacidade de abrir a boca normalmente), bruxismo, principalmente em protrusão

- no dente canino, quando contraído em um lado,
- na borda dos incisivos, quando contraído nos dois lados.

Dor irradiada:
A partir da área do pré-maxilar, em direção retrobulbar e para o seio maxilar (sintomas semelhantes aos da sinusite), para as áreas de distribuição do nervo infra-orbital e divisão maxilar do nervo trigêmeo, maxilar (no osso), mucosa da porção lateral do maxilar.

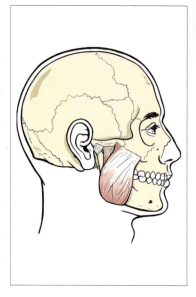

Ponto-gatilho na parte cranial:
Dor no segundo pré-molar, primeiro e segundo molares do maxilar (queixas na região pulpar, hipersensibilidade, resposta álgica prolongada aos estímulos térmicos).

Ponto-gatilho na parte medial:
Dor no segundo pré-molar, primeiro e segundo molares inferiores (queixas na região pulpar, hipersensibilidade, resposta álgica prolongada aos estímulos térmicos);
dor na mandíbula, na região dos molares.

Ponto-gatilho na parte inferior:
Dor irradiando para o arco zigomático e para a área temporal anterior, em direção suborbital para todo o supercílio e arco supra-orbital;
em raros casos: zumbido unilateral.

Músculo Pterigóideo Lateral

Descrição do Músculo

Origem: Cabeça superior: fáscia infratemporal e crista infratemporal da asa maior do osso esfenóide;
cabeça inferior: superfície lateral da lâmina pterigóide do osso esfenóide;
cabeça caudal: entre as duas cabeças do músculo pterigóideo medial.

Inserção: Borda superior da depressão pterigóide da mandíbula, cápsula articular e disco intra-articular da articulação temporomandibular.

Inervação: Nervo pterigóide lateral oriundo do nervo mandibular (ramo mandibular do nervo trigêmeo).

Ação: Abaixa a mandíbula, realiza movimento de protrusão, move a mandíbula de um lado para o outro.

Pontos-gatilho do Músculo Pterigóideo Lateral

Comentários Preliminares

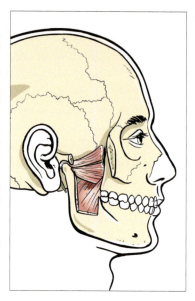

Existem dois pontos-gatilho neste músculo com dois ventres que raramente se manifestam durante eventos agudos (p. ex., traumatismos) mas, em geral, como resultado de distensão crônica da articulação temporomandibular no caso de má oclusão e nos distúrbios psicossomáticos (p. ex., bruxismo). Os pontos-gatilho nesta região raramente aparecem sozinhos, mas, em vez disso, combinados aos pontos-gatilho do músculo masseter e das fibras posteriores do músculo temporal.

Exame dos Pontos-gatilho

Com a boca aberta aproximadamente 3 cm, a parte do músculo próxima à articulação mandibular é palpada entre a articulação e o osso zigomático; com a boca aberta cerca de 5 a 8 mm e começando a partir da bochecha, as partes do músculo localizadas mais longe da articulação são palpadas acima do processo coronóide da mandíbula.

Tratamento dos Pontos-gatilho

As seguintes terapias podem ser consideradas: agulhamento a seco, acupuntura convencional e anestesia local terapêutica. É necessário conhecimento anatômico acurado para atingir o músculo. Os pontos-gatilho são atingidos apenas com profundidade de 3 cm. O alongamento do músculo, em geral, só é possível com mobilização fisioterapêutica da articulação temporomandibular.

Pontos-gatilho e Áreas de Dor Irradiada

▲ Músculo Pterigóideo Lateral, Pontos-gatilho 1 e 2

O ponto-gatilho na parte cranial do músculo está localizado no arco zigomático, o outro está situado abaixo do processo coronóide da mandíbula. As áreas de irradiação típicas estão situadas na articulação temporomandibular e no nível do arco zigomático.

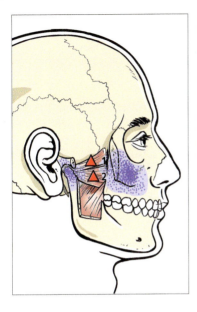

Ponto de Acupuntura Importante e Sua Localização

● E 7

Localização: No centro da depressão abaixo do arco zigomático, isto é, na incisura mandibular entre o processo coronóide e o processo condilar da mandíbula.

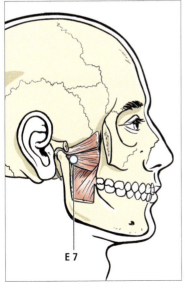

Aspectos Gnatológicos do Músculo Pterigóideo Lateral

Aspectos funcionais:
Atividade bilateral: músculo abdutor.
Atividade unilateral: movimento mediotrusivo.

Palpação:
Só pode ser realizada indiretamente: por trás do primeiro molar, com a boca meio aberta, entre a tuberosidade da maxila e a asa lateral do processo pterigóide.

Sintomas:
Indicador da presença de parafunções:

▶ bruxismo frontal,
▶ bruxismo excêntrico.

Dor irradiada:
Dor de localização profunda,
para a orelha,
para a articulação temporomandibular,
para a língua,
para o assoalho da boca,
para o seio maxilar.

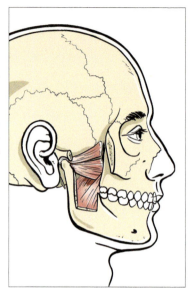

Descrição dos Músculos

Origem: Músculo reto posterior menor da cabeça: tubérculo posterior do atlas.

Músculo reto posterior maior da cabeça: processo espinhoso do áxis.

Músculo oblíquo superior da cabeça: processo transverso do atlas.

Músculo oblíquo inferior da cabeça: processo espinhoso do áxis.

Inserção: Músculo reto posterior menor da cabeça: porção medial da linha nucal inferior do osso occipital.

Músculo reto posterior maior da cabeça: porção lateral da linha nucal inferior.

Músculo oblíquo superior da cabeça: osso occipital, superior e lateral à linha nucal inferior.

Músculo oblíquo inferior da cabeça: processo transverso do atlas.

Inervação: Músculo reto posterior menor da cabeça e músculo oblíquo superior da cabeça: ramo posterior do nervo occipital (C1).

Músculo reto posterior maior da cabeça: ramos posteriores do nervo occipital (C1 e C2).

Músculo oblíquo inferior da cabeça: nervo occipital (C2).

Ação: Os músculos agem nas articulações da cabeça. Ao agir na articulação atlanto-occipital, causam rotação ipsilateral menor e, por razões biomecânicas, inclinação contralateral simultânea da cabeça. Ao agir na articulação atlantoaxial, giram a cabeça para o lado ipsilateral.

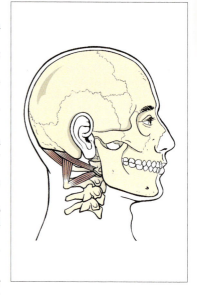

Outros: No trígono suboccipital, formado pelos músculos oblíquos superior e inferior e pelo músculo reto posterior maior da cabeça, encontra-se o arco posterior do atlas. Em sua borda superior passa a artéria vertebral, no sentido póstero-medial, após passar através do forame transverso e antes de entrar no forame magno para fundir-se com a artéria basilar. Nesta região, injeção e agulhamento seco trazem risco aumentado à artéria.

Pontos-gatilho dos Músculos Curtos do Pescoço

Comentários Preliminares

Os pontos-gatilho são encontrados freqüentemente na região do pescoço. São causados mais pela tensão crônica das articulações da cabeça do que por uma causa aguda. Desenvolvem-se, predominantemente, quando o nervo vago é afetado por sinais aferentes viscerais aumentados. A associação próxima entre articulações vertebrais e nervo vago conduz, secundariamente, à má postura, e isto é acompanhado por pontos-gatilho. Cefaléia, vertigem e distensão aguda são igualmente concebíveis no contexto das lesões em chicote da coluna cervical. Entretanto, elas parecem resultar mais provavelmente dos estímulos viscerais do rim esquerdo, o parênquima inervado pelo nervo vago. Além disso, indivíduos que regularmente submetem sua cabeça a esforço tendem a desenvolver pontos-gatilho nesta região em conseqüência do encurtamento do músculo.

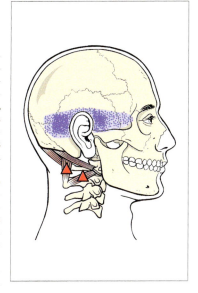

Exame dos Pontos-gatilho

Com o paciente sentado, um exame detalhado dos músculos curtos do pescoço normalmente não é possível porque os músculos sobrepostos geralmente apresentam tônus aumentado. Conseqüentemente, é aconselhável palpar os músculos curtos do pescoço com o paciente na posição supina. Este tipo de exame exige conhecimento anatômico acurado.

Tratamento dos Pontos-gatilho

A princípio, eliminar a causa da má postura crônica é crucial nesta região. Na maioria dos casos, é necessário prevenir primeiramente os sinais aferentes viscerais por meio dos métodos osteopáticos. A liberação occipital é altamente recomendada para relaxar os músculos occipitais. Entretanto, no caso de contração muscular grave, as terapias por agulhamento a seco ou por injeção também são opções. O acompanhamento do tratamento inclui alongamento dos músculos curtos do pescoço por flexão das articulações da cabeça e rotação da cabeça para o lado contralateral.

Pontos-gatilho e Áreas de Projeção da Dor

Os pontos-gatilho são encontrados na região média do ventre do músculo reto posterior da cabeça e do músculo oblíquo inferior da cabeça. A dor é projetada no sentido anterior do osso occipital para o osso temporal. Aqui, a dor máxima é sentida na região acima da orelha.

Pontos de Acupuntura Importantes e Suas Localizações

◉ VB 20

Localização: Numa depressão entre as inserções do músculo esternocleidomastóideo e do músculo trapézio, na borda inferior do occipício.

A agulha é introduzida entre o occipício e o atlas (articulações superiores da cabeça), na região do processo transverso do atlas; passa através do músculo esplênio da cabeça, a seguir através do músculo semi-espinhal da cabeça e se posiciona próximo ao músculo oblíquo superior da cabeça.

◉ B 10

Localização: No nível da borda superior do primeiro processo espinhoso palpável da coluna cervical (C2, o áxis), no músculo trapézio, logo onde o ventre começa a descer. O ponto de acupuntura B 10 está localizado aproximadamente 1 *cun* lateral ao VG 15, próximo à raiz do nervo occipital maior.

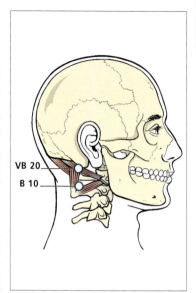

Pontos-gatilho dos Músculos Curtos do Pescoço   197

Músculo Esplênio da Cabeça

Descrição do Músculo

Origem: Ligamento nucal nas vértebras C3 a C7 e processos espinhosos das vértebras T1 e T2.

Inserção: Processo mastóide do osso temporal e da linha nucal do osso occipital, com as fibras ligeiramente convergentes nas direções superior e lateral.

Inervação: Ramos posteriores dos nervos espinhais C3 a C5.

Ação: A contração unilateral do músculo dobra e gira a cabeça para o lado ipsilateral, enquanto a contração bilateral estende as articulações da cabeça.

Pontos-gatilho do Músculo Esplênio da Cabeça

Comentários Preliminares

Existe um ponto-gatilho próximo à inserção no processo mastóide. Os pontos-gatilho nesta região se desenvolvem de forma aguda em conseqüência de um movimento errado, por exemplo, girar a cabeça para o lado contrário, ou o alongamento dos tecidos moles do pescoço em conjunto com uma lesão em chicote da coluna cervical. Por outro lado, o tônus aumentado deste músculo está freqüentemente associado com má postura da coluna cervical causada pela cifose torácica elevada grave com hiperextensão reativa da coluna cervical. Nesses casos, os pontos-gatilho também são observados em outros músculos que se estendem para a coluna cervical superior, tais como os músculos curtos do pescoço.

Exame dos Pontos-gatilho

Com o paciente sentado, os pontos-gatilho são palpados diretamente na região das inserções do músculo. A dor referida típica pode também ser induzida.

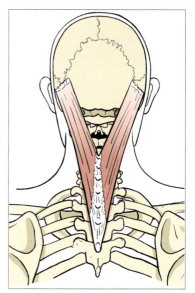

Tratamento dos Pontos-gatilho

O tratamento do músculo esplênio da cabeça é realizado diretamente por agulhamento a seco ou infiltração do ponto-gatilho. Ao fazer isto na região dos dois processos transversais mais superiores, recomenda-se cuidado extremo. O risco de lesão da artéria vertebral e nervos emergentes é minimizado pelo agulhamento numa direção inferior ao palpar o processo transverso. O acompanhamento do tratamento inclui alongamento do músculo inclinando a cabeça lateralmente e fazendo rotação para o lado contralateral ao flexionar a coluna cervical ao mesmo tempo.

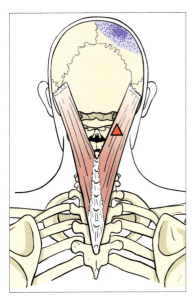

Pontos-gatilho e Áreas de Projeção da Dor

▲ Músculo Esplênio, Ponto-gatilho

Os pontos-gatilho localizam-se próximo ao processo transverso da segunda e terceira vértebras cervicais superiores. A dor irradia predominantemente no osso occipital ipsilateral, raramente na face ou fronte.

Pontos de Acupuntura Importantes e Suas Localizações

◉ VB 20

Localização: Numa depressão entre as inserções do músculo esternocleidomastóideo e do músculo trapézio, na borda inferior do occipício.

A agulha é introduzida no nível entre o occipício e o atlas (articulações superiores da cabeça), na região do processo transverso do atlas; passa através do músculo esplênio da cabeça, a seguir através do músculo semi-espinhal da cabeça e se posiciona próximo aos músculos oblíquos superiores da cabeça.

◉ B 10

Localização: No nível da borda superior do primeiro processo espinhoso palpável da coluna cervical (C2, o áxis), no músculo trapézio, onde seu ventre apenas começa a descer. O ponto de acupuntura B 10 situa-se aproximadamente 1 *cun* lateral ao ponto de acupuntura VG 15, perto da raiz do nervo occipital maior.

◉ VG 14

Localização: Inferior ao processo espinhoso da vértebra C7.

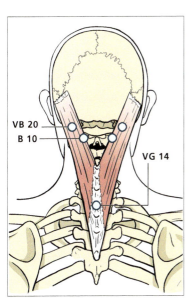

Músculos Escalenos Anterior, Médio e Posterior

Descrição do Músculo

Músculo escaleno anterior

Origem: Tubérculos anteriores dos processos transversos das vértebras C3 a C6.

Inserção: Tubérculo anterior do escaleno da primeira costela.

Inervação: Ramos anteriores dos nervos espinhais C5 a C8.

Ação: Com a primeira costela fixa, flexiona a coluna cervical para o lado ipsilateral e faz rotação para o lado contralateral; com a coluna cervical fixa, levanta a primeira costela e auxilia a inspiração.

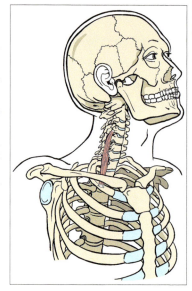

Músculo escaleno médio

Origem: Tubérculos anteriores dos processos transversos das vértebras C2 a C7.

Inserção: Primeira costela, posterior ao sulco subclávio.

Inervação: Ramos anteriores dos nervos espinhais C4 a C8.

Ação: Flexiona lateralmente a coluna cervical; com a coluna cervical fixa, levanta a primeira e a segunda costelas. Este é um músculo respiratório auxiliar de apoio à inspiração.

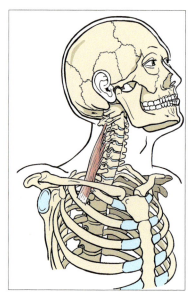

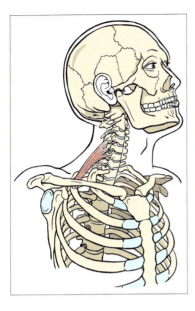

Músculo escaleno posterior

Origem: Tubérculos posteriores dos processos transversos das vértebras C5 e C6.

Inserção: Borda superior da segunda costela.

Inervação: Ramos anteriores dos nervos espinhais C6 a C8.

Ação: Flexiona a coluna cervical lateralmente; com a coluna cervical fixa, levanta a primeira e a segunda costela. Este é um músculo respiratório auxiliar de apoio à inspiração.

Outros: O hiato escaleno anterior é formado pela borda posterior da parte clavicular do músculo esternocleidomastóideo e da borda anterior do músculo escaleno anterior. Nesta região corre a veia subclávia. A artéria subclávia e o plexo braquial passam através do hiato posterior do escaleno, entre a borda posterior do músculo escaleno anterior e a borda anterior do músculo escaleno médio.

Pontos-gatilho do Músculo Escaleno

Comentários Preliminares

Os pontos-gatilho agudos deste grupo de músculos são causados pela deformação da coluna cervical ao impacto lateral. Entre outras causas está dormir em uma posição desfavorável. A distensão crônica ocorre particularmente quando os músculos escalenos são usados como músculos respiratórios auxiliares, como é o caso da asma brônquica. Os pontos-gatilho são encontrados freqüentemente no músculo escaleno médio, geralmente em associação com pontos-gatilho nos músculos trapézio superior e esternocleidomastóideo e no músculo esplênio da cabeça. Esses pontos-gatilho são de importância clínica no contexto da síndrome do desfiladeiro torácico e da síndrome da compressão torácica. A síndrome do desfiladeiro torácico é causada pela compressão das artérias subclávias e vertebrais e dos plexos braquiais. Os sintomas relatados pelos pacientes são mãos frias e parestesia que afeta a mão e todo o antebraço e que ocorre especialmente à noite e também ao erguer ou carregar objetos pesados. Esta síndrome de compressão é muito comum e é confundida freqüentemente com a síndrome do túnel do carpo. Os estudos eletrofisiológicos revelaram velocidade reduzida da condução do nervo. Isto afeta não somente o nervo mediano mas igualmente os nervos radiais e ulnar. Por outro lado, a compressão da veia subclávia e da drenagem de linfática no hiato escaleno anterior causa edema da mão. Isto freqüentemente é relatado por pacientes e é conhecido como síndrome do desfiladeiro torácico.

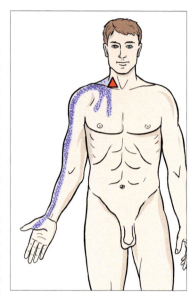

Exame dos Pontos-gatilho

Os pontos-gatilho no músculo escaleno anterior são palpáveis nas regiões anteriores e posteriores do músculo esternocleidomastóideo. Os pontos-gatilho do músculo escaleno posterior são palpáveis posteriormente ao músculo esternocleidomastóideo. O músculo escaleno posterior é mais plano do que o músculo escaleno médio e é coberto, em parte, pelo músculo levantador da escápula. A inserção na segunda costela não é geralmente palpável.

Tratamento dos Pontos-gatilho

Os pontos-gatilho no músculo escaleno médio estão particularmente acessíveis para infiltração ou agulhamento a seco. O agulhamento não deve ser tão profundo para evitar lesão nos nervos espinhais. Deve-se ter em mente que a cúpula pleural se estende em uma localização superior no nível da clavícula. Injeção dentro dos músculos escalenos anterior e posterior somente deve ser realizada por um terapeuta experiente. Em particular, na porção anterior, deve-se tomar cuidado para se assegurar de que a injeção ou a acupuntura do ponto-gatilho sejam feitas lateralmente à artéria carótida comum. O acompanhamento do tratamento envolve flexão lateral da coluna cervical com a cintura escapular fixa.

Pontos-gatilho e Áreas de Dor Irradiada

▲ Músculo Escaleno, Ponto-gatilho

A distinção exata dos pontos-gatilho individuais não é necessária. Os pontos-gatilho mais acessíveis localizam-se na porção inferior do músculo escaleno médio. A dor irradia principalmente para a borda medial da escápula, da parte posterior do braço em direção ao cotovelo e lateral ao músculo bíceps. Igualmente, irradia-se pelo antebraço, ao longo do músculo extensor do primeiro e segundo dedos, e na porção anterior do músculo braquiorradial, causando dor máxima no lado dorsal do indicador e do polegar.

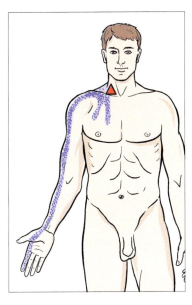

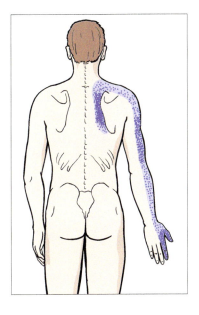

Pontos de Acupuntura Importantes e Suas Localizações

ID 16

Localização: Na borda posterior do músculo esternocleidomastóideo, no nível da proeminência laríngea.

ID 17

Localização: Inferior ao lóbulo auricular, na frente do músculo esternocleidomastóideo, no nível da borda inferior da mandíbula.

E 9

Localização: No nível da cartilagem da tireóide, apenas na frente do músculo esternocleidomastóideo. Pode-se palpar o pulso da artéria carótida aqui.

E 10

Localização: Na borda anterior do músculo esternocleidomastóideo, na metade da linha que liga os pontos de acupuntura E 9–E 11.

E 11

Localização: Na borda superior da clavícula, entre as inserções claviculares do esterno no músculo esternocleidomastóideo, na transição entre o eixo e a cabeça esternal da clavícula (superior ao ponto de acupuntura R 27).

E 12

Localização: Na fossa supraclavicular, 4 *cun* lateral à linha média, lateral à parte clavicular do músculo esternocleidomastóideo.

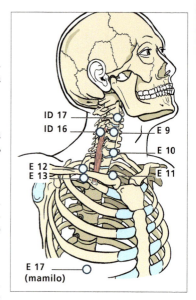

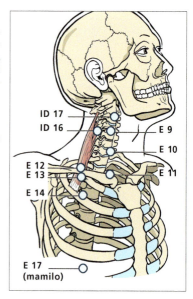

Pontos de Acupuntura do Músculo Escaleno

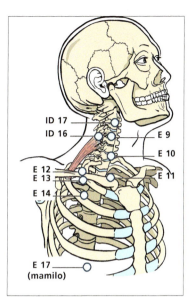

● E 13

Localização: Na borda inferior da clavícula, 4 *cun* lateral à linha média anterior.

● E 14

Localização: No primeiro espaço intercostal na linha mamilar, 4 *cun* lateral à linha média anterior.

● E 17

Localização: No quarto espaço intercostal, no centro do mamilo, 4 *cun* lateral à linha média anterior.

Músculo Trapézio

Descrição do Músculo

Origem: Parte descendente: protuberância occipital externa para a sexta vértebra cervical (C6);
parte transversa: processo espinhoso de C7 para o processo espinhoso da terceira vértebra torácica (T3);
parte ascendente: vértebras T3 a T12.

Inserção: Terço lateral da clavícula, acrômio e espinha escapular.

Inervação: Nervo acessório (11º nervo craniano).

Ação: Ampla faixa de movimentos na região do ombro, entre outras: eleva o ombro (parte ascendente e parte descendente), retrai medialmente a escápula (parte transversa) e move a cabeça quando o ventre do músculo está fixo (extensão dorsal quando contraído nos dois lados).

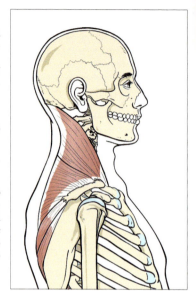

Pontos-gatilho no Músculo Trapézio

Comentários Preliminares

Existem sete pontos-gatilho no músculo trapézio. A ativação desses pontos-gatilho é resultado predominantemente de uma distensão crônica resultante de postura errônea durante atividades que envolvam ficar constantemente sentado, escoliose, atividades ocupacionais fisicamente desequilibradas (p. ex., digitação). Menos amiúde, é resultado de traumatismos agudos. No caso de estresse psicogênico, os pontos-gatilho são especialmente comuns neste músculo. Esses pontos-gatilho estão associados àqueles do músculo levantador da escápula ou dos músculos escalenos, bem como do músculo esternocleidomastóideo e músculos peitorais.

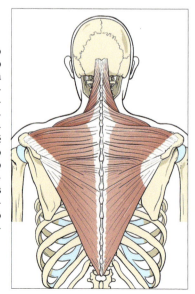

Pontos-gatilho no Músculo Trapézio

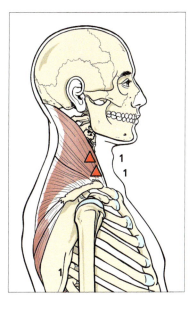

Exame dos Pontos-gatilho

Os pontos-gatilho podem ser palpados utilizando o polegar ou com movimento de pinça. Além da deflagração das dores irradiadas, uma característica freqüente é o aparecimento de estruturas musculares contraídas nos locais onde podem ser deflagrados espasmos violentos. O exame é realizado, em geral, com o paciente sentado em posição flexionada e segurando simultaneamente os braços com as mãos opostas.

Tratamento dos Pontos-gatilho

Acupuntura convencional, anestesia local terapêutica e estimulação intramuscular para relaxar as faixas tensas. O tratamento de *follow-up* consiste no alongamento passivo das estruturas musculares.

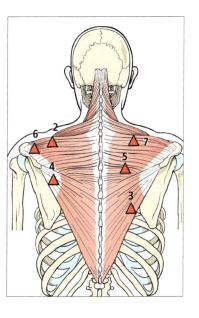

Pontos-gatilho e Áreas de Dor Irradiada

▲ Músculo Trapézio, Ponto-gatilho 1

A área do ponto-gatilho 1 é localizada na margem anterior do ramo clavicular e a irradiação típica dá-se em direção ao processo mastóide, ao ângulo mandibular e para a área acima do supercílio lateral. Projeções de dor inconsistentes entre a eminência do processo mastóide e a parte ascendente da mandíbula, e também em uma faixa semicircular a partir do processo mastóide através do osso occipital e osso temporal até a região temporal.

▲ Músculo Trapézio, Ponto-gatilho 2

O ponto-gatilho 2 é encontrado na parte transversa, na transição do terço medial para o terço lateral. Sua principal área de irradiação está situada na região dorsomedial para o processo mastóide e se estende na forma mais atenuada a partir do ponto-gatilho para a área de irradiação principal.

▲ Músculo Trapézio, Ponto-gatilho 3

O ponto-gatilho 3 está localizado 2 *cun* medial à margem medial da escápula no nível do processo espinhoso de T6. Sua principal área de dor irradiada se estende para as regiões acromial e nucal do músculo; toda a área do músculo acima do ponto-gatilho aparece como área de irradiação secundária.

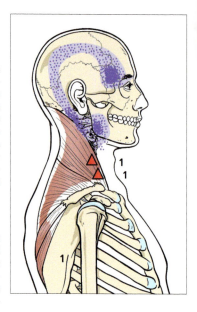

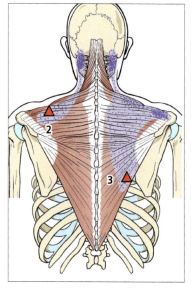

Pontos-gatilho no Músculo Trapézio 209

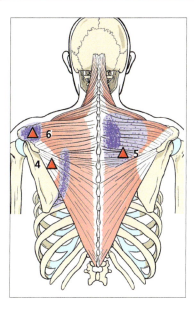

▲ Músculo Trapézio, Ponto-gatilho 4

O ponto-gatilho 4 está localizado 1 a 2 *cun* lateral à margem medial, na depressão inferior à espinha escapular, e tem sua principal área de dor irradiada na margem medial da escápula.

▲ Músculo Trapézio, Ponto-gatilho 5

O ponto-gatilho 5 é medial à margem medial da escápula, aproximadamente 2 *cun* acima da espinha escapular. A área de dor irradiada está localizada entre C6 e T3 imediatamente adjacente às vértebras e se estende de forma mais atenuada para a parte transversa do músculo trapézio.

▲ Músculo Trapézio, Ponto-gatilho 6

O ponto-gatilho 6 está localizado próximo à inserção no acrômio dorsal, e esta também é sua área de dor irradiada.

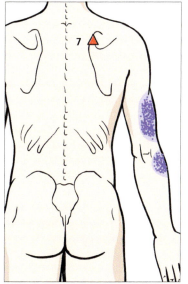

▲ Músculo Trapézio, Ponto-gatilho 7

A zona do ponto-gatilho 7 está situada em uma região cerca de 5 × 5 cm no centro da parte transversa do músculo trapézio. A dor irradia ao longo da face lateral do braço e para o epicôndilo lateral do úmero.

Músculo Trapézio

Pontos de Acupuntura Importantes e Suas Localizações

◉ B 10

Localização: Orientação vertical: 1,3 *cun* lateral à linha média posterior (Vaso Governador) na protrusão muscular do músculo trapézio (onde começa a descender). O ponto de acupuntura B 10 está situado lateralmente ao ponto de acupuntura VG 15, próximo à saída do nervo occipital maior.

Orientação horizontal: acima do processo espinhoso de C2 (áxis).

◉ B 11

Localização: 1,5 *cun* lateral à borda inferior do processo espinhoso de T1.

◉ B 12

Localização: 1,5 *cun* lateral à borda inferior do processo espinhoso de T2.

◉ VB 20

Localização: Na depressão entre as inserções do músculo esternocleidomastóideo e músculo trapézio na região da protuberância occipital externa.

◉ VG 14

Localização: Abaixo do processo espinhoso de C7.

◉ VG 15

Localização: Acima do processo espinhoso de C2, no mesmo nível do ponto de acupuntura B 10, 0,5 *cun* acima da linha de implantação do cabelo no sentido dorsal.

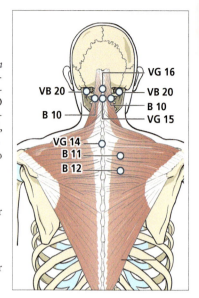

◉ VG 16

Localização: Abaixo da protuberância occipital externa, no mesmo nível do ponto de acupuntura VB 20.

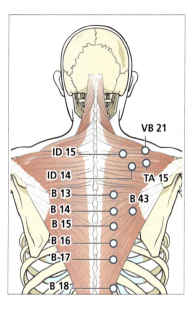

◎ B 13

Localização: 1,5 *cun* lateral à borda inferior do processo espinhoso de T3.

◎ B 14

Localização: 1,5 *cun* lateral à borda inferior do processo espinhoso de T4.

◎ B 15

Localização: 1,5 *cun* lateral à borda inferior do processo espinhoso de T5.

◎ B 16

Localização: 1,5 *cun* lateral à borda inferior do processo espinhoso de T6.

◎ B 17

Localização: 1,5 *cun* lateral à borda inferior do processo espinhoso de T7.

◎ B 18

Localização: 1,5 *cun* lateral à borda inferior do processo espinhoso de T9.

◎ B 43

Localização: 3 *cun* lateral à linha média posterior, abaixo da borda inferior do processo espinhoso de T4.

◎ ID 14

Localização: 3 *cun* lateral ao processo espinhoso de T1.

◎ ID 15

Localização: 2 *cun* lateral à borda inferior do processo espinhoso de C7.

◎ TA 15

Localização: A meia distância entre os pontos de acupuntura VB 21 e ID 13, sobre o ângulo superior da escápula. O ponto de acupuntura TA 15 está situado a cerca de 1 *cun* caudal ao ponto de acupuntura VB 21.

◎ VB 21

Localização: No centro da linha de conexão entre o acrômio e o processo espinhoso de C7, na projeção dorsal da linha mamilar.

Aspectos Gnatológicos do Músculo Trapézio, Parte Transversa

Aspectos funcionais:
Atividade bilateral: estende a coluna cervical e a coluna torácica;
atividade unilateral: elevação, rotação e retração da escápula;
mediotrusão no sentido mais estrito: músculo da mastigação; estabiliza o pescoço durante a mastigação.

Palpação:
Margem superior: do pescoço para o acrômio.

Sintomas:
Cefaléia occipital,
ombralgia,
ombro congelado,
aumenta a dor, se presente, nos músculos da mastigação, sobretudo no músculo temporal, no músculo masseter, no músculo pterigóideo lateral e no músculo esternocleidomastóideo.

Dor irradiada:
Para o pescoço,
occipital, na área de inserção do músculo esplênio da cabeça,
projeta-se desde a região posterior da orelha, através da orelha e para a região temporal,
para o ângulo submaxilar,
para molares inferiores,
vertigem.

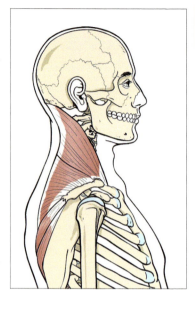

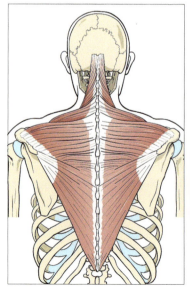

Músculo Levantador da Escápula

Descrição do Músculo

Origem: Tubérculos posteriores dos processos transversos de C1 a C4.

Inserção: Ângulo superior da escápula.

Inervação: Nervo dorsal da escápula (C3 a C5).

Ação: Retrai a escápula após elevação (eleva o ângulo superior da escápula no sentido medial e cranial).

Pontos-gatilho no Músculo Levantador da Escápula

Comentários Preliminares

Os dois pontos-gatilho do músculo levantador da escápula causam freqüentemente um desconforto contínuo e intenso. Esses pontos-gatilho podem ser ativados por distensão aguda (p. ex., longas viagens de carro), porém, mais amiúde, pela contratura crônica dos músculos devido ao aumento da inervação dos músculos posturais causado por postura errônea. Com menos freqüência, os pontos-gatilho são ativados nos tenistas e nos nadadores, ou associados a infecções. Essa ativação também está associada ao uso constante de muletas com apoio abaixo do cotovelo e nos distúrbios psicossomáticos.

Exame dos Pontos-gatilho

O paciente é examinado em decúbito lateral, com a cabeça apoiada para evitar flexão lateral da coluna cervical. Os pontos-gatilho são palpados na inserção do ângulo superior da escápula e na parte do músculo acima do ângulo superior da escápula, respectivamente. Faixas tensas proeminentes são palpadas próximo à inserção.

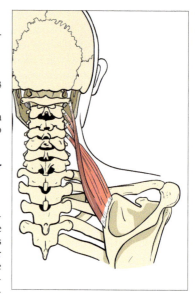

Tratamento dos Pontos-gatilho

Desativação por meio de acupuntura convencional, relaxamento das faixas tensas por meio de estimulação intramuscular ou com infiltração do ponto-gatilho. O alongamento do músculo é obtido com o paciente sentado e com fixação ativa do ombro ipsilateral (p. ex., em uma cadeira), e por meio de alongamento passivo com inclinação e flexão lateral da coluna cervical utilizando relaxamento pós-isométrico.

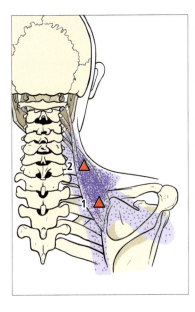

Pontos-gatilho e Áreas de Dor Irradiada

▲ Músculo Levantador da Escápula, Pontos-gatilho 1 e 2

O ponto-gatilho 1 está localizado próximo à margem medial do ângulo superior da escápula, enquanto o ponto-gatilho 2 está situado na transição entre a parte transversa e a parte descendente do músculo trapézio. As áreas de dor irradiada estão localizadas ao redor dos pontos-gatilho, irradiando para a parte dorsolateral superior do músculo deltóide e ao longo da margem medial da escápula.

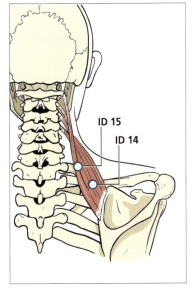

Pontos de Acupuntura Importantes e Suas Localizações

◉ ID 14

Localização: 3 *cun* lateral ao processo espinhoso de T1.

◉ ID 15

Localização: 2 *cun* lateral à borda inferior do processo espinhoso de C7.

Aspectos Gnatológicos do Músculo Levantador da Escápula

Aspectos funcionais:
Músculo levantador da escápula,
realiza o movimento de rotação do pescoço quando a escápula está fixa,
responsável pela simetria da postura da cabeça,
ajuda a levantar e suportar cargas pesadas, músculo da mastigação no sentido mais estrito porque mantém a cabeça em posição estável durante a mastigação; amiúde doloroso no caso de parafunção.

Palpação:
Medial ao ângulo cranial da clavícula.

Cuidado! Possível confusão com a margem superior do músculo trapézio.

Sintomas:
Cervicalgia,
dor no ombro na transição para o pescoço,
dor do "pescoço do motorista",
contratura do pescoço,
ombro congelado.

Dor irradiada:
Lateral para o pescoço,
para o ângulo superior da escápula.

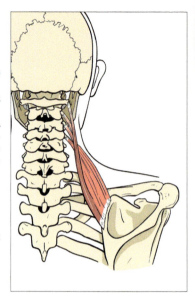

Descrição do Músculo

Origem: Cabeça esternal: margem superior do manúbrio esternal;
cabeça clavicular: margem superior do terço medial da clavícula.

Inserção: Processo mastóide e se estendendo em direção à linha nucal superior do osso occipital.

Inervação: Nervo acessório (11º nervo craniano).

Ação: Contração unilateral; flexiona a cabeça ipsilateralmente e realiza o movimento de rotação para o lado oposto;
contração bilateral: estende a coluna cervical bilateralmente.

Outros: Os principais ramos do plexo cervical saem do terço médio da margem posterior do músculo; aproximadamente no mesmo nível da margem anterior do músculo está situado o trígono carotídeo com a ramificação da artéria carótida comum e os primeiros ramos da artéria carótida externa.

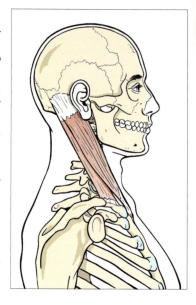

Pontos-gatilho no Músculo Esternocleidomastóideo

Comentários Preliminares

Existem sete pontos-gatilho, quatro localizados na porção esternal do músculo esternocleidomastóideo e três na porção clavicular. Além da distensão aguda ou das reações agudas (p. ex., após lesão em chicote na coluna cervical ou cefaléia da ressaca após consumo excessivo de álcool), os seguintes fatores de ativação devem ser considerados: na tensão muscular crônica decorrente da falsa distribuição do peso (sobretudo associada a escoliose e a posição com tensão esternossinfisária), mas também na sinusite crônica ou infecção dentária. Extravasamento após punção do liquor ou após retirada cirúrgica de disco intervertebral representam causas raras. Os pontos-gatilho associados estão localizados principalmente no músculo esternocleidomastóideo contralateral, mas também em todos os músculos do pescoço e no sistema temporomandibular. O diagnóstico diferencial deve descartar a possibilidade de artrite da articulação esternoclavicular na área dos pontos-gatilho inferiores da porção esternal. O diagnóstico diferencial também deve considerar distúrbios dos olhos, nariz e garganta (p. ex., doença de Ménière), síndrome de Horner (cefaléia em salvas) e cervicalgia no sentido amplo.

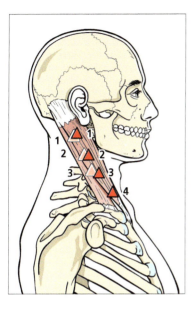

Exame dos Pontos-gatilho

Com o paciente sentado e a cabeça fixa na posição neutra, a porção esternal do músculo esternocleidomastóideo é palpada em toda a extensão com a preensão em pinça. As porções mais profundas da parte clavicular são mais bem examinadas com o dedo indicador e o polegar formando uma pinça enquanto o paciente está deitado com a coluna cervical flexionada ipsilateralmente. Mais uma vez, deve-se diferenciar entre faixas tensas e as áreas de dor irradiada.

Tratamento dos Pontos-gatilho

Método de agulhamento tradicional dos pontos-gatilho, inativação por meio de anestesia local terapêutica e, se necessário, dissolução das faixas tensas por meio de estimulação intramuscular, evitando as estruturas neurais e vasculares subjacentes. O alongamento passivo da parte clavicular por meio da rotação da cabeça em direção ao lado oposto, reclinação moderada e flexão lateral simultânea para o lado oposto. O alongamento da parte esternal é obtido por meio da rotação ipsilateral com flexão ipsilateral. Mais uma vez, é melhor utilizar relaxamento pós-isométrico.

Pontos-gatilho e Áreas de Dor Irradiada

▲ Músculo Esternocleidomastóideo (Parte Esternal), Pontos-gatilho 1 a 4

Os quatro pontos-gatilho da parte esternal do músculo esternocleidomastóideo têm suas principais áreas de irradiação na região occipital acima do processo mastóide e no nível da articulação esternoclavicular. Uma área de dor irradiada arqueada começa no lado medial do supercílio e irradia na direção lateral para a orelha e para o arco zigomático. Áreas de dor variável são descritas no nível do maxilar e da mandíbula, na ponta do mento, abaixo da mandíbula e na região do osso parietal.

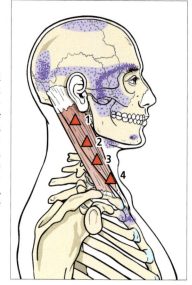

▲ Músculo Esternocleidomastóideo (Parte Clavicular), Pontos-gatilho 1 a 3

Os três pontos-gatilho da parte clavicular têm suas áreas de irradiação principalmente no nível da orelha, por detrás do pavilhão auricular e na região frontal acima dos olhos.

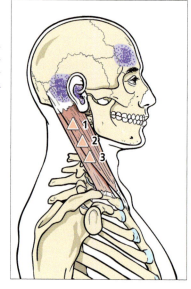

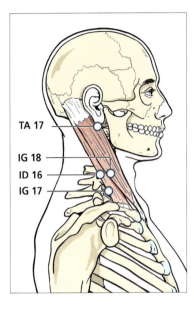

Pontos de Acupuntura Importantes e Suas Localizações

○ IG 17

Localização: 1 *cun* caudal ao ponto de acupuntura IG 18, na margem posterior do músculo esternocleidomastóideo.

○ IG 18

Localização: No nível da cartilagem tireóidea entre as cabeças esternal e clavicular do músculo esternocleidomastóideo.

○ ID 16

Localização: Na margem posterior do músculo esternocleidomastóideo, no nível da proeminência laríngea.

○ TA 17

Localização: Atrás do lóbulo da orelha, entre o maxilar e o processo mastóide.

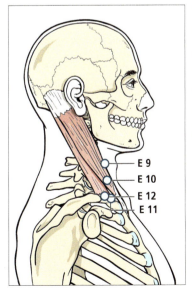

○ E 9

Localização: No nível da cartilagem tireóidea, em frente ao músculo esternocleidomastóideo. A pulsação da artéria carótida é palpada neste ponto.

○ E 10

Localização: Na margem anterior do músculo esternocleidomastóideo, no centro da linha que conecta os pontos de acupuntura E 9 e E 11 (ponto de acupuntura E 11: abaixo do ponto de acupuntura E 9, na margem superior da clavícula, entre as duas cabeças do músculo esternocleidomastóideo).

○ E 12

Localização: No centro da fossa supraclavicular, 4 *cun* lateral à linha média e lateral à parte clavicular do músculo esternocleidomastóideo.

Aspectos Gnatológicos do Músculo Esternocleidomastóideo

Aspectos funcionais:
Atividade bilateral: sustenta a cabeça na posição ereta;
atividade unilateral: "postura de pombo"

- ▶ realiza o movimento de rotação da cabeça para o lado oposto,
- ▶ inclina a cabeça no mesmo lado,
- ▶ eleva o mento (a cabeça) no lado oposto.

Palpação:
Inserção no processo mastóide,
origem esternal, origem clavicular,
em várias posições do ventre do músculo.

Sintomas:
Posição incorreta da cabeça, inclinada para a frente,
cefaléia de qualquer localização (denominada neuralgia facial "atípica"), cefaléia tensional e cefaléia cervical, hemicrânia.

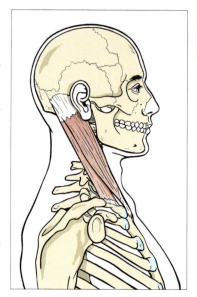

Dor irradiada:

Sem dor no pescoço.

Porção esternal:

- ▶ para a região coronal;
- ▶ para o occipício;
- ▶ para o olho, ao redor do olho e profundamente posterior ao olho (amiúde com lacrimejamento, conjuntivas hiperemiadas, ptose do supercílio, comprometimento da visão);
- ▶ bidimensionalmente para a porção lateral da face (então, amiúde, erroneamente denominada neuralgia facial "atípica");
- ▶ através das bochechas;
- ▶ para a porção lateral do maxilar;
- ▶ para o meato acústico;
- ▶ para a região do osso hióide e laringe;
- ▶ dificuldade para deglutir e sensação de dor de garganta;
- ▶ para o esterno;
- ▶ para um pequeno ponto lateral ao mento;
- ▶ às vezes, zumbido nos ouvidos.

Porção clavicular:

- ▶ para a fronte: cefaléia frontal;
- ▶ na fronte, freqüentemente também proveniente da direção ipsilateral;
- ▶ projetando na direção contralateral e para o ouvido (freqüentemente confundida com otite média).

Porção retroauricular:

- ▶ para a bochecha;
- ▶ difunde-se para os dentes na porção lateral do maxilar;
- ▶ sensação de tontura com movimentos imaginários e sensações na cabeça, raramente vertigem;
- ▶ equilíbrio comprometido.

Músculo Subclávio

Descrição do Músculo

Origem: Superfície superior da primeira costela, perto da junção osso-cartilagem, e extremidade acromial da clavícula.

Inserção: Superfície inferior da clavícula.

Inervação: Nervo subclávio (C5 a C6).

Ação: Abaixa a extremidade acromial da clavícula e a pressiona de encontro ao esterno. O músculo forma um coxim entre a primeira costela e a clavícula, mantendo, assim, os fluxos sanguíneo e linfático nos vasos subclávios, particularmente na veia subclávia e nos vasos linfáticos. Esta função neutraliza a síndrome do desfiladeiro torácico.

Pontos-gatilho do Músculo Subclávio

Comentários Preliminares

Os pontos-gatilho formam-se aqui, freqüentemente, como resultado da síndrome do desfiladeiro torácico. Os pontos-gatilho nesta região são associados freqüentemente com pontos-gatilho dos músculos peitorais menores e maiores.

Exame dos Pontos-gatilho

Este músculo é examinado melhor pela palpação utilizando o indicador e o polegar (preensão em pinça) e com o paciente na posição lateral. A miogelose com dor é freqüentemente localizada abaixo da parte lateral da clavícula.

Tratamento dos Pontos-gatilho

O tratamento mais bem-sucedido é a acupressão, preferencialmente com mobilização da cintura escapular ao mesmo tempo. O paciente fica em posição lateral, com

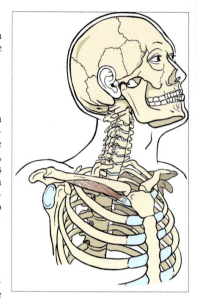

o lado afetado para cima. O terapeuta fica atrás do paciente e segura a clavícula com uma mão, quando a outra mão toca na região posterior da cintura escapular e executa rotações para mover a cintura escapular nas direções superior, anterior, inferior e posterior.

A acupuntura e a injeção do ponto-gatilho apresentam risco de lesão pleural.

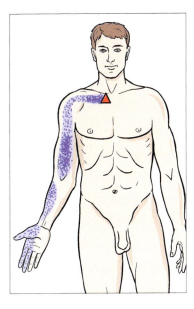

Pontos-gatilho e Área de Projeção da Dor

▲ Músculo Subclávio, Ponto-gatilho

A dor ocorre geralmente na própria área clavicular; também se irradia para o membro superior e para a face radial das regiões anterior e posterior do antebraço.

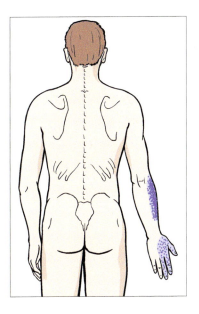

Músculo Subclávio

Pontos de Acupuntura Importantes e Suas Localizações

● **P 1**

Localização: 6 *cun* lateral à linha média, 1 *cun* abaixo da clavícula, ligeiramente medial à borda caudal do processo coracóide, no nível do primeiro espaço intercostal (1º EIC).

● **P 2**

Localização: Diretamente abaixo da clavícula, mais ou menos na mesma distância da linha média do acuponto P 1.

● **E 11**

Localização: Na borda superior da clavícula, entre as inserções esternoclaviculares do músculo esternocleidomastóideo, na transição entre o tubérculo costal e a cabeça medial da clavícula (superior ao ponto de acupuntura R 27).

● **E 12**

Localização: Na fossa supraclavicular, 4 *cun* lateral à linha média, lateral à parte clavicular do músculo esternocleidomastóideo.

● **E 13**

Localização: Na borda inferior da clavícula, 4 *cun* lateral à linha média anterior.

● **R 27**

Localização: Logo abaixo da clavícula, 2 *cun* lateral à linha média anterior e próximo à articulação esternoclavicular.

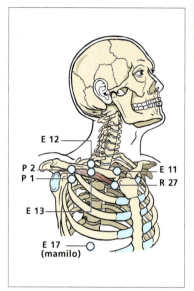

Pontos de Acupuntura do Músculo Subclávio 227

Músculo Peitoral Maior

Descrição do Músculo

Origem: Cabeça clavicular: metade medial da clavícula;
cabeça esternocostal: face anterior do esterno e cartilagens costais das seis costelas superiores;
parte abdominal: bainha do músculo reto do abdome.

Inserção: Crista do tubérculo menor do úmero (a inserção das partes inferiores é mais cranial).

Inervação: Nervos peitorais mediais e laterais (C5 a T1).

Ação: Realiza os movimentos de adução, flexão e rotação medial do braço, abaixa o ombro, retrai a escápula após elevação, músculo respiratório acessório.

Pontos-gatilho no Músculo Peitoral Maior

Comentários Preliminares

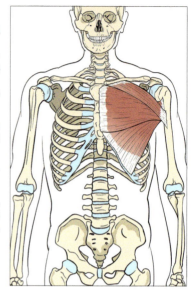

Este músculo tem pontos-gatilho em cinco áreas diferentes, de acordo com sua estrutura anatômica. Pontos-gatilho ativos podem ser comuns no caso de posição de tensão esternossinfisária (com movimento de rotação dos ombros para a frente), mas também no caso de distensão aguda (transporte de itens pesados) ou no caso de estresse físico incomum. Entretanto, sintomas com irradiação para a região torácica súpero-anterior também aparecem nos casos de cardiopatia coronária e de infarto do miocárdio. Por outro lado, sintomas persistentes após esse tipo de evento indicam pontos-gatilho ativos do músculo peitoral maior.

Exame dos Pontos-gatilho

Contrações locais podem ser, com freqüência, deflagradas pela palpação direta ou pelo movimento de pinça na parte lateral do músculo enquanto o mesmo é estirado na direção desejada por meio de abdução horizontal do braço e retração simultânea das articulações do ombro.

Tratamento dos Pontos-gatilho

Pelo método convencional de agulhamento ou, alternativamente, anestesia local terapêutica e pela dissolução das faixas tensas utilizando estimulação intramuscular. Após o procedimento é realizado alongamento passivo do músculo com rotação do braço para fora e retração dos ombros.

Pontos-gatilho no Músculo Peitoral Maior 229

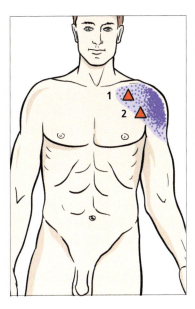

Pontos-gatilho e Áreas de Dor Irradiada

▲ Músculo Peitoral Maior (Cabeça Clavicular do Músculo Peitoral Maior), Pontos-gatilho 1 e 2

Existem dois pontos-gatilho no terço médio da cabeça da clavícula; suas principais áreas de irradiação situam-se na porção ventral do músculo deltóide. Isto se aplica apenas ao músculo peitoral maior esquerdo.

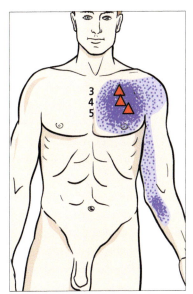

▲ Músculo Peitoral Maior (Cabeça Esternocostal do Músculo Peitoral Maior Esquerdo), Pontos-gatilho 3 a 5

Os três pontos-gatilho da parte esternocostal têm suas principais áreas de irradiação diretamente sobre o músculo peitoral maior. Outra área de irradiação é encontrada próximo à origem do músculo flexor ulnar do carpo e na porção interna do braço, bem como próximo aos dedos médio e anular. Isto se aplica apenas ao músculo peitoral maior esquerdo.

▲ Músculo Peitoral Maior (Cabeça Esternocostal do Músculo Peitoral Maior Direito), Pontos-gatilho 1 e 2

Esses dois pontos-gatilho estão localizados próximo ao esterno, na parte esternocostal do músculo peitoral maior, e têm suas principais áreas de irradiação da dor nesta região. Isto se aplica apenas ao músculo peitoral maior direito.

▲ Músculo Peitoral Maior (Parte Ventral do Músculo Peitoral Maior Direito), Ponto-gatilho 3

Outro ponto-gatilho está localizado no centro da parte abdominal do músculo e apresenta correlação com arritmia cardíaca. Isto se aplica apenas ao músculo peitoral maior direito.

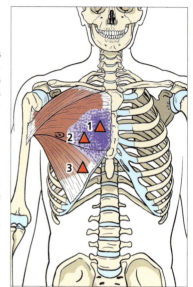

▲ Músculo Peitoral Maior (Parte Ventral do Músculo Peitoral Maior Esquerdo), Pontos-gatilho 6 e 7

Os dois pontos-gatilho da parte abdominal estão situados defronte da entrada do músculo na fossa axilar. Suas principais áreas de irradiação estão localizadas medial e distante aos pontos-gatilho no nível do mamilo. Isto só se aplica ao músculo peitoral maior esquerdo.

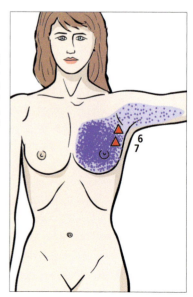

Pontos-gatilho e de Acupuntura no Músculo Peitoral Maior 231

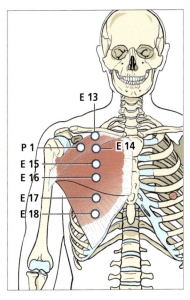

Pontos de Acupuntura Importantes e Suas Localizações

◉ P 1

Localização: 6 *cun* lateral à linha média anterior, 1 *cun* abaixo da clavícula, discretamente medial à borda caudal do processo coracóide, no nível do primeiro espaço intercostal (1º EIC).

◉ E 13

Localização: Na borda inferior da clavícula, 4 *cun* lateral à linha média anterior.

◉ E 14

Localização: No 1º EIC na linha mamilar, 4 *cun* lateral à linha média anterior.

◉ E 15

Localização: No 2º EIC na linha mamilar, 4 *cun* lateral à linha média anterior.

◉ E 16

Localização: No 3º EIC na linha mamilar, 4 *cun* lateral à linha média anterior.

◉ E 17

Localização: No 4º EIC, no mamilo, 4 *cun* lateral à linha média anterior.

◉ E 18

Localização: No 5º EIC na linha mamilar, 4 *cun* lateral à linha média anterior.

Músculo Peitoral Maior

◉ BP 18

Localização: No 4º EIC, 2 *cun* lateral e discretamente cranial ao mamilo. (Observe a porção ascendente do espaço intercostal.)

◉ BP 19

Localização: No 3º EIC, 2 *cun* lateral à linha mamilar.

◉ BP 20

Localização: No 2º EIC, 2 *cun* lateral à linha mamilar estendida cranialmente.

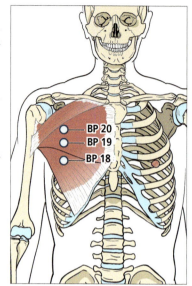

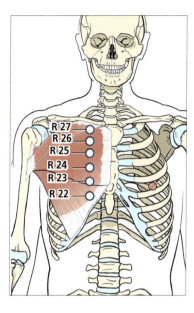

● R 22

Localização: No 5º EIC, 2 *cun* lateral à linha média anterior.

● R 23

Localização: No 4º EIC, 2 *cun* lateral à linha média anterior.

● R 24

Localização: No 3º EIC, 2 *cun* lateral à linha média anterior.

● R 25

Localização: No 2º EIC, 2 *cun* lateral à linha média anterior.

● R 26

Localização: No 1º EIC, 2 *cun* lateral à linha média anterior.

● R 27

Localização: Logo abaixo da clavícula, 2 *cun* lateral à linha média anterior.

Descrição do Músculo

Origem: Extremidade das porções ósseas da 3ª à 5ª costela.

Inserção: No processo coracóide da escápula, apresentando um tendão curto e plano (em conjunto com o tendão do músculo coracobraquial e da cabeça curta do bíceps braquial).

Inervação: Nervos peitorais mediais (C8/T1) e laterais (C5 a C7).

Ação: Abaixa a escápula; eleva as costelas quando o braço está fixo (músculo respiratório acessório).

Pontos-gatilho no Músculo Peitoral Menor

Comentários Preliminares

Este músculo tende a encurtar-se. Clinicamente, os distúrbios neurovasculares da síndrome do desfiladeiro torácico estão muito em evidência, sobretudo quando é realizada rotação externa e abdução > 140º do braço, devido à compressão da artéria braquial e dos troncos do nervo braquial. Conhecemos as localizações de dois pontos-gatilho; entretanto, freqüentemente aparecem combinados aos pontos-gatilho do músculo peitoral maior e do músculo subclávio.

Exame dos Pontos-gatilho

Os pontos-gatilho podem ser palpados diretamente com o paciente em decúbito dorsal com o braço abduzido cerca de 80° e em rotação externa. O ponto-gatilho próximo à origem no nível da 4ª costela é palpado sob o músculo peitoral maior com o dedo indicador ou polegar após apreender o músculo peitoral maior com o movimento de pinça.

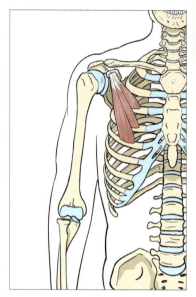

Tratamento dos Pontos-gatilho

Na posição descrita para exame, os pontos-gatilho podem ser diretamente agulhados ou inativados pelo método de agulhamento a seco ou com anestesia local terapêutica. No caso de ponto-gatilho próximo à inserção, deve-se considerar o risco de lesão às estruturas neurovasculares que dão suporte ao tendão. O tratamento é completado com alongamento passivo do músculo por meio de abdução, rotação externa e retroversão do braço utilizando relaxamento pós-isométrico.

Pontos-gatilho e de Acupuntura no Músculo Peitoral Menor

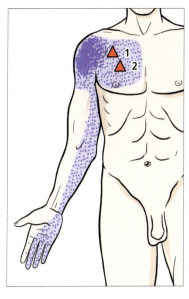

Pontos-gatilho e Áreas de Dor Irradiada

▲ **Músculo Peitoral Menor, Pontos-gatilho 1 e 2**

Existe apenas uma área de dor irradiada para os dois pontos-gatilho: esta área está localizada predominantemente sobre a porção anterior da articulação do ombro. A dor irradia através dos músculos torácicos e ao longo de toda a face ulnar do braço e do antebraço, irradiando para os dedos médio e mínimo. Um ponto-gatilho está localizado próximo à origem no nível da 4ª costela, o outro está próximo à inserção, aproximadamente 1 a 2 *cun* caudal ao processo coracóide.

Pontos de Acupuntura Importantes e Suas Localizações

● **P 1**

Localização: No nível do 1º EIC, 6 *cun* lateral à linha média anterior, 1 *cun* abaixo da clavícula, discretamente medial à borda caudal do processo coracóide.

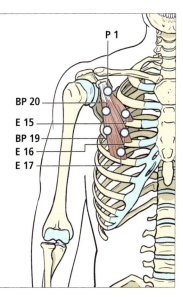

● **E 15**

Localização: No 2º EIC na linha mamilar, 4 *cun* lateral à linha média anterior.

● **E 16**

Localização: No 3º EIC na linha mamilar, 4 *cun* lateral à linha média anterior.

● **E 17**

Localização: No 4º EIC, no mamilo, 4 *cun* lateral à linha média anterior.

● **BP 19**

Localização: No 3º EIC, 2 *cun* lateral à linha mamilar.

● **BP 20**

Localização: No 2º EIC, 2 *cun* lateral à linha mamilar estendida em direção cranial.

Músculos Rombóides Maior e Menor

Descrição dos Músculos

Músculo Rombóide Menor

Origem: Processos espinhosos de C6 e C7.

Inserção: Margem medial superior da escápula.

Inervação: Nervo dorsal da escápula (C4/C5).

Ação: Retrai a escápula após elevação.

Músculo Rombóide Maior

Origem: Processos espinhosos de T1 a T4.

Inserção: Margem medial da escápula.

Inervação: Nervo dorsal da escápula (C4/C5).

Ação: Retrai a escápula após elevação.

Pontos-gatilho nos Músculos Rombóide Maior e Rombóide Menor

Comentários Preliminares

Existem dois pontos-gatilho no músculo rombóide maior e um ponto-gatilho no músculo rombóide menor. A ativação dos pontos-gatilho ocorre principalmente após uma distensão, sobretudo aquela causada pela posição em tensão esternossinfisária com as costas curvadas. Pontos-gatilho associados podem ser encontrados no músculo levantador da escápula, no músculo infra-espinhal e na porção central do músculo trapézio.

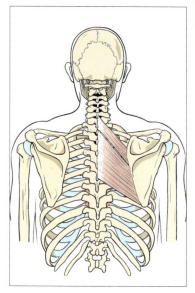

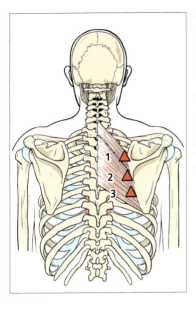

Exame dos Pontos-gatilho

Os pontos-gatilho podem ser facilmente identificados na margem medial da escápula, com o paciente sentado, com as costas curvadas.

Tratamento dos Pontos-gatilho

A inativação desses pontos-gatilho é rapidamente conseguida com agulhamento a seco, acupuntura convencional ou anestesia local terapêutica utilizando a técnica de punção tangencial para evitar pneumotórax.

238 ■ Músculos Rombóides Maior e Menor

Pontos-gatilho e Áreas de Dor Irradiada

▲ Músculo Rombóide Menor e Rombóide Maior, Pontos-gatilho 1 a 3

O ponto-gatilho no músculo rombóide menor está localizado aproximadamente 3 cm medial à margem medial da escápula. Os dois pontos-gatilho do músculo rombóide maior estão localizados mais caudalmente, mais uma vez, cerca de 3 cm medial à margem medial da escápula. As áreas de dor irradiada dos três pontos-gatilho são encontradas ao redor da margem medial da escápula e da fossa supra-espinhal.

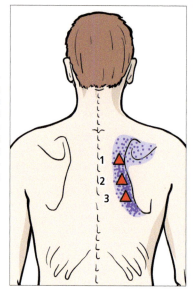

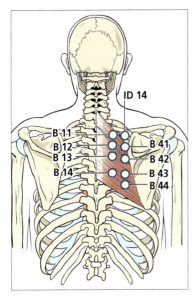

Pontos de Acupuntura Importantes e Suas Localizações

○ ID 14

Localização: 3 *cun* lateral à borda inferior do processo espinhoso de T1.

○ B 11

Localização: 1,5 *cun* lateral à borda inferior do processo espinhoso de T1.

○ B 12

Localização: 1,5 *cun* lateral à borda inferior do processo espinhoso de T2.

○ B 13

Localização: 1,5 *cun* lateral à borda inferior do processo espinhoso de T3.

○ B 14

Localização: 1,5 *cun* lateral à borda inferior do processo espinhoso de T4.

○ B 41

Localização: 3 *cun* lateral à borda inferior do processo espinhoso de T2.

○ B 42

Localização: 3 *cun* lateral à borda inferior do processo espinhoso de T3.

○ B 43

Localização: 3 *cun* lateral à borda inferior do processo espinhoso de T4.

○ B 44

Localização: 3 *cun* lateral à borda inferior do processo espinhoso de T5.

Músculo Supra-espinhal

Descrição do Músculo

Origem: Fossa supra-espinhal da escápula.

Inserção: Borda superior do tubérculo maior do úmero, estendendo-se para a cápsula articular (músculo do manguito rotador).

Inervação: Nervo supra-escapular (C4 a C6).

Ação: Abdução do úmero; contrai a cápsula articular.

Pontos-gatilho no Músculo Supra-espinhal

Comentários Preliminares

Existem três pontos-gatilho, dois dos quais localizados no ventre do músculo e um na região do tendão supra-espinhoso. A ativação dos pontos-gatilho ocorre principalmente em situações de distensão aguda (p. ex., carregar cargas pesadas sem estar acostumado a fazê-lo), mas também em síndromes de sobrecarga crônica. Os pontos-gatilho estão, em geral, associados àqueles no músculo trapézio, músculo infra-espinhal e músculo latíssimo do dorso.

Exame dos Pontos-gatilho

Com o paciente sentado, os pontos-gatilho são palpados diretamente no ventre do músculo e próximo à inserção, deflagrando uma dor referida típica.

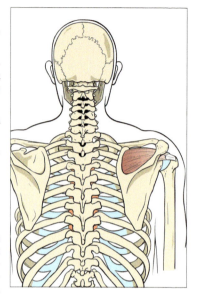

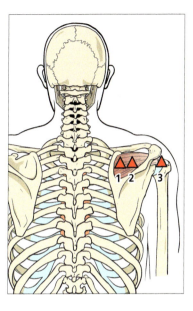

Tratamento dos Pontos-gatilho

A inativação dos pontos-gatilho é, em geral, obtida sem qualquer problema por meio de acupuntura, anestesia local terapêutica ou método de agulhamento a seco. Quando a anestesia é injetada no ponto-gatilho do tendão supra-espinhoso devem-se seguir condições meticulosamente estéreis por causa da proximidade com a articulação. O músculo é estirado por meio de adução e rotação interna máxima do antebraço, enquanto se roda simultaneamente o braço discretamente posterior.

Pontos-gatilho e Áreas de Dor Irradiada

▲ Músculo Supra-espinhal, Pontos-gatilho 1 e 2

Os pontos-gatilho estão situados no ventre do músculo, um na transição do acrômio para a espinha escapular e o outro na fossa infra-espinhal próximo à origem e à margem medial da escápula. Os pacientes se queixam de irradiação da dor com a principal área de irradiação sobre o músculo deltóide e sobre a cabeça do rádio, e também de dor mínima irradiando para a região dorsal da cintura escapular e para as porções dorsolateral e ventral do braço e do antebraço.

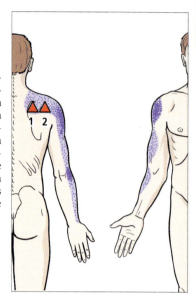

▲ Músculo Supra-espinhal, Ponto-gatilho 3

O ponto-gatilho no tendão supra-espinhoso tem sua principal área de irradiação sobre o músculo deltóide.

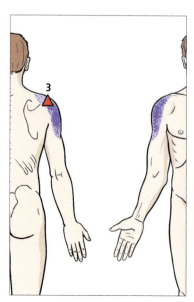

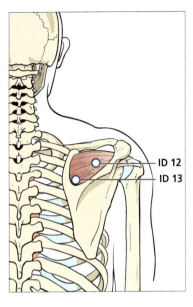

Pontos de Acupuntura Importantes e Suas Localizações

⊙ ID 12

Localização: Aproximadamente 1 *cun* acima do centro da borda cranial da espinha escapular, cranial ao ponto de acupuntura ID 11.

⊙ ID 13

Localização: Logo acima da espinha escapular, no centro da linha de conexão entre o ponto de acupuntura ID 10 e o processo espinhoso (pólo inferior) de T2.

Músculo Infra-espinhal

Descrição do Músculo

Origem: Fossa infra-espinhal da escápula.

Inserção: Terço médio e inferior do tubérculo maior do úmero, cápsula articular.

Inervação: Nervo supra-escapular (C4 a C6).

Ação: Realiza o movimento de rotação externa do braço;
parte superior: abdução,
parte inferior: adução.

Outros: O músculo infra-espinhal pertence aos músculos do manguito rotador porque se estende para a cápsula da articulação do ombro.

Pontos-gatilho no Músculo Infra-espinhal

Comentários Preliminares

Dois pontos-gatilho são predominantes; um terceiro ponto-gatilho aparece de forma variável na margem medial, no nível da porção média da fossa infra-espinhal. Os pontos-gatilho são ativados por esportes praticados por um indivíduo que não habituado (p. ex., jogar tênis excessivamente). O diagnóstico diferencial deve considerar distúrbios estruturais da articulação do ombro, ombro congelado e afecção das raízes nervosas C5, C6 e C7.

Exame dos Pontos-gatilho

A estimulação é obtida por meio da abdução do braço e de sua rotação interna máxima na articulação do ombro para estirar o músculo infra-espinhal. Quando os braços estão relaxados, faixas tensas típicas são encontradas na direção caudal para a espinha escapular.

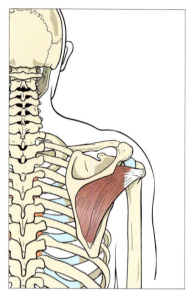

Tratamento dos Pontos-gatilho

Agulhamento direcionado dos pontos-gatilho e dissolução da contratura muscular pelo método de agulhamento a seco. Anestesia local terapêutica também é possível. Depois disso, realiza-se alongamento passivo dos músculos por meio de retroversão e rotação interna do braço.

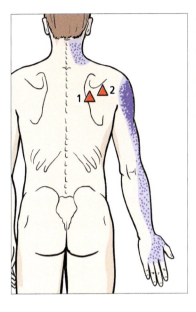

Pontos-gatilho e Áreas de Dor Irradiada

▲ Músculo Infra-espinhal, Pontos-gatilho 1 e 2

Esses pontos-gatilho estão localizados na porção medial do músculo, aproximadamente 2 *cun* abaixo da espinha escapular. Existem áreas de dor irradiada sobre a porção dorsal, bem como ventral do músculo deltóide, irradiando para as porções dorsal e ventral do braço e do antebraço na face radial.

Pontos-gatilho e Áreas de Dor Irradiada

▲ Músculo Infra-espinhal, Ponto-gatilho 3

Um terceiro ponto-gatilho está situado na origem mediocaudal e tem sua principal área de dor irradiada na margem medial da escápula. Este ponto-gatilho aparece apenas ocasionalmente.

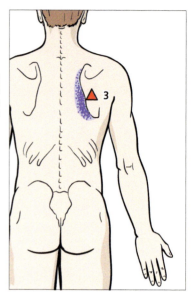

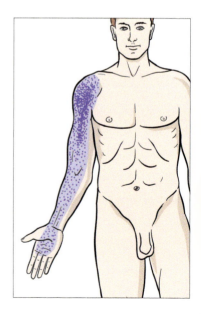

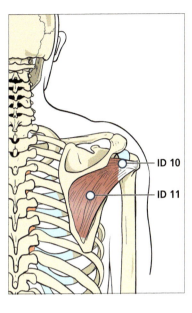

Pontos de Acupuntura Importantes e Suas Localizações

◉ ID 10

Localização: Logo acima do ponto de acupuntura ID 9, abaixo da bem palpável espinha escapular.

◉ ID 11

Localização: Na fossa infra-espinhal, na linha de conexão entre o centro da bem palpável espinha escapular e o ângulo inferior da escápula. O ponto de acupuntura ID 11 está situado entre o terço cranial e os outros dois terços desta linha.

Músculo Subescapular

Descrição do Músculo

Origem: Fossa subescapular da escápula (não no colo da escápula).

Inserção: Tubérculo menor do úmero e crista proximal do tubérculo menor.

Inervação: Nervo subescapular (C5/C6).

Ação: Realiza o movimento de rotação medial do braço; comprime a cápsula articular para a qual o músculo subescapular também se prolonga (músculo do manguito rotador).

Pontos-gatilho no Músculo Subescapular

Comentários Preliminares

Aqui existem três pontos-gatilho; entretanto, por causa da localização do músculo, é difícil alcançá-los para o tratamento. Os pontos-gatilho deste músculo aparecem, em geral, como resultado de alterações crônicas, que geralmente são denominadas "ombro congelado". Os pontos-gatilho do músculo subescapular aparecem, em geral, associados àqueles dos seguintes músculos: músculo peitoral maior, músculo redondo maior, músculo latíssimo do dorso e cabeça longa do músculo tríceps.

Exame dos Pontos-gatilho

Com o paciente em decúbito dorsal e sob discreta tração do braço com abdução de aproximadamente 90° e rotação interna, a face anterior da escápula é palpada medialmente ao músculo redondo do dorso utilizando o polegar da outra mão. Contrações locais podem ser deflagradas na região dos pontos-gatilho ativados.

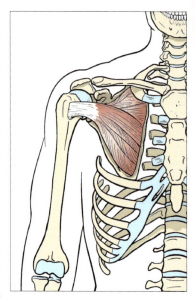

Tratamento dos Pontos-gatilho

Podem ser utilizados métodos de agulhamento direcionado, de agulhamento a seco e de anestesia local terapêutica. Entretanto, são necessárias agulhas bem mais longas, como agulhas para injeção (aproximadamente 7 a 8 cm de comprimento). Após o tratamento realiza-se alongamento do músculo por meio de rotação externa e abdução de até 90°; esta pode ser sucessivamente aumentada para até 180°. Esses métodos fisioterápicos são fundamentados pelo relaxamento pós-isométrico.

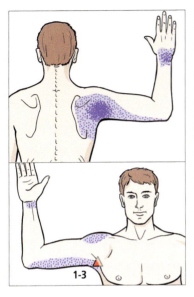

Pontos-gatilho e Áreas de Dor Irradiada

▲ Músculo Subescapular, Pontos-gatilho 1 a 3

Os três pontos-gatilho podem ser encontrados nos terços cranial e central do músculo. Suas áreas comuns de dor irradiada estão localizadas na face dorsal do braço, incluindo a escápula, sobre o músculo deltóide e também nas faces dorsal e ventral do punho.

Pontos de Acupuntura Importantes e Suas Localizações

Devido a sua posição (na parte interna da escápula), o músculo é anatomicamente inacessível para acupuntura direta.

Músculo Supinador

Descrição do Músculo

Origem: Epicôndilo lateral do úmero, crista ulnar do músculo supinador, ligamento anular do rádio e ligamento radial colateral.

Inserção: Terço proximal do rádio (base ampla).

Inervação: Ramo profundo do nervo radial (C5 a C6).

Ação: Supinação do antebraço.

Pontos-gatilho do Músculo Supinador

Comentários Preliminares

Na maioria dos casos, os pontos-gatilho se desenvolvem como resultado de tensão crônica ao realizar trabalho manual ao qual não se está habituado, por exemplo, uso de chave de fenda. O encurtamento resultante do músculo supinador está entre as causas mais comuns de dor no epicôndilo radial do úmero. O encurtamento do músculo resulta em neuropatia compressiva devido à compressão do nervo radial na fenda do músculo supinador.

Exame dos Pontos-gatilho

É fácil palpar o músculo com o antebraço em supinação e as articulações do cotovelo ligeiramente fletidas.

Tratamento dos Pontos-gatilho

A fenda do músculo supinador deve ser identificada claramente para que o nervo radial não seja lesionado. Deve-se preferir o tratamento manual do ponto-gatilho. Terapeutas com experiência em anatomia podem realizar infiltração direcionada ou agulhamento a seco do ponto-gatilho. O alongamento é feito pela pronação do antebraço.

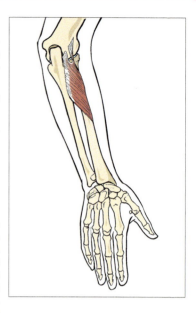

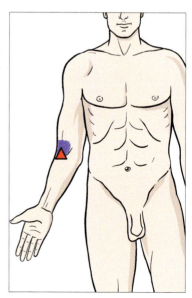

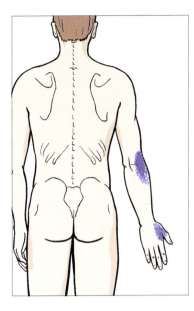

Pontos-gatilho e Áreas de Dor Irradiada

O ponto-gatilho principal normalmente é encontrado na parte radial do músculo, e a dor irradia predominantemente no epicôndilo radial do úmero, mas também na cabeça anterior do rádio na fossa cubital e no primeiro músculo interósseo dorsal entre o primeiro e o segundo metacarpianos.

Pontos de Acupuntura Importantes e Suas Localizações

○ IG 8

Localização: Se a linha que conecta os pontos de acupuntura IG 5–IG 11 for dividida em três partes iguais, o ponto de acupuntura IG 8 está situado nos dois terços proximais ao ponto de acupuntura IG 5 e a um terço distal para o ponto de acupuntura IG 11; o ponto de acupuntura IG 8 localiza-se 4 *cun* distal ao ponto de acupuntura IG 11.

○ IG 9

Localização: 3 *cun* distal ao ponto de acupuntura IG 11.

○ IG 10

Localização: 2 *cun* distal ao ponto de acupuntura IG 11, na linha que conecta os pontos de acupuntura IG 5–IG 11, no músculo extensor radial longo do carpo (no músculo supinador, com agulhamento profundo).

○ IG 11

Localização: Lateral à terminação radial da prega do cotovelo quando o antebraço está flexionado em um ângulo reto, numa depressão entre o fim da prega e o epicôndilo lateral na área do músculo extensor radial longo do carpo. O ponto de acupuntura está situado entre o ponto de acupuntura P 5 e o epicôndilo lateral do úmero.

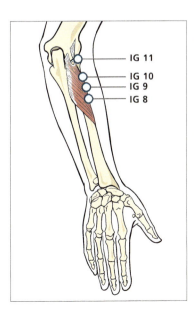

Músculo Extensor Radial Longo do Carpo

Descrição do Músculo

Origem: Crista supra-epicondilar lateral do úmero.

Inserção: Base do osso do segundo metacarpiano.

Inervação: Ramo profundo do nervo radial (C6/C7).

Ação: Estende e realiza a abdução radial do punho.

Pontos-gatilho no Músculo Extensor Radial Longo do Carpo

Comentários Preliminares

Aqui existe uma zona principal de ponto-gatilho. Nesta região são comuns pontos-gatilho. A ativação ocorre, em geral, devido ao desequilíbrio muscular entre os músculos extensores e flexores do antebraço. Os pontos-gatilho associados são encontrados no músculo extensor dos dedos da mão, músculo supinador e músculo braquiorradial.

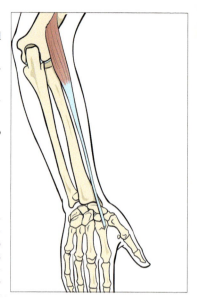

Exame dos Pontos-gatilho

Com o punho discretamente flexionado e os dedos da mão flexionados, muito amiúde podem-se deflagrar contrações locais vigorosas por meio da palpação direta do respectivo músculo. Os pontos-gatilho também podem ser rapidamente diagnosticados por meio do exame isométrico.

Tratamento dos Pontos-gatilho

A acupuntura convencional e a anestesia local terapêutica são procedimentos extremamente bem-sucedidos, assim como a estimulação intramuscular localizada por agulhas de acupuntura. O alongamento passivo dos músculos — fundamentado pelo relaxamento pós-isométrico, se necessário — evitará recidivas.

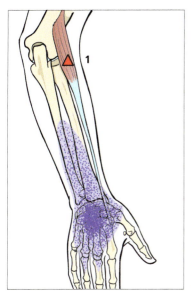

Pontos-gatilho e Áreas de Dor Irradiada

▲ Músculo Extensor Radial Longo do Carpo, Ponto-gatilho 1

Este ponto-gatilho está situado no ventre do músculo, no nível da cabeça do rádio. Suas áreas de dor irradiada estão localizadas sobre a cabeça do rádio e dorsal àquela sobre o músculo abdutor do polegar.

Pontos de Acupuntura Importantes e Suas Localizações

◉ IG 8

Localização: Na linha de conexão entre os pontos de acupuntura IG 5 e IG 11, dois terços proximal ao ponto de acupuntura IG 5 e um terço distal ao ponto de acupuntura IG 11; portanto, o ponto de acupuntura IG 8 está situado 4 *cun* distal a IG 11.

◉ IG 9

Localização: 3 *cun* distal ao ponto de acupuntura IG 11.

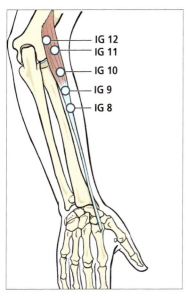

◉ IG 10

Localização: 2 *cun* distal ao ponto de acupuntura IG 11.

◉ IG 11

Localização: Lateral à extremidade radial da prega de flexão do cotovelo quando o antebraço está flexionado em ângulo reto, na depressão entre a extremidade da prega e o epicôndilo lateral, na região do músculo extensor radial longo do carpo.

◉ IG 12

Localização: 1 *cun* obliquamente acima do ponto de acupuntura IG 11, próximo ao úmero.

Músculo Extensor dos Dedos

Descrição do Músculo

Origem: Epicôndilo lateral do úmero, ligamentos anular e colateral do rádio, fáscia do antebraço.

Inserção: Aponeurose dorsal; proximal às articulações do dedo médio, a aponeurose se divide em porções tendinosas ulnar e radial que se reúnem distalmente para se juntar na aponeurose e inserir-se na base das falanges terminais.

Inervação: Ramo profundo do nervo radial (C6 a C8).

Ação: Estende as articulações dos dedos, estende o punho e auxilia a abdução ulnar.

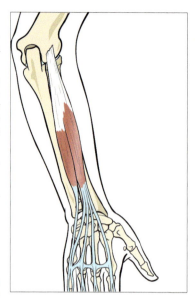

Pontos-gatilho no Músculo Extensor dos Dedos

Comentários Preliminares

Os pontos-gatilho encontrados aqui estão predominantemente no ventre dos músculos extensores dos dedos anular e médio. A ativação dos pontos-gatilho ocorre, em geral, por meio de tensão crônica. Pontos-gatilho associados também estão, amiúde, presentes nos músculos dos dedos da mão e no músculo extensor do carpo.

Exame dos Pontos-gatilho

As respostas locais típicas (contrações) podem ser deflagradas no centro do ventre do músculo na região dos pontos-gatilho.

Tratamento dos Pontos-gatilho

A estimulação intramuscular localizada com subseqüente alongamento passivo do músculo é efetiva por um curto período. O método convencional de agulhamento e a anestesia local terapêutica também podem ser considerados.

Pontos-gatilho e Áreas de Dor Irradiada

▲ Músculo Extensor dos Dedos, Ponto-gatilho 1

O ponto-gatilho do músculo extensor do dedo médio está localizado próximo ao cotovelo, na região do ventre do músculo. A dor irradiada típica avança ao longo do músculo para o dedo médio; às vezes, a dor também está localizada sobre a prega de flexão proximal do punho.

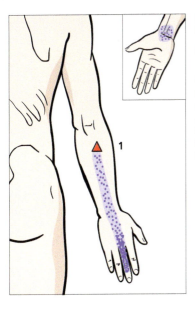

▲ Músculo Extensor dos Dedos, Ponto-gatilho 2

O ponto-gatilho do músculo extensor do dedo anular situa-se distal e ulnar ao ponto-gatilho 1. Sua área de dor irradiada atinge o dedo anular e ascende em direção à articulação radioumeral.

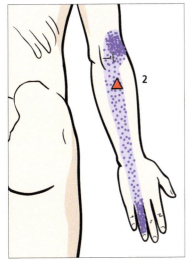

Pontos de Acupuntura Importantes e Suas Localizações

IG 8

Localização: 4 *cun* distal ao ponto de acupuntura IG 11.

IG 9

Localização: 3 *cun* distal ao ponto de acupuntura IG 11.

IG 10

Localização: 2 *cun* distal ao ponto de acupuntura IG 11.

IG 11

Localização: Lateral à extremidade radial da prega de flexão do cotovelo quando o antebraço está flexionado em ângulo reto, na depressão entre a extremidade da prega e o epicôndilo lateral, na região do músculo extensor longo do carpo.

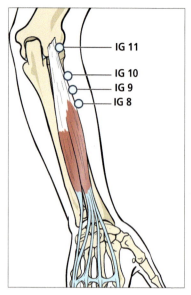

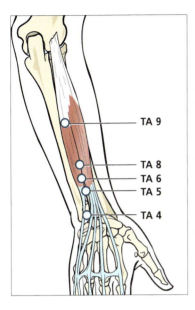

○ TA 4

Localização: Discretamente ulnar para o centro da prega de flexão dorsal do punho (o espaço articular entre o rádio, a ulna e a série de ossos da porção proximal do carpo), ulnar ao tendão do músculo extensor dos dedos das mãos, radial ao tendão do músculo extensor do dedo mínimo.

○ TA 5

Localização: 2 *cun* proximal ao ponto de acupuntura TA 4, entre o rádio e a ulna, em uma linha conectando o ponto de acupuntura TA 4 e a extremidade do processo do olécrano da ulna.

○ TA 6

Localização: 3 *cun* proximal ao ponto de acupuntura TA 4, entre o rádio e a ulna, na linha de conexão entre o ponto de acupuntura TA 4 e a extremidade do olécrano.

○ TA 8

Localização: 4 *cun* proximal ao ponto de acupuntura TA 4, entre o rádio e a ulna.

○ TA 9

Localização: 7 *cun* proximal ao ponto de acupuntura TA 4, na linha que conecta o ponto de acupuntura TA 4 e a extremidade do olécrano. Portanto, na linha conectante descrita, o ponto está situado a 1 *cun* proximal à porção média entre o ponto de acupuntura TA 4 e a prega de flexão do cotovelo.

Músculo Pronador Redondo

Descrição do Músculo

Origem: Cabeça do úmero: epicôndilo medial do úmero; cabeça ulnar: processo coronóide da ulna.

Inserção: Superfície lateral do rádio e tuberosidade do pronador.

Inervação: Nervo mediano (C6 e C7).

Ação: Pronação do antebraço e contribui para a flexão da articulação do cotovelo.

Pontos-gatilho do Músculo Pronador Redondo

Comentários Preliminares

Os pontos-gatilho são geralmente encontrados na parte proximal do ventre do músculo. A sua ativação é causada por pronação repetitiva do antebraço, por carga de trabalho excessiva ou por estresse crônico por esportes (p. ex., o jogador de tênis ocasional com técnica precária).

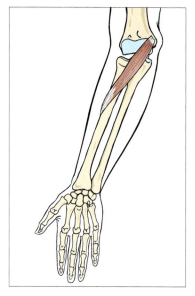

O nervo mediano passa por baixo do músculo pronador redondo e, às vezes, passa por ele. A compressão do nervo pode conduzir a uma neuropatia por compressão característica que pode se assemelhar à síndrome do túnel do carpo.

Exame dos Pontos-gatilho

O exame do músculo é fácil através de palpação profunda na fossa cubital. A palpação ativa a irradiação característica da dor.

Tratamento dos Pontos-gatilho

Existe o risco de causar lesão ao nervo mediano. Antes do agulhamento seco ou infiltração dos pontos-gatilho, o curso do nervo mediano deve ser identificado com precisão. O tratamento manual por acupressão é uma outra opção.

Pontos-gatilho e Áreas de Dor Irradiada

▲ Músculo Pronador Redondo, Pontos-gatilho

Os pontos-gatilho são encontrados, principalmente, no ventre do músculo na fossa cubital, perto da origem do músculo. A dor irradia da parte ântero-radial proximal do antebraço para o carpo, onde atinge a parte palmar proximal do polegar.

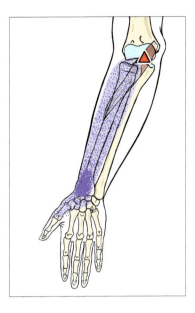

Pontos de Acupuntura Importantes e Suas Localizações

◉ PC 3

Localização: No lado ulnar do tendão do músculo bíceps braquial, na prega de cotovelo.

◉ C 3

Localização: Entre a terminação ulnar da prega do cotovelo e o epicôndilo medial do úmero quando o cotovelo é flexionado.

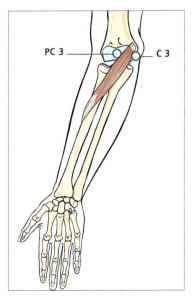

Músculo Flexor Superficial dos Dedos

Descrição do Músculo

Origem: Cabeça úmero-ulnar: epicôndilo medial do úmero e processo coronóide da ulna.
Cabeça radial: superfície anterior do rádio.

Inserção: Quatro tendões se inserem nos cumes ósseos laterais das falanges médias dos dedos II a V.

Inervação: Nervo mediano (C7 a T1).

Ação: Flexiona as articulações metacarpofalângicas II a V e as articulações interfalângicas proximais II a V.

Outros: Os tendões do músculo flexor profundo dos dedos passam entre as partes da inserção do tendão nas falanges distais.

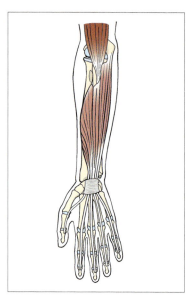

Pontos-gatilho do Músculo Flexor Superficial dos Dedos

Comentários Preliminares

Os músculos flexores dos dedos, assim como os músculos extensores dos dedos, são músculos superficiais. Nunca se deve realizar agulhamento profundo para evitar dano aos nervos. A ativação dos pontos-gatilho é causada por tensão crônica devido a trabalho manual. Em particular, movimentos ávidos monótonos ativam estes pontos-gatilho.

Exame dos Pontos-gatilho

Precisa-se apenas de uma leve pressão para palpar o ponto-gatilho no centro do ventre do músculo. Isto é realizado pela palpação delicada dos músculos flexores ulnar e radiais do carpo, bem como o músculo palmar. A identificação precisa é confirmada pela sensação aumentada de dor à palpação do ponto-gatilho enquanto se confere a função do músculo simultaneamente.

Pontos-gatilho do Músculo Flexor Superficial dos Dedos

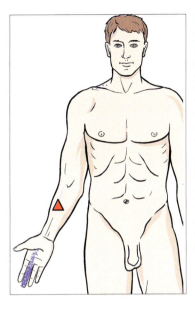

Tratamento dos Pontos-Gatilho

Deve-se evitar dano às ramificações do nervo mediano e artéria e veia ulnares, tomando-se grande cuidado ao agulhamento a seco ou injeção. Os pontos-gatilho são fáceis de inativar. Alongamento subseqüente dos músculos flexores por extensão dorsal dos dedos é essencial para prevenir recidivas e os pacientes devem ser aconselhados a eles mesmos fazerem.

Pontos-gatilho e Áreas de Dor Irradiada

Na porção radial dos músculos flexores a dor irradia para o lado palmar do dedo médio; na porção ulnar irradia para o dedo anular ou dedo mínimo, às vezes com projeção adicional para a palma.

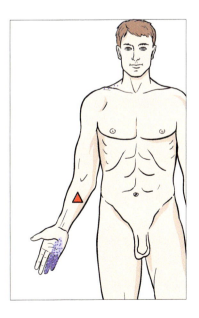

Pontos de Acupuntura Importantes e Suas Localizações

◉ P 5

Localização: Radial aos tendões do bíceps na prega do cotovelo.

◉ P 7

Localização: No lado radial do antebraço, em uma fossa em formato de V proximal ao processo estilóide do rádio, 1,5 *cun* proximal à prega do punho. O ponto de acupuntura localiza-se onde a porção proximal do processo estilóide do rádio se funde com ao feixe do rádio.

◉ PC 3

Localização: No lado ulnar do tendão do músculo bíceps braquial, na prega do cotovelo.

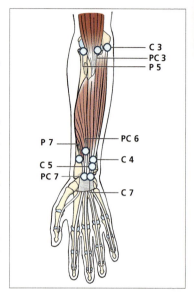

◉ PC 6

Localização: 2 *cun* proximal à prega da flexão palmar do punho, proximal ao osso pisiforme, entre os tendões do músculo palmar longo e o músculo flexor radial do carpo. Como descrito para a localização do ponto de acupuntura C 7, escolha a prega do punho que fica entre o rádio e ulna de um lado e o feixe proximal dos ossos carpais do outro. Como o feixe proximal dos ossos do carpo é marcado pelo osso pisiforme, a prega em questão está situada proximal ao osso pisiforme.

◉ PC 7

Localização: No centro da prega da flexão palmar do punho que está proximal ao osso pisiforme, entre os tendões do músculo palmar longo e o músculo flexor radial do carpo.

C 3

Localização: Entre a terminação ulnar da prega do cotovelo e o epicôndilo medial do úmero quando o cotovelo está flexionado.

C 4

Localização: 1,5 *cun* proximal ao ponto de acupuntura C 7, radial ao tendão do músculo flexor ulnar do carpo.

C 5

Localização: 1 *cun* proximal ao ponto de acupuntura C 7, radial ao tendão do músculo flexor ulnar do carpo.

C 7

Localização: Na prega da flexão palmar do punho, radial ao tendão do músculo flexor ulnar do carpo.

Descrição do Músculo

Origem: Bordas inferiores e superfícies externas da 5ª a 12ª costelas.

Inserção: Tubérculo púbico, crista púbica, margem externa da crista ilíaca, ligamento inguinal e linha alba.

Inervação: Nervos intercostais (T5 a T11), nervo subcostal (T12), nervo ílio-hipogástrico (T12 a L1) e nervo ilioinguinal (L1).

Ação: A contração unilateral faz a rotação do tórax contra a pelve para o lado contralateral. A contração bilateral faz a flexão da coluna vertebral. E, ainda, atua como músculo auxiliar para a compressão abdominal e expiração forçada.

Pontos-gatilho do Músculo Oblíquo Externo do Abdome

Comentários Preliminares

Os pontos-gatilho aparecem freqüentemente em conjunto com abdome agudo (abdome em tábua). Pontos-gatilho também são observados com doenças dos órgãos internos, como dismenorréia, diarréia, disúria e dor testicular. Podem ocorrer primariamente e então causar sintomas abdominais secundários. Com mais freqüência, entretanto, pode ocorrer de outro modo: a presença de estímulo visceral aferente leva à formação de pontos-gatilho nos músculos abdominais. A lombalgia aguda também está associada com pontos-gatilho nos músculos oblíquos do abdome.

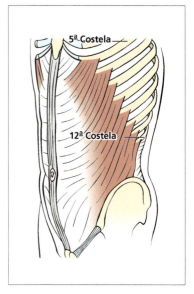

Exame dos Pontos-gatilho

Com o paciente sentado, pode-se evocar pontos-gatilho e faixas tensas nesse músculo através de movimentos de rotação.

Tratamento dos Pontos-gatilho

O agulhamento a seco é possível sem nenhum problema e a infiltração dos pontos-gatilho também é uma opção. A injeção ou acupuntura dos pontos-gatilho é realizada com o paciente em posição supina. O agulhamento do peritônio deve ser evitado. Entretanto, raramente ocorrem lesões a órgãos internos.

Pontos-gatilho e Áreas de Dor Irradiada

▲ Músculo Oblíquo Externo do Abdome, Ponto-gatilho 1

Encontra-se na borda anterior do arco costal em direção ao epigástrio. A irradiação de dor característica para o epigástrio imita os sintomas de *angina pectoris* ou queixas epigástricas.

▲ Músculo Oblíquo Externo do Abdome, Ponto-gatilho 2

Localiza-se próximo à inserção do músculo na crista ilíaca. Deste ponto a dor irradia-se à região inguinal, até os grandes lábios ou testículos. Ficar muito tempo de pé causa irradiação adicional da dor para toda a região do abdome, o que torna difícil localizar a causa primária.

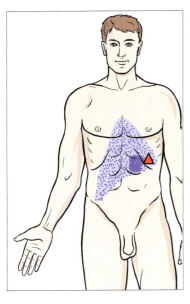

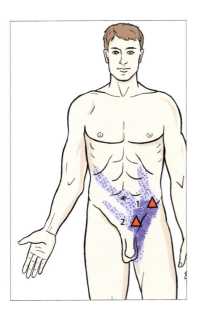

Músculo Oblíquo Externo do Abdome

Pontos de Acupuntura Importantes e Suas Localizações

● **VC 2**

Localização: Na borda superior da sínfise púbica, na linha média anterior.

● **VC 3**

Localização: 1 cun superior ao centro da borda superior da sínfise púbica.

● **VC 4**

Localização: 2 cun superior ao centro da borda superior da sínfise púbica (para orientação correta, veja ponto de acupuntura VC 3).

● **VC 6**

Localização: 1,5 *cun* inferior à cicatriz umbilical (para orientação correta, veja ponto de acupuntura VC 3).

● **VC 12**

Localização: Na metade do caminho entre a base do processo xifóide e a cicatriz umbilical.

● **VC 14**

Localização: 1 *cun* inferior à ponta do processo xifóide (ponto de acupuntura VC 15).

● **VC 15**

Localização: Logo abaixo da ponta do processo xifóide, na linha média anterior.

● **VC 17**

Localização: Na linha anterior, no nível dos mamilos, no quarto espaço intercostal.

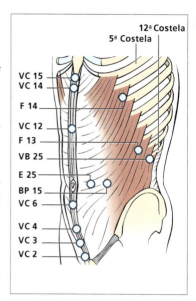

● F 14

Localização: No sexto espaço intercostal, abaixo do mamilo, na linha mamilar.

● E 25

Localização: 2 *cun* lateral à cicatriz umbilical.

● BP 15

Localização: 4 *cun* lateral à cicatriz umbilical.

Músculo Ilíaco

Descrição do Músculo

Origem: Fossa ilíaca até a linha terminal da pelve, espinha ilíaca inferior anterior, lacuna dos músculos até a superfície anterior da cápsula da articulação do quadril.

Inserção: Trocanter menor do fêmur.

Inervação: Nervo femoral (T12 a L3/L4).

Ação: Em conjunto com o músculo psoas maior, forma o flexor mais poderoso da articulação do quadril (músculo iliopsoas). Com as regiões pélvica e lombar fixas, flexiona a coxa. Com o fêmur imobilizado, faz a rotação lateral da pelve ipsilateral.

Pontos-gatilho no Músculo Ilíaco

Comentários Preliminares

Contraturas musculares são muito comuns em coxartroses. O músculo possui uma tendência geral de se contrair e desenvolver pontos-gatilho. Os pontos-gatilho nesta região são muito comuns por causa da tendência geral de contratura que o músculo apresenta. Essa tendência é freqüentemente aumentada pelos estímulos viscerais em decorrência da irritação da borda cecal diretamente na fáscia do músculo ilíaco. Os pontos-gatilho normalmente aparecem associados àqueles em outros músculos (p. ex., músculo quadrado lombar, músculo reto do abdome, músculo reto femoral e músculo tensor da fáscia lata). Em cada um desses casos é recomendado o tratamento dos pontos-gatilho associados.

Exame dos Pontos-gatilho

Com o paciente relaxado, em posição supina, o músculo é palpado diretamente entre o ceco e a parte interna do osso ilíaco. Entretanto, aderências nesta região tornam o processo mais difícil. Nesse caso, a mobilização manual do ceco geralmente é necessária. Um ponto-gatilho é localizado na porção mais anterior do músculo. Um outro ponto-gatilho é encontrado no nível da articulação coxofemoral.

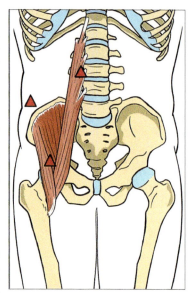

Tratamento dos Pontos-gatilho

A acupuntura nos pontos-gatilho no músculo ilíaco deve ser tentada se o ceco puder ser movido a uma boa distância em direção medial. Também é importante tratar a causa da lesão visceral. Reincidências são evitadas por meio do alongamento fisioterápico com extensão da respectiva articulação do quadril e flexão máxima da articulação do quadril contralateral. Ao mesmo tempo, também é necessário alongamento do músculo reto femoral contraído.

Pontos-gatilho no Músculo Ilíaco 269

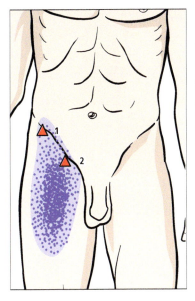

Pontos-gatilho e Áreas de Dor Irradiada

▲ **Músculo Ilíaco, Pontos-gatilho 1 e 2**

Os pontos-gatilho 1 e 2 estão situados na porção ventral do músculo iliopsoas e pré-vertebralmente no nível da vértebra L3. O ponto-gatilho 2 está localizado diretamente acima da articulação do quadril. As áreas de dor irradiada são encontradas diretamente paravertebralmente na região lombar com irradiação para a articulação sacroilíaca e área medial superior do glúteo. Outra área de dor irradiada aparece sobre o músculo reto femoral irradiando para a espinha ilíaca inferior anterior.

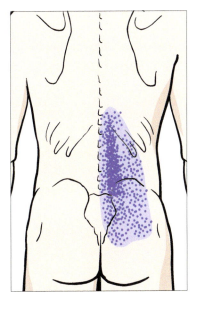

Músculo Psoas Maior

Descrição do Músculo

Origem: Superfícies laterais de vértebras T12 a L4 e discos intervertebrais e processos costais das vértebras lombares.

Inserção: Trocanter menor do fêmur.

Inervação: Nervo femoral (T12 a L3/L4).

Ação: Junto com o músculo ilíaco, forma o músculo flexor mais poderoso da articulação do quadril (músculo iliopsoas). Com o fêmur fixado, inclina a coluna lombar, faz rotação para a metade ipsilateral da pelve e inclina lateralmente a coluna lombar.

Outros: Entre as duas porções do músculo psoas fica o plexo lombar.

Pontos-gatilho do Músculo Psoas

Comentários Preliminares

O músculo psoas é subdividido em músculo psoas menor e músculo psoas maior. Freqüentemente são encontrados pontos-gatilho na região do músculo psoas maior. Eles estão associados com lesão por esforço repetitivo e má postura da coluna lombar e, também, com coxartrose. Aqui, pode haver estímulos viscerais aferentes originados diretamente do rim sobreposto ao músculo psoas ou do cólon sigmóide que passa à esquerda. Uma lesão ilíaca anterior é encontrada freqüentemente à direita (rotação anterior da metade pélvica) ou uma lesão ilíaca posterior é encontrada à esquerda (rotação posterior da metade pélvica). Isto resulta em uma diferença funcional no comprimento da perna causada por encurtamento da perna esquerda, ou alongando a perna direita, devido ao deslocamento distal (à direita) ou deslocamento proximal (à esquerda) do centro de rotação da articulação do quadril. Recomenda-se não tratar somente o ponto-gatilho, mas definitivamente também as causas da distorção subjacente da pelve.

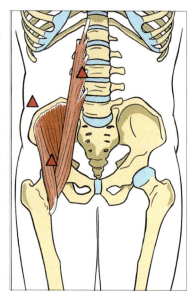

Exame dos Pontos-gatilho

O músculo psoas maior só pode ser examinado com o paciente relaxado e por palpação profunda. É freqüentemente muito sensível à pressão. Sinais de salto estão ausentes.

Tratamento dos Pontos-gatilho

Pontos-gatilho na região do músculo psoas normalmente não são acessíveis para o agulhamento seco ou injeção e, neste caso, então sempre há dificuldade. São recomendados outros métodos de alongamento, como liberação miofascial.

Pontos de Acupuntura Importantes e Suas Localizações

Por causa da posição profunda e relativamente protegida do músculo psoas é difícil o acesso por acupuntura.

Pontos-gatilho do Músculo Psoas   271

Músculo Quadrado Lombar

Descrição do Músculo

Origem: Fibras dorsais: crista ilíaca e ligamento iliolombar;
partes ventrais: processos costais das vértebras L2 a L5.

Inserção: Parte dorsal: 12ª costela e processos costais das vértebras L1 a L3;
parte ventral: 12ª costela.

Inervação: Nervo subcostal e plexo lombar (T12 a L3).

Ação: Flexiona o tronco lateralmente, estabiliza a 12ª costela durante a respiração (ponto fixo para o diafragma).

Pontos-gatilho no Músculo Quadrado Lombar

Comentários Preliminares

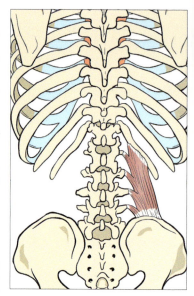

Existem dois pontos-gatilho nas porções profunda e superficial do músculo. Distúrbios da articulação sacroilíaca são freqüentes. A ativação dos pontos-gatilho é resultado de distensão aguda, também associada a acidentes, e torna-se crônica na escoliose funcional (como resultado do comprimento desigual das pernas) ou na escoliose primária. Os pontos-gatilho associados aparecem na região dos músculos abdominais, no músculo quadrado lombar contralateral, no músculo iliopsoas ipsilateral e no músculo iliocostal e, ocasionalmente, também no músculo latíssimo do dorso e no músculo oblíquo interno do abdome. Outros pontos-gatilho são encontrados na região glútea, sobretudo no caso de sintomas de estimulação da raiz neural relacionada às raízes neurais L5 e S1.

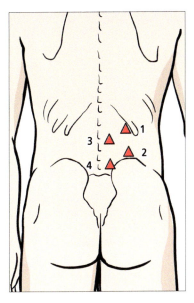

Exame dos Pontos-gatilho

Primeiro devem-se esclarecer as seguintes causas ortopédicas: escoliose funcional ou estrutural, pelve escoliótica, posição oblíqua da pelve e deslocamento do quadril. A palpação dos pontos-gatilho é realizada com o paciente relaxado e em decúbito lateral. Raramente são observadas contrações locais; em geral, ocorre enrijecimento distinto do músculo.

Tratamento dos Pontos-gatilho

O método de agulhamento direto só é possível com agulhas de acupuntura com, pelo menos, 60 mm de comprimento. Anestesia local terapêutica é uma alternativa possível. Entretanto, o método de agulhamento a seco pode ser, em geral, realizado com sucesso: na posição lateral, a agulha é direcionada para os processos transversos. Como tratamento de acompanhamento, o alongamento dos músculos é realizado com o paciente em decúbito dorsal com a articulação do quadril flexionada cerca de 80° utilizando relaxamento pós-isométrico com adução da articulação do quadril. Além disso, toda a região glútea é alongada.

Pontos-gatilho e Áreas de Dor Irradiada

▲ Músculo Quadrado Lombar, Pontos-gatilho 1 e 2

O ponto-gatilho superficial 1 está situado aproximadamente 2 *cun* abaixo da extremidade lateral da borda do músculo e 2 *cun* abaixo da 12ª costela; este ponto apresenta área de dor irradiada no nível das regiões glúteas proximal dorsal e lateral irradiando para a região inguinal e para a articulação sacroilíaca. O ponto-gatilho 2 está localizado no nível de L4, logo acima da inserção do músculo quadrado lombar na crista ilíaca dorsolateral. Sua dor irradiada está localizada no nível do trocanter maior e irradia nas direções ventral e dorsal.

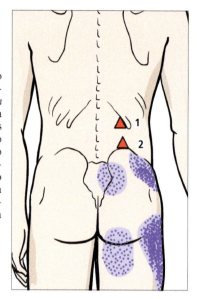

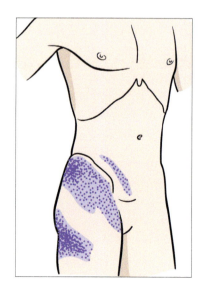

Pontos-gatilho e de Acupuntura no Músculo Quadrado Lombar 275

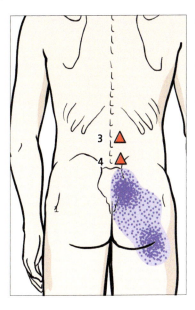

▲ Músculo Quadrado Lombar, Pontos-gatilho 3 e 4

Os pontos-gatilho da porção profunda do músculo estão localizados no nível de L3 e de L4; suas áreas de irradiação típicas são encontradas sobre a articulação sacroilíaca e na porção média inferior das nádegas.

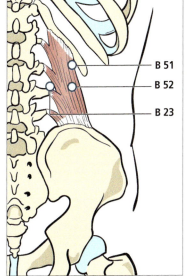

Pontos de Acupuntura Importantes e Suas Localizações

◉ **B 23**

Localização: 1,5 *cun* lateral à borda inferior do processo espinhoso da vértebra L2.

◉ **B 51**

Localização: 3 *cun* lateral à borda inferior do processo espinhoso da vértebra L1.

◉ **B 52**

Localização: 3 *cun* lateral à borda inferior do processo espinhoso da vértebra L2.

Músculo Glúteo Máximo

Descrição do Músculo

Origem: Face dorsal do ílio, fáscia toracolombar, borda lateral do sacro e do cóccix, ligamento sacrotuberal.

Inserção: Tuberosidade glútea do fêmur, trato iliotibial da fáscia lata, septo intermuscular lateral.

Inervação: Nervo glúteo inferior (L4 a S1).

Ação: Estende a coxa na articulação do quadril;
fibras superiores: abdução,
fibras inferiores: adução, roda a coxa lateralmente.

Pontos-gatilho no Músculo Glúteo Máximo

Comentários Preliminares

O músculo tem três pontos-gatilho. Os pontos-gatilho nesta região aparecem, amiúde, associados àqueles do músculo glúteo mínimo e do músculo ciático-crural. Pontos-gatilho dos músculos extensores dorsais profundos também estão associados. A ativação é, amiúde, resultado de eventos agudos associados à distensão do músculo glúteo máximo. Portanto, esses pontos-gatilho são encontrados com freqüência em atletas.

Exame dos Pontos-gatilho

Os pontos-gatilho estão situados superficialmente e podem ser facilmente palpados. Contrações locais raramente são observadas. Especialmente no caso dos pontos-gatilho 1 e 2, deve-se considerar a sensibilidade à pressão direta do nervo ciático no sentido dos pontos de Valleix.

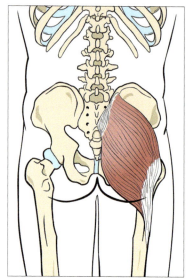

Tratamento dos Pontos-gatilho

A inativação dos pontos-gatilho é obtida sem qualquer problema com acupuntura, agulhamento a seco e anestesia local terapêutica. Exercícios de alongamento direcionados utilizando relaxamento pós-isométrico completam o tratamento.

Pontos-gatilho e Áreas de Dor Irradiada

▲ Músculo Glúteo Máximo, Ponto-gatilho 1

O ponto-gatilho 1 está localizado na extensão de uma linha vertical através da espinha ilíaca posterior no nível da extremidade proximal da prega glútea; tem sua principal área de irradiação ao longo das margens medial e caudal do músculo.

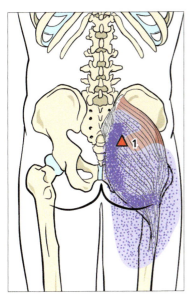

▲ Músculo Glúteo Máximo, Ponto-gatilho 2

O ponto-gatilho 2 é encontrado no nível da margem caudal do músculo aproximadamente 4 a 5 cm acima da prega glútea. As áreas de irradiação estão localizadas nesta região, em toda a região glútea, incluindo a região sobre o sacro caudal e acima do trocanter maior.

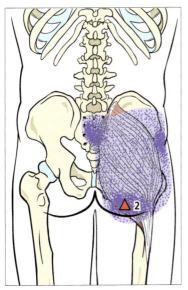

▲ Músculo Glúteo Máximo, Ponto-gatilho 3

Este ponto na margem mediocaudal do músculo tem sua principal área de irradiação em direção ao cóccix.

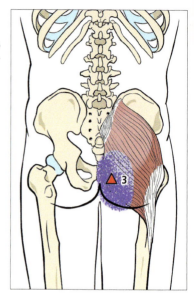

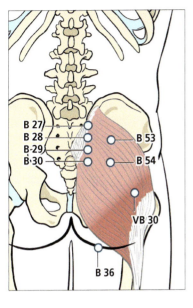

Pontos de Acupuntura Importantes e Suas Localizações

◯ B 27

Localização: No nível do primeiro forame sacral, 1,5 *cun* lateral à linha média dorsal na depressão entre o sacro e a região superior da espinha ilíaca superior posterior.

◯ B 28

Localização: No nível do 2º forame sacral, 1,5 *cun* lateral à linha média dorsal.

◯ B 29

Localização: No nível do 3º forame sacral, 1,5 *cun* lateral à linha média dorsal.

◯ B 30

Localização: No nível do 4º forame sacral, 1,5 *cun* lateral à linha média dorsal.

◯ B 36

Localização: No centro da prega glútea.

◯ B 53

Localização: No nível do 2º forame sacral, 1,5 *cun* lateral ao ponto de acupuntura B 28.

◯ B 54

Localização: No nível do 4º forame sacral, 3 *cun* lateral ao hiato sacral.

◯ VB 30

Localização: Na face lateral da articulação do quadril, na linha que conecta o trocanter maior e o hiato sacral, entre os terços externo e médio.

Músculo Glúteo Médio

Descrição do Músculo

Origem: Asa ilíaca entre as linhas glúteas anterior e posterior.

Inserção: Trocanter maior do fêmur.

Inervação: Nervo glúteo superior (L4 a S1).

Ação: Abduz a perna na articulação do quadril. Estabiliza a pelve no lado do pé de apoio, contribui para a rotação medial da perna.

Pontos-gatilho no Músculo Glúteo Médio

Os pontos-gatilho são encontrados ao longo de todo o músculo. Formam-se, especialmente, por distensão causada por esportes ou por trabalho, mas também após acidentes. A disfunção da articulação sacroilíaca é observada com freqüência.

Exame dos Pontos-gatilho

Com a flexão da articulação do quadril num ângulo de 90° e adução, a palpação direta geralmente provoca pontos-gatilho. A mesma posição é usada estirando-se os grupos contraídos do músculo durante o seguimento do tratamento.

A estimulação intramuscular direcionada com tratamento passivo subseqüente no seguimento pelo alongamento do músculo é muito eficaz. A terapia manual, incluindo o ajuste da articulação sacroilíaca afetada, deve ser executada simultaneamente. Como alternativa, o agulhamento convencional ou a anestesia local terapêutica podem ser usados.

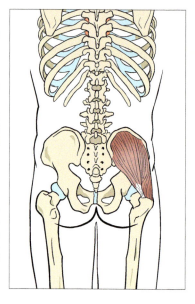

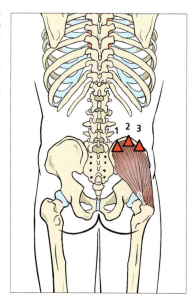

Pontos-gatilho e Áreas de Dor Irradiada

▲ Músculo Glúteo Médio, Ponto-gatilho 1

Encontra-se na porção posterior do músculo glúteo médio, perto da espinha ilíaca superior posterior, e conduz à irradiação da dor em torno da articulação sacroilíaca.

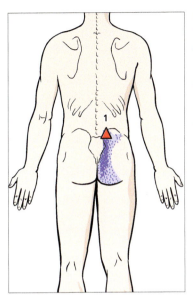

▲ Músculo Glúteo Médio, Ponto-gatilho 2

Encontra-se no centro do músculo glúteo médio e conduz à irradiação da dor na região glútea e no trocanter maior.

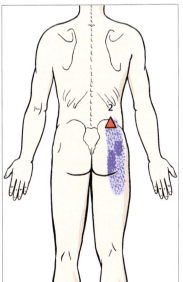

▲ Músculo Glúteo Médio, Ponto-gatilho 3

Encontra-se na borda anterior do músculo e conduz à irradiação característica da dor na articulação sacroilíaca ipsilateral.

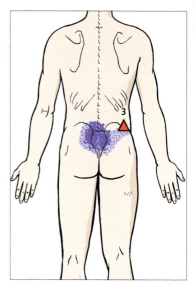

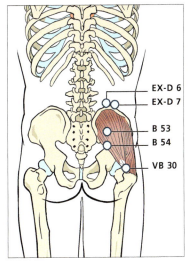

Pontos de Acupuntura Importantes e Suas Localizações

◉ EX-D 6

Localização: Abaixo da borda inferior do processo espinhoso da vértebra L4 e 3 *cun* lateral à linha média posterior.

◉ EX-D 7

Localização: 3,5 *cun* lateral à borda inferior do processo espinhoso da vértebra L4.

◉ B 53

Localização: No nível do segundo forame sacral, 1,5 *cun* lateral ao ponto de acupuntura B 28.

◉ B 54

Localização: 3 *cun* lateral ao hiato sacral, no nível do quarto forame sacral.

◉ VB 30

Localização: Na face lateral do quadril, um terço da distância entre o trocanter maior e o hiato sacral. Na China, o agulhamento deste ponto de acupuntura é feito sempre com o paciente em posição lateral. O quadril e o joelho do lado a ser tratado estão flexionados, enquanto a perna abaixo permanece estendida. Esta posição impede que o nervo ciático seja ferido.

Descrição do Músculo

Origem: Asa ilíaca, entre as linhas anterior e posterior.

Inserção: Trocanter maior do fêmur.

Inervação: Nervo glúteo superior (L4 a S1).

Ação: Quando totalmente contraído, o músculo faz a abdução da coxa. Com somente a porção anterior do músculo contraída, gira a perna sem apoio no sentido medial; com somente a porção posterior contraída, gira a perna sem apoio lateralmente e estende-a ligeiramente. Contração no lado da perna de apoio estabiliza a pelve.

Pontos-gatilho no Músculo Glúteo Mínimo

Comentários Preliminares

Esses pontos-gatilho aparecem com muita freqüência em combinação com os pontos do músculo glúteo médio. As causas são similares.

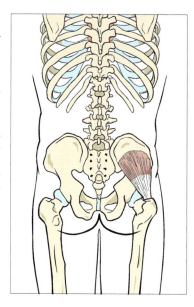

Exame dos Pontos-gatilho

O músculo glúteo mínimo somente pode ser palpado quando o músculo glúteo médio está relaxado; a origem do músculo glúteo médio é mais proximal e superficial. Com o paciente na posição lateral, a palpação é executada com a articulação do quadril flexionada em 90° e em abdução.

Tratamento dos Pontos-gatilho

Como no músculo glúteo médio, os métodos diretos, tais como a estimulação intramuscular por agulhamento a seco, são muito eficazes quando seguidos pelo alongamento passivo com a articulação do quadril flexionada em 90° e em abdução. O tratamento de agulhamento com anestesia local ou o agulhamento convencional também são uma opção. Os pacientes devem ser instruídos a alongar o músculo.

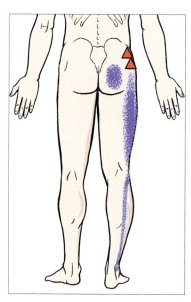

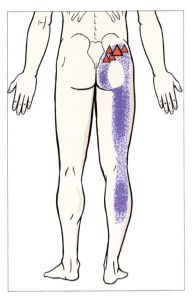

Pontos-gatilho e Áreas de Dor Irradiada

▲ Músculo Glúteo Mínimo, Ponto-gatilho 1

Encontra-se na porção anterior do músculo. Conduz à irradiação da dor para a região glútea posterior ou ao longo do trato iliotibial, através do joelho, em direção inferior para a lateral do tornozelo.

▲ Músculo Glúteo Mínimo, Ponto-gatilho 2

Este ponto-gatilho encontra-se na porção medial ou posterior do músculo. Conduz à irradiação da dor na região glútea posterior e coxa póstero-lateral em direção inferior para a região póstero-lateral da panturrilha, aproximadamente no nível da cabeça lateral do músculo gastrocnêmio.

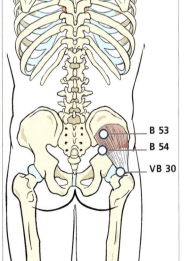

Pontos de Acupuntura Importantes e Suas Localizações

● B 53

Localização: No nível do segundo forame sacral, 1,5 *cun* lateral ao ponto de acupuntura B 28.

● B 54

Localização: 3 *cun* lateral ao hiato sacral, no nível do quarto forame sacral.

● VB 30

Localização: Na face lateral do quadril, um terço da distância entre o trocanter maior e o hiato sacral. Na China, o agulhamento deste ponto de acupuntura é feito sempre com o paciente em posição lateral. O quadril e o joelho do lado a ser tratado estão flexionados, enquanto a perna abaixo permanece estendida. Esta posição impede que o nervo ciático seja ferido.

Descrição do Músculo

Origem: Superfície anterior do sacro.

Inserção: Extremidade do trocanter maior do fêmur.

Outros: Plexo sacral (L5 a S2).

Ação: Realiza abdução e rotação da coxa lateralmente.

Outros: No caso da divisão precoce do nervo ciático, o nervo fibular comum passa através do músculo piriforme e pode ser aí constrito (síndrome piriforme).

Pontos-gatilho no Músculo Piriforme

Comentários Preliminares

Os dois pontos-gatilho do músculo piriforme estão, amiúde, associados a dor crônica na região do quadril, pelve e coxa. Esses pontos-gatilho são ativados por doenças crônicas da transição lombossacral, mas apenas raramente como uma reação à distensão aguda. Nos casos em que os músculos estão em contratura, a compressão do nervo ciático (em especial da porção fibular) ocorre em aproximadamente 10% dos casos devido ao curso aberrante do músculo; isto deve ser considerado no diagnóstico diferencial. Pontos-gatilho associados ativos dos músculos gêmeos inferior e superior e do músculo obturador interno aparecem com freqüência, assim como aqueles dos músculos glúteo médio e glúteo máximo.

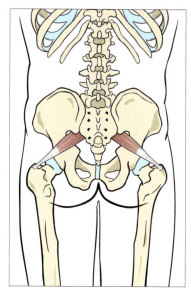

Exame dos Pontos-gatilho

A ativação dos pontos-gatilho é obtida com adução da articulação do quadril quando este está flexionado a 90° e com a contra-rotação da parte remanescente da coluna vertebral. Com o paciente em decúbito ventral é possível palpar o músculo piriforme entre o trocanter dorsal e o sacro.

Tratamento dos Pontos-gatilho

A inativação é possível com método de acupuntura convencional e agulhamento a seco, e também com anestesia local terapêutica. O alongamento passivo por meio do relaxamento pós-isométrico com certeza contribui para o sucesso do tratamento.

Pontos-gatilho e Áreas de Dor Irradiada

▲ Músculo Piriforme, Pontos-gatilho 1 e 2

O ponto-gatilho 1 está próximo à inserção e tem sua principal área de dor irradiada dorsal ao trocanter maior. Em contrapartida, o ponto-gatilho 2 está próximo da origem e tem sua área de irradiação no pólo caudal da articulação sacroilíaca. Os dois pontos compartilham uma área comum de irradiação sobre e além das nádegas, em direção à porção dorsal da coxa.

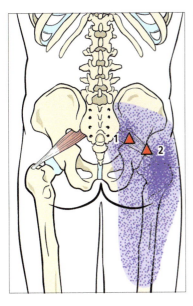

Pontos de Acupuntura Importantes e Suas Localizações

◯ B 54

Localização: 3 *cun* lateral ao hiato sacral, no nível do 4º forame sacral.

◯ VB 30

Localização: Face lateral do quadril, na linha que conecta o trocanter maior e o hiato sacral, entre os terços externo e médio.

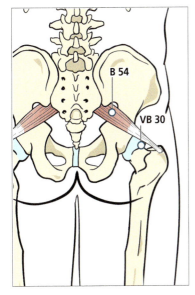

Descrição do Músculo

Origem: Músculo reto femoral: com uma cabeça na espinha ilíaca inferior anterior, a outra no acetábulo e na cápsula da articulação do quadril.

Músculo vasto medial: parte distal da linha intertrocantérica, lábio medial da linha áspera.

Músculo vasto lateral: parte lateral do trocanter maior, lábio lateral da linha áspera, linha intertrocantérica.

Músculo vasto intermédio: superfícies anterior e lateral do fêmur.

Inserção: Base e superfície lateral da rótula e tuberosidade da tíbia, por meio do ligamento da patela.

Inervação: Nervo femoral (L2 a L4); músculo indicador para L4.

Ação: Estende a perna; músculo reto femoral: flexiona a coxa.

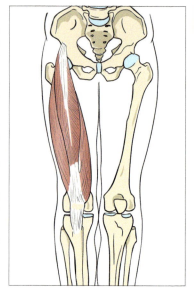

Pontos-gatilho no Músculo Quadríceps Femoral

Comentários Preliminares

Pontos-gatilho neste grupo de músculos são muito comuns, com os sintomas limitados principalmente à coxa; a maioria dos pontos-gatilho é observada no músculo vasto lateral. Esses pontos-gatilho são ativados por distensão aguda durante a prática de esportes, sobretudo no caso de uma súbita e violenta contratura excêntrica. Os pontos-gatilho no músculo quadríceps femoral são, em geral, conseqüência de pontos-gatilho primários na região dos músculos dorsais da coxa e do músculo sóleo. Entretanto, os pontos-gatilho primários também podem ser resultado de desequilíbrio muscular entre o músculo vasto medial e o músculo vasto lateral quando as articulações do quadril e do joelho são afetadas.

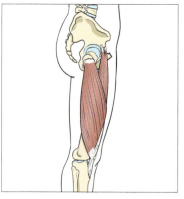

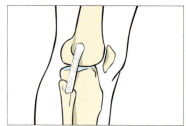

Pontos-gatilho no Músculo Quadríceps Femoral 289

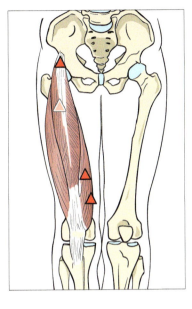

Exame dos Pontos-gatilho

Com a articulação do quadril em discreta abdução, o músculo reto femoral é examinado palpando-se a parte proximal com o polegar. O músculo vasto medial é sentido por meio de palpação direta com o joelho do paciente flexionado e com discreta flexão e abdução do quadril. Ao mesmo tempo, a articulação do joelho pode ser apoiada lateralmente para evitar que o paciente mantenha a perna relaxada. O músculo vasto intermédio é palpado profundamente com o paciente em decúbito dorsal com a perna estendida e as articulações do quadril e do joelho em posição neutra. Os pontos-gatilho no músculo vasto lateral são identificados, mais uma vez, por meio de palpação direta com as articulações do quadril e do joelho discretamente flexionadas e a articulação do joelho apoiada por baixo.

Tratamento dos Pontos-gatilho

Neste caso o método com agulhamento a seco parece ser o melhor procedimento; tipicamente, deflagra disparos locais nas faixas tensas (contrações). Devemos considerar também acupuntura ou infiltração do ponto-gatilho. O paciente tem de ser orientado a alongar adequadamente os músculos após o tratamento porque, amiúde, esses estão contraídos; outros exercícios de relaxamento pós-isométrico são úteis.

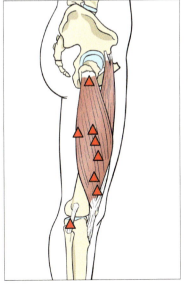

Pontos-gatilho e Áreas de Dor Irradiada

▲ Músculo Quadríceps Femoral (Músculo Reto Femoral), Ponto-gatilho 1

O ponto-gatilho do músculo reto femoral está localizado próximo à origem do músculo, bem sobre a articulação do quadril. Este ponto-gatilho apresenta uma área de irradiação típica sobre a porção anterior distal da coxa.

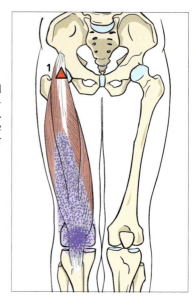

▲ Músculo Quadríceps Femoral (Músculo Vasto Intermédio), Ponto-gatilho 1

O músculo vasto intermédio, que está situado sob o músculo reto femoral, possui pontos-gatilho em todas as suas partes. Seu aspecto varia e pode levar à irradiação local na porção anterior da coxa.

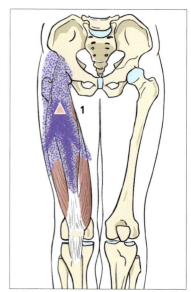

Pontos-gatilho no Músculo Quadríceps Femoral

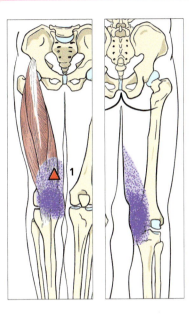

▲ Músculo Quadríceps Femoral (Músculo Vasto Medial), Ponto-gatilho 1

O ponto-gatilho 1 do músculo vasto medial está localizado no ventre do músculo, 5 cm proximal ao pólo superior da patela, e leva aos sintomas de irradiação sobre o espaço articular medial do joelho e sobre a porção medial distal da coxa.

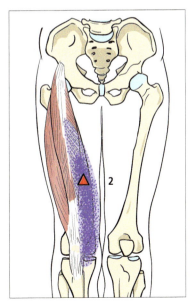

▲ Músculo Quadríceps Femoral (Músculo Vasto Medial), Ponto-gatilho 2

O ponto-gatilho 2 do músculo vasto medial está situado na porção média do músculo e sua área de dor irradiada avança ao longo do músculo, predominantemente na direção distal.

▲ Músculo Quadríceps Femoral (Músculo Vasto Lateral), Ponto-gatilho 1

O ponto-gatilho 1 do músculo vasto lateral está localizado na parte ventral, logo acima da patela. Sua principal área de dor irradiada está situada lateralmente ao redor da patela em direção ao espaço articular lateral, irradiando discretamente para a porção média lateral da coxa.

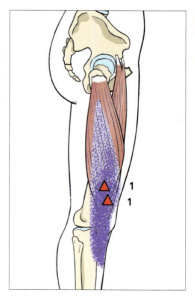

▲ Músculo Quadríceps Femoral (Músculo Vasto Lateral), Ponto-gatilho 2

O ponto-gatilho 2 está situado dorsal ao ponto-gatilho 1. Este ponto irradia para a porção distal do músculo vasto lateral com outras zonas de irradiação na porção dorsolateral da coxa e na porção dorsolateral proximal da perna.

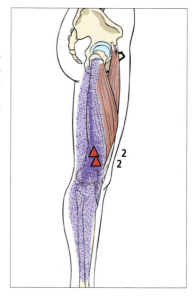

Pontos-gatilho no Músculo Quadríceps Femoral

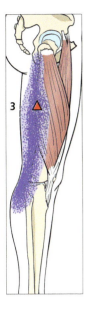
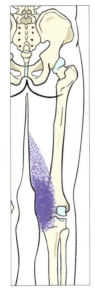

▲ Músculo Quadríceps Femoral (Músculo Vasto Lateral), Ponto-gatilho 3

O ponto-gatilho 3 está localizado no centro do ventre do músculo, próximo a sua margem dorsal; sua área de dor irradiada vai desde o trocanter maior até a cabeça da fíbula.

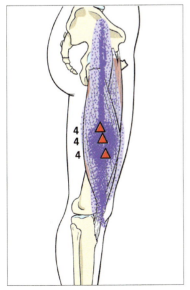

▲ Músculo Quadríceps Femoral (Músculo Vasto Lateral), Ponto-gatilho 4

O ponto-gatilho 4 está localizado exatamente no centro do ventre do músculo. Este ponto irradia sintomas ao longo do fêmur até a região lateral do glúteo e a região ântero-lateral da articulação do joelho, mas a patela não apresenta dor.

▲ Músculo Quadríceps Femoral (Músculo Vasto Lateral), Ponto-gatilho 5

O ponto-gatilho 5 é encontrado logo abaixo do trocanter maior, na origem do músculo, e nesta região é a sua área local de irradiação de dor.

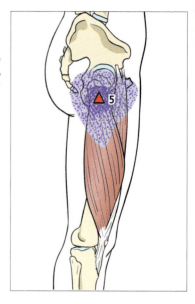

▲ Músculo Quadríceps Femoral, Ponto-gatilho do Joelho

Um ponto-gatilho não-miogênico é encontrado na inserção do ligamento colateral lateral da articulação do joelho. Aqui, a dor irradia para o côndilo lateral do fêmur.

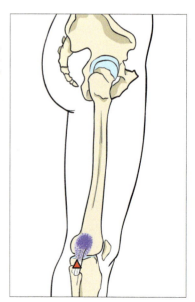

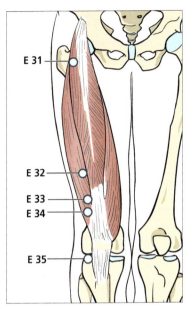

Pontos de Acupuntura Importantes e Suas Localizações

◉ E 31

Localização: Com o quadril flexionado, na depressão lateral do músculo sartório, na inserção da linha que conecta a espinha ilíaca superior anterior e o pólo craniolateral da patela, com a linha horizontal através da borda inferior da sínfise púbica.

◉ E 32

Localização: 6 *cun* acima da margem lateral superior da patela, na linha que conecta a espinha ilíaca superior anterior e o pólo cranial lateral da patela.

◉ E 33

Localização: 3 *cun* acima da margem lateral superior da patela, na linha que conecta a espinha ilíaca superior anterior e o pólo cranial lateral da patela.

◉ E 34

Localização: Com o joelho discretamente curvado, 2 *cun* acima da margem lateral superior da patela, na depressão do músculo vasto lateral. O ponto está situado na linha que conecta a espinha ilíaca superior anterior e o pólo cranial lateral da patela.

◉ E 35

Localização: Com o joelho discretamente curvado, abaixo da patela e lateral ao tendão do músculo patelar.

Músculo Quadríceps Femoral

◉ BP 10

Localização: 2 *cun* proximal ao pólo cranial medial da patela, no músculo vasto medial, em uma depressão que, amiúde, é fácil de palpar. Outro método de localização: quando se coloca a palma da mão na patela, com o polegar discretamente abduzido, o ponto de acupuntura BP 10 está situado na frente da ponta do polegar.

◉ BP 11

Localização: 6 *cun* acima do ponto de acupuntura BP 10, lateral ao músculo sartório, na depressão entre este músculo e o músculo vasto medial.

◉ EX-MI 1 (Kuangu, Osso do Quadril)

Localização: Dois pontos à esquerda e à direita, 1,5 *cun* a partir do ponto de acupuntura E 34.

◉ EX-MI 2 (He Ding)

Localização: No centro da margem superior da patela.

◉ EX-MI 3 (Baichonwo, Ninho Aquecedor)

Localização: 1 *cun* acima do ponto de acupuntura BP 10, na região do músculo vasto medial.

◉ EX-MI 4 (Nei Xi Yan)

Localização: Com o joelho curvado, na depressão medial ao ligamento patelar, na região do Olho Interno do Joelho.

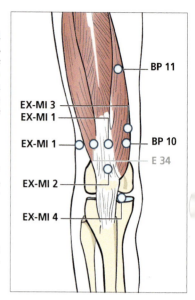

Descrição dos Músculos

Origem: Músculo bíceps da coxa, cabeça longa: tuberosidade do ísquio e do ligamento sacrotuberal.

Músculo bíceps da coxa, cabeça curta: linha áspera do fêmur e septo intermuscular lateral.

Músculo semimembranoso: tuberosidade do ísquio, proximal e lateral à cabeça comum.

Músculo semitendíneo: tuberosidade do ísquio.

Inserção: Músculo bíceps da coxa: superfície lateral da cabeça da fíbula e côndilo lateral da tíbia.

Músculo semimembranoso: parte pósteromedial do côndilo medial da tíbia.

Músculo semitendíneo: superfície medial da tíbia através da pata anserina.

Inervação: Músculo bíceps da coxa, cabeça longa: ramo tibial do nervo ciático (L5 a S2); cabeça curta: ramo peroneal comum do nervo ciático (L5 a S2).

Músculos semimembranoso e semitendíneo: ramo tibial do nervo ciático (L5 a S2).

Ação: O músculo bíceps da coxa flexiona a perna e estende a coxa no lado de apoio da perna com um efeito nivelador indireto na lordose lombar. Como um antagonista do músculo psoas, atua como um rotador lateral da perna sem apoio. Os músculos semimembranoso e semitendíneo atuam como rotadores mediais.

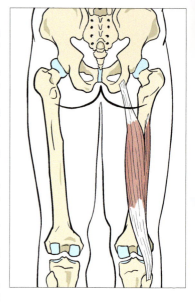

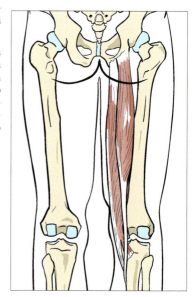

Pontos-gatilho dos Músculos Flexores da Coxa

Comentários Preliminares

Os pontos-gatilho são encontrados freqüentemente nos atletas como resultado de distensão crônica, mas também em conseqüência de distensão aguda, por exemplo, no corredor de 100 metros rasos.

Exame dos Pontos-gatilho

A palpação direcionada das porções individuais do músculo é realizada com o paciente, preferivelmente, na posição supina e com a articulação do quadril flexionada. O tratamento, por outro lado, é mais bem realizado com o paciente em decúbito ventral.

Tratamento dos Pontos-gatilho

A inativação dos pontos-gatilho pelo agulhamento a seco pode ser feita sem nenhum problema. Alternativamente, o agulhamento convencional ou a anestesia local terapêutica são opções. O acompanhamento do tratamento é executado pelo terapeuta; envolve o alongamento dos músculos com o paciente na posição supina e a perna estendida na articulação do quadril. Os pacientes podem fazê-lo sozinhos, na posição supina, estendendo ativamente o joelho com a articulação do quadril flexionada.

Pontos-gatilho e Áreas de Dor Irradiada

▲ Músculo Bíceps da Coxa, Pontos-gatilho

Os pontos-gatilho são encontrados na transição do centro para o terço distal do músculo. Causam irradiação da dor na fossa poplítea e nas áreas que se estendem ao longo da parte posterior da coxa e para a região inferior, na região proximal da panturrilha.

▲ Músculos Semitendinoso e Semimembranoso, Pontos-gatilho

Os pontos-gatilho são encontrados no centro do ventre do músculo, no nível do músculo bíceps. Causam dor irradiada para a origem, da tuberosidade do ísquio, e, também, ao longo de todo o lado póstero-medial da coxa e na porção proximal da perna.

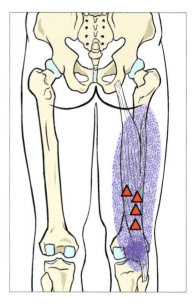

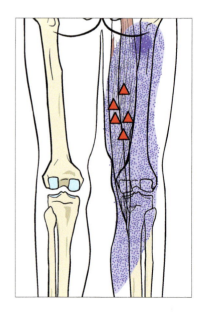

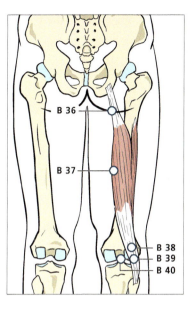

Pontos de Acupuntura Importantes e Suas Localizações

● B 36

Localização: No centro da prega transversal glútea.
Aviso: Este ponto de acupuntura está situado próximo ao nervo ciático. É possível puncionar o nervo por agulhamento profundo; a posição da agulha no tecido perineural pode explicar o efeito da acupuntura.

● B 37

Localização: Na parte posterior da coxa, em uma linha que liga os ponto de acupuntura B 36 e B 40, 6 *cun* (duas larguras da mão) distal ao ponto B 36, ou 1,5 *cun* proximal ao ponto de acupuntura, na metade do caminho entre os pontos de acupuntura B 36 e B 40.

● B 38

Localização: 1 *cun* proximal ao ponto de acupuntura B 39 (1 *cun* lateral ao centro da fossa poplítea, medial ao tendão do músculo bíceps femoral).

● B 39

Localização: 1 *cun* lateral ao centro da fossa poplítea, medial ao tendão do músculo bíceps femoral. Este ponto de acupuntura está situado próximo ao nervo fibular comum.

● B 40

Localização: No centro da fossa poplítea. Este ponto de acupuntura está situado próximo do nervo tibial e da artéria poplítea.

Músculo Grácil

Descrição do Músculo

Origem: Ramo inferior do osso púbis.

Inserção: Extremidade proximal da tíbia, logo abaixo do epicôndilo medial. (Os tendões dos músculos sartório e semimembranoso que se inserem anterior e posteriormente, respectivamente, combinam-se com o tendão do músculo grácil para formar a pata anserina.)

Inervação: Ramo anterior do nervo obturador (L2 a L4).

Ação: Flexão do quadril e das articulações do joelho e ligeira adução da coxa. Quando o joelho está fletido, faz a rotação medial da coxa.

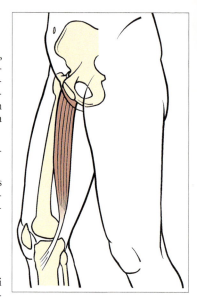

Pontos-gatilho do Músculo Grácil

Comentários Preliminares

Os pontos-gatilho são encontrados aqui com freqüência. É um tanto difícil diferenciar o músculo de suas estruturas circunvizinhas. Entretanto, os pontos-gatilho são fáceis de localizar.

Exame dos Pontos-gatilho

Com o pé estendido em abdução, o músculo é palpado diretamente no centro de seu ventre.

Tratamento dos Pontos-gatilho

Os pontos-gatilho são inativados facilmente por agulhamento a seco direto. O acompanhamento do tratamento inclui o alongamento do músculo por meio de abdução da perna em extensão. Esta técnica de alongamento é fácil de aprender, e os pacientes devem ser recomendados fazê-la. Alternativamente, o agulhamento convencional ou a anestesia local terapêutica podem ser usados. Como um tratamento adicional, o *acutaping* é adequado para prevenção de recaídas.

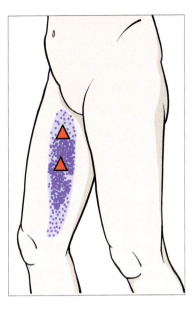

Pontos-gatilho e Áreas de Dor Irradiada

Músculo Grácil, Ponto-gatilho

O principal ponto-gatilho encontra-se no centro do ventre do músculo e a dor irradia na sínfise púbica e na pata anserina.

Pontos de Acupuntura Importantes e Suas Localizações

● F 8

Localização: O ponto de acupuntura F 8 está situado aproximadamente 1 *cun* superior e anterior ao acuponto R 10, entre os tendões dos músculos semitendíneo e semimembranoso e posterior ao epicôndilo medial da tíbia. Este ponto de acupuntura é localizado com o joelho ligeiramente flexionado (apoiar o joelho com um coxim); é então encontrado aproximadamente 1 *cun* proximal à extremidade da fossa poplítea.

● F 10

Localização: Aproximadamente 3 *cun* inferior ao acuponto E 30 na borda lateral do músculo abdutor longo (E 30: borda superior da sínfise púbica, 2 *cun* lateral à linha média anterior).

● BP 11

Localização: 6 *cun* superior ao ponto de acupuntura BP 10, lateral ao músculo sartório em uma depressão entre este músculo e o músculo vasto medial, numa linha entre os pontos de acupuntura BP 10–BP 12.

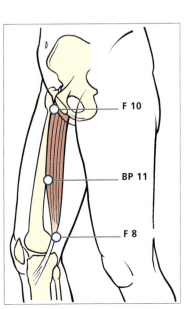

Músculo Extensor da Fáscia Lata

Descrição do Músculo

Origem: Crista ilíaca, perto da espinha ilíaca superior anterior.

Inserção: Trato iliotibial, no terço médio do fêmur; o trato estende-se na direção inferior para o côndilo lateral da tíbia.

Inervação: Nervo glúteo superior (L4 a L5).

Ação: Flexão e abdução da coxa na articulação do quadril. O músculo é parte do ligamento patelar acessório, que atua como um reforço da articulação do joelho no caso do músculo quadríceps da coxa falhar. Além disso, é um potente rotador medial da articulação do quadril.

Pontos-gatilho do Músculo Extensor da Fáscia Lata

Comentários Preliminares

Os pontos-gatilho formam-se aqui em resposta às insuficiências dos músculos que ligam a pelve e o trocanter maior. Igualmente, observam-se sintomas lombossacrais crônicos ou início de coxartrose. Esses pontos-gatilho são confundidos com freqüência com bursite trocantérica porque a irradiação da dor é semelhante.

Exame dos Pontos-gatilho

Com o paciente na posição lateral, a evocação é bem-sucedida quando o músculo é palpado durante a extensão, adução e rotação lateral.

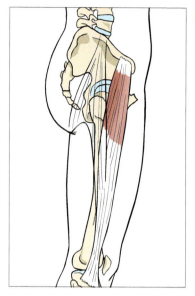

Tratamento dos Pontos-gatilho

A inativação dos pontos-gatilho por agulhamento a seco ou anestesia local terapêutica é realizada sem nenhum problema porque não há risco de causar danos a vasos ou nervos essenciais. O tratamento de acompanhamento por alongamento é feito na posição da evocação. Os pontos-gatilho adicionais podem estar presentes no músculo quadrado lombar ou nos adutores da articulação do quadril e seu tratamento deve ser considerado.

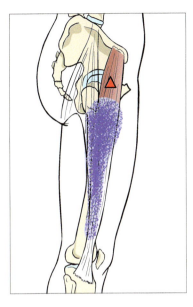

Pontos-gatilho e Áreas de Dor Irradiada

O principal ponto-gatilho encontra-se perto da origem do músculo, no terço proximal do ventre do músculo. A dor irradia-se ao longo do trocanter maior inferiormente para o terço médio do fêmur. Às vezes existem também pontos-gatilho ao longo da fíbula, em direção ao tornozelo lateral. Neste caso, a irradiação da dor pode ser confundida com os sintomas de acometimento de L5.

Pontos de Acupuntura Importantes e Suas Localizações

◉ **VB 29**

Localização: Na metade do caminho entre a espinha ilíaca superior anterior e a maior proeminência do trocanter maior. O ponto de acupuntura é encontrado com a flexão da articulação do quadril.

◉ **VB 31**

Localização: Quando o paciente está de pé com o braço esticado ao lado, o ponto de acupuntura está situado na coxa, na altura da ponta do dedo médio, na região da costura das calças, 7 *cun* superior à dobra poplítea.

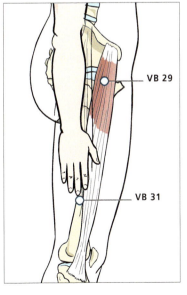

Descrição do Músculo

Origem: Côndilos medial e lateral do fêmur.

Inserção: Porção superior e medial da tuberosidade do calcâneo.

Inervação: Nervo tibial (S1 a S2).

Ação: Flexão da articulação do joelho e das articulações do tornozelo. Também faz supinação da articulação inferior do tornozelo.

Pontos-gatilho do Músculo Gastrocnêmio

Comentários Preliminares

Os pontos-gatilho são encontrados freqüentemente nos atletas e, também, nos ciclistas devido à fixação da região distal do pé ao pedal. Os pacientes relatam sintomas crônicos de tensão do músculo da panturrilha. Os pontos-gatilho latentes podem causar, também, espasmos dos músculos da panturrilha à noite.

Exame dos Pontos-gatilho

Os disparos de contração muscular local na porção proximal do ventre do músculo podem ser induzidos nas regiões do ponto-gatilho.

Tratamento dos Pontos-gatilho

A inativação dos pontos-gatilho é conseguida facilmente pela acupuntura convencional por agulhamento a seco ou igualmente com anestesia local terapêutica. O tratamento é realizado com o paciente na posição abdominal. O tratamento de acompanhamento por *acutaping* é recomendado: o alongamento pode ser realizado facilmente pelos próprios pacientes. Para conseguir um melhor efeito do alongamento nas cabeças do músculo gastrocnêmio, é importante assegurar-se de que o pé esteja em alinhamento sagital.

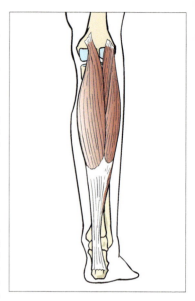

Pontos-gatilho e Áreas de Dor Irradiada

▲ Músculo Gastrocnêmio, Ponto-gatilho 1

Encontra-se na cabeça medial do músculo, no terço proximal do seu ventre, e conduz à irradiação característica da dor ao longo da cabeça medial do músculo para baixo, até a planta do pé. Isto pode ser confundido com a dor de esporão do calcâneo.

▲ Músculo Gastrocnêmio, Ponto-gatilho 2

Encontra-se na cabeça medial do músculo na fossa poplítea e causa irradiação local da dor.

▲ Músculo Gastrocnêmio, Ponto-gatilho 3

Encontra-se na cabeça lateral do músculo, no terço médio do seu ventre, e causa irradiação local da dor.

Pontos-gatilho e de Acupuntura do Músculo Gastrocnêmio 307

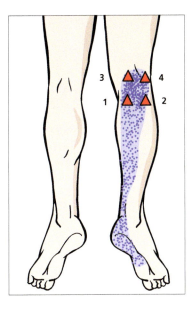

▲ Músculo Gastrocnêmio, Ponto-gatilho 4

Encontra-se na cabeça lateral do músculo, no mesmo nível que o ponto-gatilho 2 da cabeça medial do músculo, e causa dor local na porção lateral da fossa poplítea.

Pontos de Acupuntura Importantes e Suas Localizações

● B 39

Localização: 1 *cun* lateral ao centro da fossa poplítea, medial ao tendão do músculo bíceps femoral. Este ponto de acupuntura está localizado muito próximo ao nervo fibular comum.

● B 40

Localização: No centro da fossa poplítea. Este ponto de acupuntura é encontrado próximo ao nervo tibial e à artéria poplítea.

● B 57

Localização: Entre os pontos de acupuntura B 40 e B 60; 8 *cun* caudal ao ponto de acupuntura B 40, em uma depressão entre os ventres do músculo gastrocnêmio.

● B 58

Localização: 1 *cun* distal e lateral ao ponto de acupuntura B 57, 7 *cun* superior ao ponto de acupuntura B 60.

● B 60

Localização: No meio da linha entre a proeminência mais elevada do maléolo lateral e do tendão do calcâneo (de Aquiles) (borda posterior).

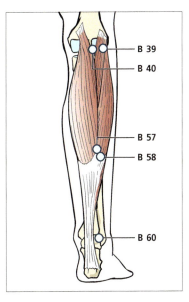

Músculo Tibial Anterior

Descrição do Músculo

Origem: Côndilo lateral da tíbia, metade lateral proximal da membrana interóssea do pé, fáscia crural profunda e septo intermuscular lateral da perna.

Inserção: Superfícies medial e plantar do osso cuneiforme medial e também a base do 1º metatarso.

Inervação: Nervo fibular profundo (L4 a L5). (Este é o músculo indicador do segmento L4 da medula espinhal.)

Ação: Dorsiflexão do tornozelo e aumento da borda medial do pé (supinação ou inversão).

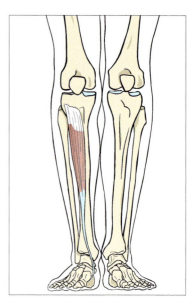

Pontos-gatilho do Músculo Tibial Anterior

Comentários Preliminares

Os pontos-gatilho são ativados freqüentemente pela torção do músculo, mas igualmente pela distensão ao correr. Neste contexto, a fratura fibular ou a síndrome compartimental devem ser consideradas no diagnóstico diferencial.

Exame dos Pontos-gatilho

A palpação do músculo é fácil. Os pontos-gatilho geralmente são evocados facilmente pela dorsiflexão e pela pronação simultâneas.

Tratamento dos Pontos-gatilho

A acupuntura do ponto-gatilho deve ser sempre executada com a agulha direcionada em um ângulo de 45° à borda lateral da tíbia para evitar dano à artéria e à veia tibial anterior e ao nervo fibular profundo. O acompanhamento do tratamento inclui o alongamento do músculo no sentido da dor provocada.

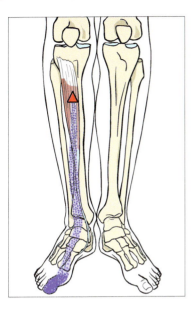

Pontos-gatilho e Áreas de Dor Irradiada

▲ Músculo Tibial Anterior, Ponto-gatilho

O ponto-gatilho principal encontra-se no terço proximal do músculo e conduz à irradiação característica da dor ao longo do músculo com grande intensidade sobre as articulações do tornozelo e a porção dorsal do hálux. Aqui, também, a irritação do nervo fibular ou da raiz do nervo espinhal L5 podem criar problemas com o diagnóstico diferencial.

Músculo Tibial Anterior

Pontos de Acupuntura Importantes e Suas Localizações

◉ E 35

Localização: Inferior à patela e lateral ao tendão do músculo patelar quando o joelho estiver em ligeira flexão: o olho lateral do joelho.

◉ E 36

Localização: Com o joelho ligeiramente flexionado, 3 *cun* inferior ao ponto de acupuntura E 35, aproximadamente no nível do limite inferior da tuberosidade da tíbia, aproximadamente a uma largura da lateral do dedo médio da borda anterior da tíbia, no músculo tibial anterior.

◉ E 37

Localização: 3 *cun* distal ao ponto de origem do ponto de acupuntura E 36 e a uma largura da lateral do dedo médio da borda anterior da tíbia, no músculo tibial anterior.

◉ E 38

Localização: No ponto médio da linha entre os pontos de acupuntura E 35 e E 41, aproximadamente a uma largura da lateral do dedo médio da borda anterior da tíbia; 2 *cun* caudal ao ponto de acupuntura E 37.

◉ E 39

Localização: 1 *cun* inferior ao ponto de acupuntura E 38 e a uma largura da lateral do dedo médio da borda anterior da tíbia.

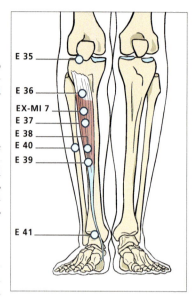

● E 40

Localização: Uma largura do dedo médio lateral ao ponto de acupuntura E 38.

● EX-MI 7

Localização: No meridiano do estômago, 2 *cun* distal ao ponto de acupuntura E 36.

1 *Raspe, H., Kohlmann, T.:* Rücken-schmerzen—eine Epidemie unserer Tage? Deutsches Ärzteblatt 90 (1993) 2165–2172

2 *Raspe, H., Kohlmann, T.:* Die aktuelle Rückenschmerzentherapie. In: *Pfingsten, Hildebrandt* (eds.): Chronischer Rückenschmerz. Huber, Bern 1998

3 *Webster, B.S., Snook, S.H.:* The cost of 1989 workers' compensation low back pain claims. Spine 19 (1994) 1111–1115

4 *Yelin, E.H., Felts, W.R.:* A summary of the impact of musculoskeletal conditions in the United States. Arthritis Rheum. 33 (1990) 750–755

5 *Bolten W., Kempel-Waibel A., Pforringer W.:* Analyse der Krankheitskosten bei Rückenschmerzen. Med. Klin. 93 (1998) 388–393

6 *McNulty, W.H., Gewirtz, R.N., Hubbard, D.R., Berkoff, G.M.:* Needle electromyographic evaluation of trigger point response to a psychological stressor. Psychophysiology 31 (1994) 313–316

7 *Basmajian, J.V.:* New views on muscular tone and relaxation. Can. Med. Ass. 77 (1957) 203–205

8 *Mense, S.:* Pathophysiologie der Muskelverspannungen. In: *Ettlin, Kaeser* (eds.): Muskelverspannungen. Thieme, Stuttgart 1998

9 *Ettlin, T.M., Kaeser, H.M.:* Muskelverspannungen: Ätiologie, Diagnostik und Therapie. Thieme, Stuttgart 1998

10 *Walsh, E.G.:* Muscles, Masses and Motion—The Physiology of Normality, Hypotonicity, Spasticity and Rigidity. McKeith Press, Blackwell Scientific Publications, Oxford 1992

11 *Mense, S., Simons, D.G., Russell, I.J.:* Muscle Pain: Understanding its Nature, Diagnosis and Treatment. Lippincott Williams and Wilkins, Philadelphia 2001

12 *Maurer-Groeli, Y.A.:* Weichteilrheumatismus bei Depression. Akt. Rheumatol. 3 (1978). Thieme, Stuttgart

13 *Travell, J.G., Simons, D.G.:* Myofascial Pain and Dysfunction: The Trigger Point Manual. Vols 1 and 2 Williams and Wilkins, Baltimore 1983, 1992

14 *Simons, D.G., Travell, J.G., Simons, L.S.:* Myofascial Pain and Dysfunction: The Trigger Point Manual. 2nd ed. Williams and Wilkins, Baltimore 1999

15 *Baker, B.A.:* The muscle trigger-evidence of overloading injury. J. Neurol. Orthop. Med. and Surg. 7/1 (1986) 35–44

16 *Andersen, J.H., Kaergaard, A., Rasmussen, K.:* Myofascial pain in different occupational groups with monotonous repetitive work. J. Musculoskel. Pain 3 (1995) 57

17 *Lin, T.Y., Teixeira, M.J. et al.:* Work-related musculo-skeletal disorders. In: *Fischer* (ed.): Myofascial Pain, Update in Diagnosis and Treatment. Saunders, Philadelphia 1997

18 *Dommerholt, J., Norris, R.N.:* Physical therapy management of the instrumental musician. In: *Gallagher* (ed.): Physical Therapy for Performing Artists, Part II, Music and Dance. Saunders, Philadelphia 1997

19 *Rosen, N.B.:* Myofascial pain—the great mimicker and potentiator of other diseases in the performing artists. Maryland Med. J. 42 (1993) 261–266

20 *Hünting, W., Läubli, T., Gandjean, E.:* Postural and visual loads of VDI workplace: 1. constrained postures. Ergonomics 24 (1981) 917–931

21 *Amano, M., Umeda, G. et al.:* Characteristics of work actions of shoe manufacturing assembly-line workers and a cross-sectional factor control study on occupational cervico-brachial disorders. Sangyo Igaku 30 (1988) 3–12

22 *Silverstein, B.A.:* The Prevalence of Upper Extremity Cumulative Trauma Disorders in Industry. University of Michigan, Ann Arbor 1985

23 *Dejung, B.:* Die Behandlung "chronischer Zerrungen." Schweiz. Ztschr. Sportmed. 36 (1988) 161–168

24 *Grosjean, B., Dejung, B.:* Achillodynie—ein unlösbares Problem? Schweiz. Ztschr. Sportmed. 38 (1990) 17–24

25 *Hubbard, D.R., Berkoff, G.:* Myofascial trigger points show spontaneous needle EMG activity. Spine 18 (1993) 1803–1807

26 *Pongratz, D.E., Späth, M.:* Morphologic aspects of muscle pain syndromes. In: *Fischer* (ed.): Physical Medicine and Rehabilitation. Clinics of North America 8 (1997) 55–67. Saunders, Philadelphia.

27 *Bogduk, N., Jull, G.:* Die Pathophysiologie der akuten LWS-Blockierung. Man. Med. 23 (1985) 77–81

28 *Paoletti, S.:* Faszien. Urban & Fischer, Munich 2001

29 *Schwind, P.:* Faszien- und Membrantechnik. Urban & Fischer, Munich 2003

30 *Richter, P., Hebgen, E.:* Triggerpunkte und Muskelfunktionsketten in der Osteopathie und manuellen Therapie. Hippokrates, Stuttgart 2006

31 *Hinkelthein, E., Zalpour, C.:* Diagnose- und Therapiekonzepte in der Osteopathie. Springer, Heidelberg 2005

32 *Egle, E.T., Hoffmann, S.O., Nickel, R.:* Psychoanalytisch orientierte Therapieverfahren bei Schmerz. In: *Basler et al.* (eds.): Psychologische Schmerztherapie. Springer, Heidelberg 1999

33 *Hasenbring, M.:* Biopsychosoziale Grundlagen der Chronifizierung. In: *Zenz* (ed.): Lehrbuch der Schmerztherapie. Wissenschaftliche Verlagsgesellschaft, Stuttgart 1999

34 *Thali, A. et al.:* Die Rolle psychosozialer Faktoren bei protrahierten und invalidisierenden Verläufen nach Traumatisierungen im unteren Wirbelsäulenbereich. Suva-Klinik, Bellikon 1993

35 *Richardson, C., Jull, G. et al.:* Therapeutic Exercise for Spinal Segmental Stabilization in Low Back Pain: Scientific Basis and Clinical Approach. Churchill Livingston, London 1999

36 *Hides, J.A., Jull, G.A. et al.:* Long-term effects of specific stabilizing exercises for first-episode low back pain. Spine 26 (2001) 243–248

37 *Kikaldy-Willis, W.H.:* Managing Low Back Pain. Churchill Livingston, New York 1988

38 *O'Sullivan, P.B., Twomey, L.T. et al.:* Evaluation of specific stabilization exercises in the treatment of chronic low back pain with radiological diagnosis of spondylosis or spondylolithesis. Spine 22, 24 (1997) 2959–2967

39 *Hirayama, J., Takahashi, Y. et al.:* Effects of electrical stimulation of the sciatic nerve on background electromyography and static reflex activity of the trunk muscles in rats: Possible implications of neuronal mechanisms in the development of sciatic scoliosis. Spine 26 (2001) 602–609

40 *Jull, G., Barrett, C. et al.:* Further clinical clarification of the muscle dysfunction in cervical headache. Cephalalgia 19, 3 (1999) 179–185

41 *Gunn, C.C.:* The Gunn Approach to the Treatment of Chronic Pain. Churchill Livingston, New York 1996

42 *Dejung, B., Gröbli, C., Colla, F., Weissmann, R.:* Triggerpunkt-Therapie. Huber, Bern 2001

Academy of Traditional Chinese Medicine (ed.): Essentials of Chinese Acupuncture. Foreign Languages Press, Beijing (VR China) 1980

Academy of Traditional Chinese Medicine (ed.): An Outline of Chinese Acupuncture. Foreign Languages Press, Beijing (VR China) 1975

Bachmann, G.: Die Akupunktur, eine Ordnungstherapie, Vol. 1. 3rd ed. Haug, Heidelberg 1980

Bahr, F. R.: Einführung in die wissenschaftliche Akupunktur. 6th ed. Vieweg, Braunschweig 1995

Bahr, F. R., Reis, A., Straube, E.-M., Strittmatter, B., Suwanda, S.: Skriptum für die Aufbaustufe aller Akupunkturverfahren. 4th ed. Eigenverlag, München, Deutsche Akademie für Akupunktur + Auriculomedizin e. V. 1993

Bergsmann, O., Bergsmann, R.: Projektionssyndrome. Facultas, Vienna 1988

Bergsmann, O., Bergsmann, R.: Projektionssymptome. 2nd ed. Facultas, Vienna 1990

Bischko, J.: Einführung in die Akupunktur, Vol. 1. 3rd ed. Haug, Heidelberg 1989

Bischko, J.: Akupunktur für mäßig Fortgeschrittene, Vol. 2. Haug, Heidelberg 1985

Bischko, J.: Weltkongreß für wissenschaftliche Akupunktur, Kongreßband, Part 1. Vienna 1983

Bischko, J.: Sonderformen der Akupunktur. Broschüre 21.4.0 aus dem Handbuch der Akupunktur und Aurikulotherapie. Haug, Heidelberg 1981

Bucek, R.: Lehrbuch der Ohrakupunktur. Eine Synopsis der französischen, chinesischen und russischen Schulen. Haug, Heidelberg 1994

Chen Jing (ed.): Anatomical Atlas of Chinese Acupuncture Points. Shandong Science and Technology Press, Jinan (VR China) 1982

Chinese Traditional Medical College and Chinese Traditional Medical Research Institute of Shanghai (eds.): Anatomical Charts of the Acupuncture Points and 14 Meridians. People's Publishing House, Shanghai (VR China) 1976

DÄGfA: Akupunktur. Skripten Grundkurs I–III, 1995

Elias, J.: Lehrbuch- und Praxisbuch der Ohrakupunktur. Sommer, Tenningen 1990

Flows, Bob: Der wirkungsvolle Akupunkturpunkt. Verlag für Ganzheitliche Medizin Dr. E. Wühr, Kötzting 1993

Frick, H., Leonhardt, H., Starck, D.: Allgemeine Anatomie. Spezielle Anatomie I. Taschenbuch der gesamten Anatomie, Vol. 1. 3rd ed. Thieme, Stuttgart–New York 1987

Frick, H., Leonhardt, H., Starck, D.: Spezielle Anatomie II. Taschenlehrbuch der gesamten Anatomie, Vol. 2. 3rd ed. Thieme, Stuttgart 1987

Gerhard, I.: Die Ohrakupunktur. Technik und Einsatz in der Gynäkologie sowie Ergebnis bei Sterilitätsbehandlung. Erfahrungsheilkunde 39 (1990) 503–511

Gerhard, I., Müller, C.: Akupunktur in der Gynäkologie und Geburtshilfe. In: Dittmer, Loch, Wiesenauer (eds.): Naturheilverfahren in der Frauenheilkunde und Geburtshilfe. Hippokrates, Stuttgart 1994

Gerhard, I., Poostnek, F.: Möglichkeiten der Therapie durch Ohrakupunktur bei weiblicher Sterilität. Geburtsh. und Frauenheilk. 48 (1988) 154–171

Gleditsch, J. M.: Reflexzonen und Somatotopien als Schlüssel zu einer Gesamtschau des Menschen, 3rd ed. WBV Biologisch-Medizinische Verlagsgesellschaft, Schorndorf 1988

Gongwang, Liu (ed.): Acupoints & Meridians. Huaxia Publishing House Beijing 1996

Gray, H. et al.: Gray's Anatomy. 38th ed. Churchill Livingston, New York 1995

Hecker, U.: VISDAK, Visuell-didaktisches System – eine kombinierte Darstellung von Bild und Text auf dem Gebiet der Akupunktur und Natur-

heilkunde. Anmeldung Deutsches
Patentamt München, 1997.

Hecker, U.: Ohr-, Schädel-, Mund-, Hand-
Akupunktur, 2nd ed. Hippokrates,
Stuttgart 1998

Hecker, U., Steveling, A.: Die Akupunkturpunkte. Hippokrates, Stuttgart 1997

Helms, J. M.: Acupuncture for the management of primary dysmenorrhea.
Obstet. Gynecol. 69 (1987) 51–56

*International Anatomical Nomenclature
Committee:* Nomina anatomica, 6th
ed. Churchill Livingstone, Edinburgh
1989

Janda, V.: Manuelle Muskelfunktionsdi-
agnostik. 3rd ed. Ullstein-Mosby, Berlin 1994

Junghans, K.-H.: Akupunktur in der Geburtshilfe und Frauenheilkunde – ein
Naturheilverfahren als "sanfte Alter-
native". Erfahrungsheilkunde 3 (1993)
114–123

Junghanns, K.-H.: Akupunktur in der Geburtshilfe und Gynäkologie – Berei-
cherung der Therapiemöglichkeiten.
Therapiewoche, 43, 50 (1992) 2715–
2720

Junghanns, K.-H.: Akupunktur in der Geburtshilfe – Behandlungsmöglich-
keiten am Beispiel der Ohrakupunktur. Gyn.-Praktische Gynäkologie
(1997) 434–450

Kampik, G.: Propädeutik der Akupunktur. Hippokrates, Stuttgart 1988

Kantoner militärsan. Einheit: Zhen Jiu
Xue Wei Gua Tu Shuo Mind. Volksge-
sundheitsverlag der VR China

Kapandji, I. A.: Funktionelle Anatomie
der Gelenke. 2nd ed. Enke, Stuttgart
1992

*Kendall, Florence, Petersen, Kendall
McCreary, Elisabeth:* Muskeln, Funk-
tion und Test. 2nd ed. G. Fischer,
Stuttgart 1988

Kendall, F., Kendall, E.: Muscles Testing
and Function. 3rd ed. Williams &
Wilkins, Baltimore 1983

Kitzinger, E.: Der Akupunktur-Punkt.
Maudrich, Vienna 1985

König, G., Wancura, I.: Einführung in die
chinesische Ohrakupunktur. 9th ed.
Haug, Heidelberg 1989

König, G.; Wancura, I.: Praxis und Theorie
der Neuen chinesischen Akupunktur.
Vol. 1 and 2. Vienna 1979/1983

König, G., Wancura, I.: Neue chinesische
Akupunktur. Maudrich, Vienna 1985

Kropej, H.: Systematik der Ohrakupunktur. 7th ed. Haug, Heidelberg 1993

Kubiena, G., Meng, A.: Die neuen Extra-
punkte in der chinesischen Akupunktur. Maudrich, Vienna 1994

*Kubiena, G., Meng, A., Petricek, E.,
Petricek, U.:* Handbuch der Akupunktur – der traditionell chinesische und
der moderne Weg. Orac, Vienna 1991

Lange, G.: Akupunktur in der
Ohrmuschel, Diagnostik und Therapie.
WBV Biologisch-Medizinische Ver-
lagsgesellschaft, Schorndorf 1985

Lang, J.: Klinische Anatomie des Kopfes.
1st ed. Springer, Berlin 1981

van Lanz, T., Wachsmuth, W.: Praktische
Anatomie. Ein Lehrbuch und Hilfsbuch
der anatomischen Grundlagen ärztli-
chen Handelns.
Vol. 1/1: Kopf. 1995
Vol. 1/2: Hals. 1995
Vol. 1/3: Arm. 3rd ed. 1996
Vol. 2/6: Bauch. 3rd ed. 1993
Springer, Berlin–Heidelberg–New York

Maciocia, G.: The foundations of Chinese
medicine. Churchill Livingston, New
York 1989

Marx, H.-G.: Medikamentfreie Entgif-
tung von Suchtkranken – Bericht über
den Einsatz der Akupunktur. Suchtge-
fahren 30 (1984)

Nogier, P.-M.: Lehrbuch der Aurikulotherapie. Maisonneuve, Saint-Ruffine
1969

Petricek, E., Zeitler, H.: Neue systema-
tische Ordnung der Neu-Punkte.
Haug, Heidelberg 1976

Peuker, E. T., Filler, T. J.: Forensische
Aspekte der Akupunktur – Eine Über-
sicht vor dem Hintergrund anato-
mischer Grundlagen. Ärztezeitschrift

für Naturheilverfahren 38 (1997) 833–842

Peuker, E. T., Filler, T. J.: The need for practical courses in anatomy for acupuncturists. FACT 2 (1997) 194

Pöntinen, P. J., Gleditsch, J., Pothmann, R.: Triggerpunkte und Triggermechanismen. Hippokrates, Stuttgart 1997

Pothmann, R. (ed.): Akupunktur-Repetitorum. Hippokrates, Stuttgart 1992

Rampes, H., Peuker, E. T.: Adverse effects of acupuncture. In: Ernst, E., White, A. (ed.): Acupuncture: a scientific appraisal. Butterworth-Heinemann, Woburn MA 1999

Rauber, A., Kopsch, F.: Anatomie des Menschen, Vol. 2 and 4. Edited by H. Leonhardt, B. Tillmann, G. Töndury, K. Zilles. 20th ed. Thieme, Stuttgart–New York 1987

Roben, J.: Funktionelle Anatomie des Nervensystems. 4th ed. Schattauer, Stuttgart 1985

Rahen, J.: Funktionelle Anatomie des Menschen. 5th ed. Stuttgart 1987

Rohen, J.: Topographische Anatomie. 8th ed. Schattauer, Stuttgart 1987

Richter, K., Becke, H.: Akupunktur. Tradition, Theorie, Praxis. 2nd ed. Ullstein-Mosby, Berlin 1995

Rubach, A.: Principles of Ear Acupuncture. Thieme, Stuttgart 2001

Schmidt, H.: Konstitutionelle Akupunkturpunkte. Hippokrates, Stuttgart 1988

Schnorrenberger, C. C.: Die topographisch-anatomischen Grundlagen der chinesischen Akupunktur und Ohrakupunktur. 3rd ed. Hippokrates, Stuttgart 1983

Schnorrenberger, C. C.: Lehrbuch der chinesischen Medizin für westliche Ärzte. Die theoretischen Grundlagen der chinesischen Akupunktur und Arzneiverordnung. 3rd ed. Hippokrates, Stuttgart 1985

Simons, D. J., Travell, J.: Myofascial trigger points, a possible explanation. Pain 10 (1981) 106–109

Sobotta-Becher: Atlas der Anatomie des Menschen, Vol. II. Edited by H. Ferner, J. Staubesand. 9th ed. Urban & Schwarzenbei Munich 1988

State Standard of the People's Republic of China (ed.): The Location of Acupoints. Foreign Languages Press, Beijing (VR China) 1990

Strauß, K. (ed.): Akupunktur in der Suchtmedizin. Hippokrates, Stuttgart 1997

Strittmatter, B.: Lokalisation der übergeordneten Punkte auf der Ohrmuschel. In: Der Akupunkturarzt/Aurikulotherapeut, edited by the Deutsche Akademie für Akupunktur und Aurikulomedizin e. V., Munich 1993

Stux, G., Stiller, N., Pomeranz, B.: Akupunktur – Lehrbuch und Atlas, 4th ed. Springer, Berlin–Heidelberg–New York 1993

Tillmann, B.: Farbatlas der Anatomie. Thieme, Stuttgart–New York 1997

Tittel, Kurt: Beschreibende und funktionelle Anatomie des Menschen. G. Fischer, Stuttgart 1990

Töndury, G.: Angewandte und topographische Anatomie. 5th ed. Thieme, Stuttgart–New York 1981

Travell, J. G., Simons, D. G.: Myofacial Pain and Dysfunction, Vol. 1 and 2. Williams & Wilkins, Baltimore 1992

Umlauf, R.: Zu den wissenschaftlichen Grundlagen der Aurikulotherapie. Dtsch. Z. Akupunktur 3 (1989) 59–65

Van Nghi, N.: Pathogenese und Pathologie der Energetik in der chinesischen Medizin, Vol. 1 and 2. Medizinisch-Literarische Verlagsgesellschaft mbH, Uelzen 1989/90

Wühr, E.: Quintessenz der chinesischen Akupunktur und Moxibustion. Lehrbuch der chinesischen Hochschule für Traditionelle Chinesische Medizin (German ed.). Verlag für Ganzheitliche Medizin Dr. E. Wühr, Kötzting 1988

Créditos das Figuras

Parte 1

Hecker HU, Steveling A, Peuker ET, Kastner J. Practice of Acupuncture. Point Location–Treatment–TCM Basics. Stuttgart–New York: Thieme; 2004.

Parte 2

Hecker HU, Steveling A, Peuker ET (eds.). Microsystems Acupuncture. The Complete Guide: Ear–Scalp–Mouth–Hand. Stuttgart–New York: Thieme; 2005.

Parte 3

Figura 1:
Travell J, Simons D. Myofascial Pain and Dysfunction. The Trigger Point Manual. Vol. I. Upper Half of Body. 2nd ed. Philadelphia: Lippincott, Williams & Wilkins; 1999. (Drawing B. Cummings.)

Figura 2:
Travell J, Simons D. Myofascial Pain and Dysfunction. The Trigger Point Manual. Vol. I. Upper Half of Body. 2nd ed. Philadelphia: Lippincott, Williams & Wilkins; 1999.

Figura 3:
Dejung B. Triggerpunkt-Therapie. Bern: Hans Huber; 2006.

Figura 4:
Wingerden BAM van. Connective Tissue in Rehabilitation. Vaduz: Scipro; 1995.

Figura 5:
Brückle W et al. Gewebe-pO_2-Messung in der verspannten Rückenmuskulatur. Z Rheumatologie. 1990;49:208–216.

Todas as outras figuras:
Martin Wunderlich, Kiel, Germany; Rüdiger Bremert, Munich, Germany; and Helmut Holtermann, Dannenberg, Germany.

318 ■ Lista de Pontos

■ Parte 1: Pontos de Acupuntura Sistêmicos, em Ordem Alfabética

Meridiano da Bexiga (B)
B 2 42
B 10 42
B 11 44
B 13 45
B 14 45
B 15 46
B 17 46
B 18 47
B 19 48
B 20 48
B 21 49
B 23 49
B 25 50
B 27 50
B 28 51
B 36 51
B 40 52
B 43 53
B 54 54
B 57 55
B 60 56
B 62 57
B 67 57

Meridiano da Vesícula Biliar (VB)
VB 2 75
VB 8 76
VB 14 77
VB 20 78
VB 21 80
VB 30 81
VB 34 82
VB 39 83
VB 41 84

Meridiano do Baço/ Pâncreas (BP)
BP 3 25
BP 4 26
BP 6 27
BP 9 28
BP 10 29

Meridiano do Coração (C)
C 3 31

C 5 31
C 7 32

Meridiano do Estômago (E)
E 2 17
E 6 17
E 7 18
E 8 18
E 25 19
E 34 20
E 35 20
E 36 21
E 38 22
E 40 22
E 41 23
E 44 23

Meridiano do Fígado (F)
F 2 87
F 3 87
F 13 88
F 14 88

Meridiano do Intestino Delgado (ID)
ID 3 35
ID 8 36
ID 11 36
ID 12 37
ID 14 37
ID 18 38
ID 19 39

Meridiano do Intestino Grosso (IG)
IG 1 9
IG 4 10
IG 10 11
IG 11 12
IG 14 13
IG 15 13
IG 20 15

Meridiano do Pericárdio (PC)
PC 3 63

PC 6 64
PC 7 65

Meridiano do Pulmão (P)
P 1 3
P 5 4
P 7 5
P 9 6
P 11 7

Meridiano do Rim (R)
R 3 59
R 3 60
R 7 61
R 27 61

Meridiano do Triplo Aquecedor (TA)
TA 3 67
TA 4 68
TA 5 69
TA 14 70
TA 15 71
TA 17 72
TA 21 73

Pontos Extraordinários
EX-CP 1 104
EX-CP 3 105
EX-CP 4 105
EX-CP 5 106
EX-CP 15 107
EX-D 1 107
EX-D 2 108
EX-D 8 109
EX-MI 2 111
EX-MI 4 112
EX-MI 5 112
EX-MI 7 112
EX-MI 10 113
EX-MS 8 110
EX-MS 9 110

Vaso da Concepção (VC)
VC 3 91
VC 4 92

Lista de Pontos 319

VC 6 92	VC 24 95	VG 15 99
VC 8 93		VG 16 99
VC 12 93	**Vaso Governador (VG)**	
VC 17 94	VG 4 97	VG 20 100
VC 22 95	VG 14 98	VG 26 101

■ **Parte 2:** **Pontos de Acupuntura Auricular**

Pontos Auriculares (Nomenclatura Chinesa), em Ordem Numérica

1 Ponto de Analgesia para Extração do Dente 125

2 Ponto do Céu da Boca 125

3 Ponto do Assoalho da Boca 125

4 Ponto da Língua................125

5 Ponto do Maxilar 125

6 Ponto da Mandíbula.........125

7 Ponto de Analgesia para Dor de Dente 125

8 Ponto do Olho...125

9 Ponto da Orelha Interna...............125

10 Ponto da Amígdala 125

11 Zona da Bochecha 125

12 Ponto do Ápice do Trago.................129

13 Ponto da Glândula Supra-renal........129

14 Ponto do Nariz Externo 129

15 Ponto da Laringe/ Faringe................129

16 Ponto do Nariz Interno...............129

22 Zona Endócrina..........133

23 Ponto do Ovário................133

24a Ponto do Olho 1................133

24b Ponto do Olho 2.................133

26a Ponto da Hipófise 137

30 Ponto da Glândula Parótida 137

31 Ponto da Asma ..137

33 Ponto da Fronte 137

34 Ponto da Substância Cinzenta ... 133, 137

35 Ponto Solar 137

49 Ponto da Articulação do Joelho 149

51 Ponto Autonômico (Ponto Neuro-vegetativo I).......149

55 Ponto Shenmen (Ponto do Portal Divino) 149

56 Ponto da Pelve ...149

57 Ponto do Quadril 149

58 Ponto do Útero . 149

60 Ponto da Dispnéia........149

62 Pontos do Dedo/ Polegar 143

64 Ponto da Articulação do Ombro..........143

65 Ponto do Ombro 143

66 Ponto do Cotovelo 143

67 Ponto do Punho 143

78 Ponto da Alergia 151

79 Ponto dos Genitais Externos.............151

80 Ponto da Uretra.................151

82 Ponto do Diafragma..........151

83 Ponto da Bifurcação..........151

84 Zona da Boca.....157

85 Zona do Esôfago 157

86 Zona do Cárdia . 157

87 Zona do Estômago...........157

88 Zona do Duodeno 157

89 Zona do Intestino Delgado 157

90 Zona 4 do Apêndice............157

91 Zona do Intestino Grosso...............157

92 Zona da Bexiga.. 157

93 Zona da Próstata.............157

94 Zona do Ureter.. 157

95 Zona do Rim 157

96 Zona do Pâncreas/ Vesícula Biliar....159

97 Zona do Fígado . 159

98 Zona do Baço 159

99 Ponto da Ascite.. 159

100 Zona do Coração 159

101 Zona do Pulmão 159

102 Zona dos Brônquios..........159

103 Zona da Traquéia............159

104 Zona do Triplo Aquecedor 159

Pontos Auriculares (*Nogier* e *Bohr*), em Ordem Alfabética

Fossa Pós-antitrago 139, 163

Linha da Vertigem (*von Steinburg*) ... 139, 165

Linha dos Pontos Ômega 165

Linha Sensorial 163

Ponto ACTH 135

Ponto Análogo à Nicotina 131

Ponto Análogo ao Valium (Ponto Tranqüilizante) 131

Ponto Antidepressivo . 127

Ponto da Agressividade 127, 135

Ponto da Articulação do Ombro 143

Ponto da Articulação Temporomandibular .. 141

Ponto da Cinetose/ Náusea (29a) 139, 164

Ponto da Frustração ... 131

Ponto da Glândula Mamária 145

Ponto da Glândula Pineal 131

Ponto da Glândula Supra-renal 145

Ponto da Glândula Tireóide 145

Ponto da Hemorróida 155

Ponto da Lateralidade 131

Ponto da Opressão 153

Ponto da Orofaringe .. 131

Ponto da Progesterona 155

Ponto da Próstata 155

Ponto de Jerome (29b) 139, 163

Ponto de Renina/ Angiotensina 155

Ponto do Ânus (Externo) 153

Ponto do Clima 153

Ponto do Cotovelo 143

Ponto do Desejo (29c) 139, 163

Ponto do Gânglio Cervical Inferior 145

Ponto do Gânglio Cervical Médio 145

Ponto do Gânglio Cervical Superior 145

Ponto do Interferon ... 131

Ponto do Occipício (29) 139, 163

Ponto do Ombro 143

Ponto do Osso Frontal 141

Ponto do Osso Temporal 141

Ponto do Ovário/ Testículo (Ponto do Estrogênio) 155

Ponto do Pâncreas 145

Ponto do Plexo Broncopulmonar 147

Ponto do Plexo Cardíaco (Ponto Maravilhoso) 147

Ponto do Plexo Hipogástrico 147

Ponto do Polegar 143

Ponto do Punho 143

Ponto do Tálamo 141

Ponto do Timo 145

Ponto do Útero 155

Ponto dos Dedos da Mão 143

Ponto dos Genitais Externos 153

Ponto Gonadotrófico . 135

Ponto Neurovegetativo II 136

Ponto Ômega 1 ... 153, 165

Ponto Ômega 2 ... 153, 165

Ponto Ômega Principal 127, 165

Ponto R 153

Ponto TSH 135

Ponto Zero 153

Sulco Neurovegetativo 165

Zona da Ansiedade e da Preocupação 127

Zona da Tristeza e do Prazer 127

Zona do Parênquima Renal 155

Zona do Plexo Solar ... 147

Zona do Trigêmeo 127

■ Parte 3: Pontos-gatilho dos Músculos Envolvidos, em Ordem Alfabética

Músculo esplênio da cabeça 198

Músculo esternocleido-mastóideo 218

Músculo extensor da fáscia lata 304

Músculo extensor dos dedos 254

Músculo extensor radial longo do carpo 252

Músculo flexor superficial dos dedos .. 260

Músculo gastrocnêmio 306

Músculo glúteo máximo 276

Músculo glúteo médio 280

Músculo glúteo mínimo 284

Músculo grácil 302

Músculo ilíaco 268

Músculo infra-espinhal 244

Músculo levantador da escápula 214

Músculo masseter 184

Músculo oblíquo externo do abdome 264

Músculo peitoral maior 228

Músculo peitoral menor 234

Músculo piriforme 286

Músculo pronador redondo 258

Músculo psoas maior. 270

Músculo pterigóideo lateral 190

Músculo quadrado lombar 272

Músculo quadríceps femoral........................288

Músculo subclávio 224

Músculo subescapular 248

Músculo supinador 250

Músculo supra-espinhal............240

Músculo temporal......176

Músculo tibial anterior 308

Músculo trapézio 206

Músculos curtos do pescoço 194

Músculos escalenos anterior, médio e posterior 200

Músculos flexores da coxa 298

Músculos rombóides maior e menor...........236

Índice Alfabético

A

Acne, 10
Acúmulo de água, 28
Acupuntura
- ação na medicina tradicional chinesa, 3-7, 9-15, 17-23, 25-29, 35-39, 42-57, 59-61, 63-65, 67-73, 75-77, 79-84, 87, 88, 91-95, 97-101, 104-113
- auricular, corte transversal, 145
Afasia, 99
Afecção(ões)
- da(s) articulação(ões)
- - do calcâneo, 23
- - do joelho, 23, 56, 59
- - metacarpofalângicas, 110
- da região da cabeça, 10
- do punho, 6, 68, 69
- dos olhos, 125
- na região do punho, 65
Agitação, 31, 64, 65
- mental, 31
Aleitamento materno, dificuldades com, 145
Alergias, 4, 12, 27, 49, 78, 133, 139, 151
Alterações
- circulatórias, 92
- menstruais, 109
Amálgama, exposição ao, 153
Amenorréia, 91, 135
Amigdalite, 3, 4, 43, 129
Anais, queixas, 153
- prurido, 153
Anatomia da orelha externa (pavilhão auricular), 116, 117
Angina do peito (*angina pectoris*), 45, 63, 153
Angina pectoris, 153
Anosmia, 15, 42, 43
Ansiedade, 33, 64, 65, 100, 127, 151, 159
- crise de, 31, 32
- estado de, 153
Antipirético, 12
Apendicite, teste para, 112
Apetite, perda do, 25, 26, 48, 49
Apoplexia, 99
Articulação(ões)
- do calcâneo, afecções, 23
- do calcanhar, afecções, 60
- do joelho, afecções da, 56
- temporomandibular
- - comprometida, 184
- - dor irradiada para, 192
- - dor localizada na, 186

- - fisioterapêutica da, 190
- transtornos da, 84
Artralgia, punho, 5
Artrite
- articulação(ões)
- - do joelho, 28
- - esternoclavicular, 218
- nos dedos, 110
- - da mão, 110
- osteoartrite, 110
- periartrite do ombro (ombro congelado), 13
- reumatóide, 145
Asma, 4, 22, 45, 49, 61, 137
- brônquica, 3-6, 44-46, 94, 95, 135, 149, 202
Aspectos gnatológicos do músculo
- esternocleidomastóideo, 222
- levantador da escápula, 216
- masseter, parte superficial, 188
- pterigóideo lateral, 192
- temporal, 182
- - parte anterior, 182
- - parte medial, 183
- - parte posterior, 183
- trapézio, parte transversa, 212
Astigmatismo, 133
Atrofia óptica, 133
Audição, dificuldade de, 35

B

Bexiga
- patologias da, 51
- transtornos da, 264
Braço
- antebraço e, dor, 242, 245
- dor na face ulnar do, 235
- face dorsal do, dor na, 249
Bronquite, 3-5, 45, 94, 137
- crônica, 6
Bruxismo, 184, 188, 190
- frontal, 192
Bulimia, 135

C

Cabeça
- afecções da região da, 10
- dor de, 10
Cãibra(s), 47, 145
- do escritor, 65
- dos músculos, da panturrilha, 55
Cardiopatias, 46

Carpo, síndrome do túnel do, 143, 258
Caxumba, 137
Cefalalgia (*v.* Cefaléia)
Cefaléia, 5, 19, 23, 42, 44, 56, 57, 67, 69,
   71-73, 80, 82-84, 87, 97-100, 104-106, 110,
   125, 137, 141, 163, 222
- cervical, 222
- da ressaca, 218
- frontal, 23, 105
- occipital, 183, 212
- parietal, 76, 182
- temporal, 76
- tensional, 57, 79, 105, 222
- vasomotora, 68
Cervicalgia, 43, 44, 69, 71, 78, 83, 99,
   107, 110, 218
Ciatalgia, 55
Ciática, 81
Cinetose, 139
Cistite, 28
Claudicação intermitente, 55
Coceira genital, 60
Colapso, 101
Colecistopatia, 159
Cólica nefrética, 147
Colite ulcerativa, 19
Coluna vertebral, síndrome da dor na, 56
Comprometimento
- auditivo, 125
- visual, 77
Concentração, perda de, 53
Confusão, 99
Conjuntivite, 78
Consolidação óssea, 145
Contrações
- urinárias, aceleração das, 57
- uterinas, aceleração das, 27
Contratura do pescoço, 216
Convalescença, 48
Convulsão, 101
- epiléptica, 101
Coração, alterações funcionais do, 64, 65
Correlações do meridiano
- da bexiga, 41
- da vesícula biliar, 74
- do baço, 24
- do coração, 30
- do estômago, 16
- do fígado, 86
- do intestino delgado, 34
- do intestino grosso, 8
- do pericárdio, 62
- do pulmão, 2
- do rim, 58
- do triplo aquecedor, 67

Cotovelo
- de tenista, 11 (*v.* Epicondilite)
- do jogador de golfe, 36
- dor no, 143
Coxalgia, 81
Coxartrose, 268, 270, 304
Crise
- de ansiedade, 31, 32
- de pânico, 63
Crohn, doença de, 19

D

Dente(s)
- dor, 9, 15, 17, 18, 38, 73, 75, 95, 110, 125,
   131, 143
- extração, 125
- infecção, 218
Dependência, 32, 163
- de drogas, 127, 135, 139
- química, 131, 157, 159
Depressão, 3, 5, 31, 61, 127, 159
Desequilíbrio hormonal, 155
Diarréia, 19, 22, 25, 28, 48, 50, 61, 87,
   157, 264
- com muco, 22
- de odor fétido, 28
- do viajante, 12
- pela manhã, 61
Diátese alérgica, 129
Dificuldade(s)
- auditiva, 67, 69, 72
- de audição, 35
- respiratórias, agudas, 94
Difteria, 4
Disenteria, 48
Disfunção(ões)
- articulação temporomandibular, 39
- autonômica, 5, 139
- circulatória(s), 32, 45
- da(s) articulação(ões)
- - da porção inferior do tornozelo, 57
- - na porção inferior do tornozelo
   (pronação/supinação), 57
- - superiores e inferiores do joelho, 60
- dos órgãos internos, crônica, 108
- ovariana, 133
- sexual, 97, 135, 163
- - ejaculação
- - - espontânea, 50
- - - precoce, 91, 141
- - frigidez, 27, 141
- vegetativa, 79
Dismenorréia, 10, 26-29, 47, 56, 59, 79, 91,
   135, 155, 264

324 ■ Índice Alfabético

- com sangue menstrual escuro e com
    coágulos, 56
Dispepsia, 26, 159
Dispnéia, 45, 46, 94
Distensão abdominal, 48
Distocia funcional, 57
Distúrbio(s)
- abdominais, 12, 21, 48
- - dor, 47
- - *ver distúrbios específicos*
- da articulação do ombro, 244
- neurovegetativo, 31, 57, 59
Disúria, 28, 52, 151, 153, 157, 264
Doença(s)
- abdominais, 21
- alérgicas, 27
- arterial oclusiva crônica, 6
- arterial periférica oclusiva, 6
- cutâneas, 4
- da locomoção, 163
- da pele, 12, 29, 133, 139
- - acne, 10
- - eczema, 10, 52, 69, 129
- - erupção facial, 11, 17
- da próstata, prostatite, 155
- das vias respiratórias, 3
- de Raynaud, 6
- do fígado, 47
- do trato respiratório, 6, 48, 53, 107, 147
- - *ver doenças específicas*
- genitais, 50
- inflamatória da garganta, 7
- ósseas, 145
- produtiva crônica do trato respiratório, 48
- psicossomáticas, 27
- renais, 52, 155
- vesicais, 52
Dor
- crural, 82
- de garganta, sensação de, 223
- dentária, 95
- do punho, 143
- facial, 17-19, 23, 95
- local na região da coluna vertebral, 108
- lombar, lombalgia, 108
- miofascial (síndrome de Costen), 17, 18
- na área da pelve, 149
- na mandíbula, 185
- na região do quadril, 149
- no abdome, 47, 84
- - superior, 47
- no ombro, 80
- no pescoço, 80
- no tendão-de-aquiles (tendão do
    calcâneo), 55, 56, 59

- no tórax, 84, 145
- occipital, 99
- periartrite, 13, 14, 224
- periférica, 56
- torácica, 3, 61

E

Eczema, 10, 52, 69
Ejaculação
- espontânea, 50
- precoce, 91, 141
Enfisema, 3
Entesopatia na região do anteraço, 65
Enurese, 28, 50, 59
Enxaqueca, 5, 17, 19, 43, 60, 75, 79, 84,
    104-106, 141, 151, 153, 157
- frontal, 23
- relacionada à menstruação, 133
- relacionada aos hormônios, 155
Epicondilite, 143
- do úmero lateral (cotovelo de
    tenista), 11
- do úmero medial (cotovelo do jogador de
    golfe), 36
- lateral do úmero (cotovelo do tenista), 12
- medial do úmero (cotovelo do jogador de
    golfe), 31
Epicondilopatia, 4, 63
Epilepsia, 99
Epistaxe, 23
Equilíbrio, regulação do, 79 (*v.tb.* Vertigem)
Erupção(ões)
- cutâneas, 63
- facial, 11, 17
Escápula, dor na, 248
Escoliose, 218, 272
Espasmo(s)
- abdominais, 28
- facial(is), 38, 95
- muscular, 72
Estabilização emocional, 149
Estados emocionais de agitação e
    ansiedade, 65
Estomatite, 125
Exaustão, 49, 153
- emocional, 61, 92
- física, 61, 92

F

Face, tiques na área da, 5
Fadiga, 31, 63
- crônica, 6, 25
Faringite, 12, 35, 129

Febre, 9, 10, 23, 35, 44, 46, 63, 69, 98
Feto, posição do, corrigir a, 57
Fluxo longitudinal, 99
Fossa pós-antitrago, 163
- canal do estresse, 163
- linha sensorial, 163
- ponto
- - da cinetose/náusea, 163
- - de Jerome, 163
- - do desejo, 163
- - do occipício, 163
Fraqueza, 49
Frigidez, 27, 141
Furúnculo nasal, 11

G

Gastrite, 25, 93, 157
Glaucoma, 42, 43, 87, 125
Globus histericus, 95, 131
Gonalgia, 20, 28, 52, 61, 82, 112
Grande fonte d'água, 6
Gravidez, apresentação pélvica
  durante a, 109
Gripe, 78, 79

H

Hemicrânia, 222
Hemiplegia, 10, 14
Hemorragia
- puerperal, 91
- - persistente, 92
- uterina, 63
- vaginal, 109
Hemorróidas, 55, 155
Hepatopatias, 88
Hérnia hiatal, 26
Herpes zoster, 52, 65
Hiperatividade, 32
Hiper-reflexia, 153
Hipertensão, 78, 82, 87, 147, 155, 159
Hiporreflexia, 153
Hipotensão, 155, 159
Histerectomia, problemas após, 155
Hordéolo, 125
Horner, síndrome de, 218

I

Impotência, 27, 53, 59, 91, 92, 151, 153, 157
Incontinência, 91, 157
Indigestão, 88, 145
Indução do parto, 10
Infecção(ões), do trato urinário, 28

Infertilidade feminina, 91
Inflamação(ões), 129
- da garganta, aguda, 9
- da glândula parótida, 137
Inquietação, 46, 104, 110
Insônia, 31, 32, 46, 53, 60, 87, 93, 100, 104,
  105, 137, 157, 159, 163
Irregularidade menstrual, 91

J

Joelho
- afecções nas articulações do, 56
- artrite, 28
- disfunção do, 111, 112, 149
- dor na área do, 149
- dor no, 20, 28, 111, 112
- edema do, 4
- transtornos do, 20

L

Lactação
- difícil, 36
- dificuldade de, 80
Laringite, 12, 35
Lesão em chicote, 218
Leucorréia, 28, 91
Linhas de energia e tratamento no pavilhão
  auricular, 162-165
Lombalgia, 49-53, 81, 97, 109
- aguda, 35, 101
- crônica, 61
Lombar, dor, 214 (*v.* Lombalgia)
Lombociatalgia, 81, 84, 109

M

Mandíbula, dor, 185, 208
Mania, 47
Mastite, 20, 36, 80, 84
Mastopatias, 145
Mediastinite, 95
Melancolia, 3
Membros
- inferiores
- - dor, 56, 81, 82, 87
- - paresia dos, 52, 81, 82, 87
- superiores
- - dor, 67-69
- - neuralgia, 14
- - nevralgia, 13
- - parestesia, 37
Ménière, doença de, 218
Menopausa, transtornos da, 46
Menstruação difícil, 26

Menstruais, 26, 47, 56, 59, 91, 109, 157
- *ver problemas específicos*
Meridiano do rim, correlações do, 58
Meteorismo, 19, 25, 48, 157
Método de agulhamento, 5
Mialgia, 82
Microflebotomia, 4, 7, 12, 52
Miopia, 133
Moxa, 57, 92, 93, 97, 109
Muco, 3, 4, 6
Mucosa seca na área da garganta, 60
Músculo(s)
- descrição do, 176, 184, 186, 190, 214, 218, 224, 234, 236, 240, 244, 248, 250, 268, 272, 276, 288, 298
- esternocleidomastóideo, 220
- - pontos-gatilho 1 a 4, 220
- extensor dos dedos, 254
- - pontos-gatilho 1 e 2, 255
- glúteo máximo, 276
- - pontos-gatilho 1 a 3, 277, 278
- ilíaco, pontos-gatilho 1 a 2, 269
- infra-espinhal, 244
- - pontos-gatilho 1 a 3, 246
- levantador da escápula, pontos-gatilho 1 e 2, 215
- masseter, 184, 185
- - pontos-gatilho 1 a 7, 185, 186
- peitoral maior, 229
- - pontos-gatilho 1 a 7, 229, 230
- peitoral menor, 234
- - pontos-gatilho 1 e 2, 235, 287
- pterigóideo lateral, 191
- - pontos-gatilho 1 e 2, 191
- quadrado lombar, 273
- - pontos-gatilho 1 a 4, 238, 274, 275
- quadríceps femoral, 288
- - pontos-gatilho do joelho, 294
- - reto femoral, ponto-gatilho 1, 290
- - vasto intermédio, ponto-gatilho 1, 290
- - vasto lateral, pontos-gatilho 1 a 5, 292-294
- - vasto medial, pontos-gatilho 1 e 2, 291
- rombóide maior e menor, 236
- - pontos-gatilho 1 a 3, 238
- subescapular, 248
- - pontos-gatilho 1 a 3, 249
- temporal, 176, 178
- trapézio, 206
- - pontos-gatilho 1 a 7, 208, 209

N

Nasofaringe, transtornos da, 42
Náusea, 20, 26, 49, 64, 93, 104, 139, 157, 163

Nervosismo, 104
Neuralgia
- facial, 222
- - atípica, 223
- intercostal, 88
Nevralgia, 129
- da região superior do corpo, 14
- do trigêmeo, 15, 17, 23, 38, 39, 72, 77, 95, 105, 106, 125, 127, 157
- facial, 72
- fibular, 57
- membros superiores, 13

O

Obstipação, 11, 19, 25, 50, 87, 157
Occipital, 194
Ombralgia, 212
Ombro
- congelado, 212, 216, 244, 248
- - periartrite do ombro, 14
- doloroso, 3
- dor na região do, 70
- dor no, 4, 36, 37, 80, 110, 143, 216, 218, 235, 244
- perda de movimento, 36, 37
Orelha, 73, 75
Osteoartrite, 110
Osteoporose, 145
Otalgia, 18

P

Palácio central, 3
Palpitação, 53
Pânico, crises de, 63
Pântano do cotovelo, 4
Paralisia, 98
- facial, 5, 10, 15, 17, 18, 38, 39, 72, 78, 95, 105, 106
Paresia, 57, 129
- dos membros superiores, 68
- facial, 23, 125
- membros
- - inferiores, 52, 81, 82, 87
- - superiores, 11-14, 35, 67-69
Parestesia, membros superiores, 37
Parótida, inflamação da glândula, 137
Parto
- condução do, 80
- efeito que promove o parto, 27
- facilitando o nascimento (parto), 27, 57
- indução do, 10, 27
- prolongado, retenção placentária, 56
Patologias

Índice Alfabético 327

- cardíacas, 145
- - funcionais, 147
- da bexiga, 51
Pé, dor no, 113
Pele seca, 60
Pelve, dor na área da, 149
Perda da concentração, 53
Perda do apetite, 48
Periartrite do ombro, 13, 14
Perna, dor na, 112
Pesar, 127
Pescoço, 127
- afecções da área do, 131
- contratura do, 216
- do "motorista", 214
- dor irradiada para o, 212
- dor no, 3, 36, 80, 110, 216
- rigidez do, 37
- torcicolo, 99
Plenitude abdominal, 48
Pneumotórax, 3, 61, 71, 237
Polinose, 42
Ponto(s)
- acupuntura auricular, 115
- análogo
- - à nicotina, 131
- - ao Valium, 131
- autonômico, 149
- da alergia, 151
- da articulação do joelho, 149
- da articulação temporomandibular, 141
- da ascite, 159
- da asma, 137
- da bexiga, 41
- da bifurcação, 151
- da dispnéia, 149
- da fronte, 137
- - de acordo com a nomenclatura
        chinesa, 141
- da frustração, 131
- da(s) glândula(s)
- - paratireóides, 145
- - pineal, 131
- - supra-renal, 129
- da hipófise, 137
- da laringe/faringe, 129
- da lateralidade, 131
- da língua, 125
- da mandíbula, 125
- da opressão, 153
- da orelha interna, 125
- da orofaringe, 131
- da parótida, 137
- da pelve, 149
- da substância cinzenta, 137

- da tonsila, 125
- da uretra, 151
- da vesícula biliar, 74
- de analgesia
- - para dor de dente, 125
- - para extração de dente, 125
- de controle nervoso das glândulas
        endócrinas, 145
- do ânus (externo), 153
- do ápice do trago, 129
- do assoalho da boca, 125
- do baço, 24
- do céu da boca, 125
- do clima (de acordo com Kropej), 153
- do coração, 30
- do diafragma, 151
- do estômago, 16
- do fígado, 86
- do interferon, 131
- do intestino delgado, 34
- do intestino grosso, 8
- do maxilar, 125
- do meridiano
- - da bexiga, 40
- - da vesícula biliar, 74
- - do baço, 24
- - do coração, 30
- - do estômago, 16
- - do fígado, 86
- - do intestino grosso, 8, 34
- - do pericárdio, 62
- - do pulmão, 2
- - do rim, 58
- - do triplo aquecedor, 66
- do nariz, externo, 129
- do olho, 125
- do osso frontal, 141
- do osso temporal, 14
- do pericárdio, 62
- do plexo
- - broncopulmonar, 147
- - cardíaco, 147
- - hipogástrico (ponto do plexo
        urogenital), 147
- do pulmão, 2
- do quadril, 149
- do rim, 58
- do tálamo, 141
- do triplo aquecedor, 66
- do útero, 149
- do vaso da concepção, 90
- do vaso governador, 96
- dos genitais externos, 151, 153
- gatilho e áreas de dor irradiada, 222,
        238, 277

- importantes e suas localizações, 180, 191, 210, 215, 221, 231, 235, 239, 243, 247, 249, 253, 256, 270, 275, 279, 287, 295
- interno, 129
- no antitrago
- - de acordo com a nomenclatura chinesa, 136, 137
- - de acordo com Nogier, 141
- no lóbulo de acordo com a nomenclatura chinesa, 124-126
- no(s) músculo(s)
- - esternocleidomastóideo, 218
- - levantador da escápula, 214
- - masseter, 184
- - peitoral maior, 228
- - quadrado lombar, 272
- - subescapular, 248
- - supra-espinhal, 240
- - temporal, 176
- - trapézio, 206
- no ramo ascendente da hélice de acordo com a nomenclatura chinesa, 150
- no trago de acordo com a nomenclatura chinesa, 128-130
- no trago de acordo com Nogier e Bahr, 131
- ômega 1 e 2, 153
- R (de acordo com Bourdiol), 153
- shenmen, 149
- sistêmicos, 1
- solar, 137
- vaso governador, 96
- zero, 153
- zona da bochecha, 125
Pontos-gatilho
- áreas de dor irradiada e, 185, 191, 208, 215, 220, 229, 235, 238, 242, 244, 249, 252, 255, 269, 287, 290
- exame dos, 177, 184, 207, 214, 219, 224, 237, 240, 244, 250, 254, 268, 273, 276, 289, 299
- no(s) músculo(s)
- - extensor dos dedos, 254
- - extensor radial longo do carpo, 252
- - glúteo máximo, 276
- - ilíaco, 268
- - infra-espinhal, 244
- - peitoral menor, 234
- - piriforme, 286
- - quadríceps femoral, 288
- - rombóide maior e rombóide menor, 236
- tratamento, 177, 184, 207, 214, 219, 224, 234, 237, 240, 244, 248, 250, 254, 268, 273, 276, 286, 289
Posição

- com tensão esternossinfisária crônica, 218
- do feto, 57
- em tensão esternossinfisária, 236
Pós-parto
- dores, 91
- hemorragia, 92
"Postura de pombo", 222
Preocupação, 127
Problema(s)
- articulação temporomandibular, 18
- cardíacos, 31, 45
- - angina do peito (*angina pectoris*), 45
- cardiológicos, 159
- emocionais, 92
- gástricos, 157
Profundidade da inserção, 3-7, 9-15, 17-23, 25-29, 31, 32, 36-39, 42-57, 59-61, 63-65, 67-73, 75-78, 80-84, 87-88, 91-95, 97-101, 104-113
Prostatite, 155
Prurido, 29, 137
- anal, 153
- dos órgãos genitais, 91
Psicopatias, 153
Psoríase, 52
Punho, afecções na região do, 65

Q

Queixas
- abdominais, 92
- - dor, 84
- - *ver distúrbios específicos*
- gastrintestinais, 147, 153, 157
- reumáticas, 49, 69, 157

R

Raio, dor irradiada sobre a cabeça do, 253
Reações alérgicas, 10
Reflexo faríngeo, redução do, 95
Refluxo
- ácido, 48
- gastroesofágico, 46, 93, 157
Regulação do equilíbrio, 79 (*v.* Vertigem)
Resfriados febris, 10, 23, 35, 43, 44, 69
Ressecamento crônico, 60
Retenção
- da placenta, 56
- placentária, 80
- urinária, 57
Rinite, 15, 17, 99, 105, 129
Rinofima, 129
Ritmo circadiano comprometido, 131
Rouquidão, 95

S

Secreção lacrimal, insuficiência de, 42
Sensibilidade
- às alterações do tempo, 69
- às mudanças climáticas, 71
Seqüência quebrada, 5
Sialorréia, 22, 95
Síndrome(s)
- da dor na coluna vertebral, 56
- de abstinência, 32
- do desfiladeiro torácico, 234
- do ombro doloroso, 3, 44
- do ombro e do braço, 22
- dolorosa miofascial (síndrome de Costen), 38, 39
- *flu-like*, 78
- ginecológicas, 92
- ombro-braço, 13, 44
- piriforme, 286
- pré-menstrual, 79
- psicossomáticas, 131
- supra-espinhal, 37
- túnel do carpo, 143
- urogenitais, 92
Sintomas
- abdominais, 10
- da ansiedade, 100
Sinusite, 15, 17, 44, 77, 99, 105, 129, 188
- crônica, 218
- frontal, 42
- maxilar, 38
Soluço, 45, 46, 49, 64, 93, 95
Sudorese, 31
- noturna, 45, 46, 60

T

Taquicardia, 63
Tendão-de-aquiles, dor no, 59
Tensão
- do corpo, 79
- muscular, 47
Tiques, 42
- na área da face, 5
Topografia das zonas reflexas, 122, 123
Toracalgia, 87, 94
Torcicolo, 35, 71, 83, 107
Tornozelo, disfunção da articulação na porção inferior do, afecções, 57
Tosse, 3, 5, 22, 45, 61
- produtiva, 22
Transtornos
- abdominais, 12, 25, 26
- - gastrite, 25

- alérgicos, 10, 12, 78, 129, 139, 145, 151
- articulação
- - temporomandibular, 141
- - *ver articulações específicas*, 84
- auditivos, 39, 67, 73, 75
- cardíacos, 94
- circulatórios, 6, 45, 129
- - funcionais, 139
- - hipertensão, 78, 82, 87, 147, 155, 159
- - hipotensão, 155, 159
- cutâneos, 27, 52, 133, 135, 159
- da audição (orelha) (*v.* Zumbido)
- da circulação, periférica, 55
- da fala, 99
- da garganta
- - amigdalite, 3
- - amigdalite/tonsilite, 43
- - dor, 36
- - faringite, 12, 35, 129
- - faringite/amigdalite, 129
- - laringite, 12, 35
- da glândula tireóide, 135, 145
- da nasofaringe, 42
- da orelha, 157
- da próstata, 157
- da vesícula biliar, 87
- da visão, 87
- de muco, 22
- dermatológicos, 133
- digestivos, 49
- do intestino grosso, 50
- do punho, artralgia, 5
- do sono, 141 (*v.* Insônia)
- do trato
- - gastrintestinal, 93
- - respiratório, 45, 159
- - urogenital, 49-51, 59-61, 91, 135, 157
- duodenais, 93
- emocionais, 5
- gástricos, 26
- gastrintestinais, 19, 20, 22, 27, 48-50, 53, 159
- - dor, 91
- - gastrite, 93, 157
- - *ver doenças específicas*
- ginecológicos, 27, 133
- - *ver distúrbios específicos*
- gnatológicos, 17, 38, 73, 75 (*v.* Bruxismo)
- hematológicos, 46, 151, 159
- hepáticos, 87, 159
- hormonais, 60, 159
- metabólicos, 21, 88, 153
- - *ver distúrbios específicos*
- neurovegetativos, 139, 159
- oculares, 17, 19, 42, 133, 137, 141, 159
- - astigmatismo, 133

- - conjuntivite, 78
- - glaucoma, 42, 87
- - inflamatórios, 125
- - ressecamento, 60
- oftálmicos, 105, 106
- psicossomáticos, 32, 45, 163
- região da vesícula biliar, 77
- reumatóides, 133, 135
- urogenitais, 27, 29, 97, 147, 151
- - *ver distúrbios específicos*
- visuais, 47
Trato
- gastrintestinal, transtornos do, 93
- respiratório, doenças do, 53
- urogenital, transtornos do, 91
Tremor, 35
- mãos, 31
Trismo, 188
Tristeza, 127
Tumefação edematosa, 48

U

Úlcera(s)
- duodenal, 19, 48, 93
- gástricas, 19, 93
- gástricas e duodenais, 19, 48, 93
- péptica, 157
União do vale, 10
Urticária, 46

V

Vaso da concepção, pontos do, 90
Vertigem, 19, 25, 31, 35, 42, 43, 47, 67, 79, 87-100, 104, 125, 137, 139, 141, 145, 165, 212, 223
Vesícula biliar
- doenças da, 88
- transtorno(s) da, 48, 87
Vômito, 20, 22, 25, 26, 46, 48, 49, 64, 88, 93, 104, 139, 157, 163

Y

Yang do metal, 9

Z

Zona
- da bexiga, 157
- da boca, 157
- da cárdia, 157
- da próstata, 157
- da traquéia, 159
- de inervação
- - auricular de acordo com Durinjan, 120, 121
- - de acordo com Nogier, 118, 119
- de projeção da coluna espinhal de acordo com Nogier, 142-145
- - ponto da articulação
- - - do cotovelo, 143
- - - do ombro, 143
- - - do punho, 143
- - ponto do polegar, 143
- - ponto dos dedos da mão, 143
- de projeção dos órgãos internos de acordo com
- - a nomenclatura chinesa, 156-159, 161
- - Nogier, 146, 156, 158, 160
- de projeção na fossa triangular de acordo com Nogier, 148
- do apêndice, 157
- do baço, 159
- do coração, 159
- do duodeno, 157
- do esôfago, 157
- do estômago, 157
- do fígado, 159
- do intestino delgado, 157
- do intestino grosso, 157
- do pâncreas/vesícula biliar, 159
- do parênquima renal, 155
- do plexo solar, 147
- do pulmão, 159
- do rim, 157
- do triplo aquecedor, 159
- do ureter, 157
- dos brônquios, 159
Zumbido, 18, 35, 67, 69, 72, 75-79, 82, 87, 98, 99, 125, 145, 189, 223